天然药物化学与药物管理

薛天乐　贾德文　曾　嘉　主　编

云南出版集团公司
云南科技出版社
·昆明·

图书在版编目（CIP）数据

天然药物化学与药物管理 / 薛天乐, 贾德文, 曾嘉
主编. -- 昆明：云南科技出版社, 2017.11（2025.10 重印）
ISBN 978-7-5587-0971-5

Ⅰ. ①天… Ⅱ. ①薛… ②贾… ③曾… Ⅲ. ①生药学
－药物化学－研究②药品管理－研究 Ⅳ. ①R284 ②R954

中国版本图书馆 CIP 数据核字（2017）第 298087 号

天然药物化学与药物管理

薛天乐　贾德文　曾嘉　主编

责任编辑：王建明　蒋朋美
责任校对：张舒园
责任印制：蒋丽芬
封面设计：张明亮

书　　号：978-7-5587-0971-5
印　　刷：长春市墨尊文化传媒有限公司
开　　本：787mm×1092mm　　1 / 16
印　　张：19.75
字　　数：260千字
版　　次：2020年8月第1版　2025年10月第2次印刷
定　　价：78.00元

出版发行：云南出版集团公司云南科技出版社
地　　址：昆明市环城西路609号
网　　址：http://www.ynkjph.com/
电　　话：0871-64190889

版权所有　侵权必究

天然药物化学与药物管理编委会成员

主　编：薛天乐

　　　　贾德文

　　　　曾　嘉

副主编：黄东纬

前 言

天然药物化学与天然有机化学均是有机化学的分支和前沿学科。由于当今世界高新科技突飞猛进的发展及学科之间相互渗透，向天然药物化学在低碳环保科学、分子生命科学、生物工程学、无公害的医药科学和现代农业化学等方面提出了严峻的要求，从而也促进和推动了这一学科的快速发展，一个研究和开发天然药物的化学热潮正在兴起，一些不同类型的大专院校纷纷新建或增设这门专业学科，以适应现代人类社会发展的需求。

药事管理是药学的重要内容，它是指药事活动主体依法对药学事业中各相关环节活动进行的综合管理，包括对药品研究、生产、流通、使用、监督管理以及药学教育等环节的系统管理。

通过学习，理解药学事业发展对推动社会与经济发展的作用，掌握药事管理的研究对象和任务，熟悉医药产业发展目标和国家医药发展政策导向，推动我国药学事业由医药大国向医药科技强国发展的战略，从而培养学生对药学事业的热爱，充分认识药事管理的重要性和意义，为深入学习本课程奠定基础。

本书共十七章，合计 26 万字。由来自亳州职业技术学院的薛天乐担任第一主编，负责第一章至第五章的内容，合计 6 万字以上。由来自微山县第四人民医院（微山县两城中心卫生院）的贾德文担任第二主编，负责第七章至第十二章的内容，合计 11 万字以上。由来自广东药科大学的曾嘉担任第三主编，负责第十三章至第十七章的内容，合计 6 万字以上。由来自金华职业技术学院的黄东纬担任第一副主编，负责第六章的内容，合计 1 万字以上。

本书在编写过程中，参阅、借鉴和节录了有关专著、教材和文献内容；在此一并致以深切的谢意。由于编者水平有限，本书难免存在不足之处，敬请各位读者批评、指正。

目 录

第一章 天然药物化学绪论 ... 1
第一节 天然药物化学研究的内容及意义 ... 1
第二节 天然药物化学发展概况 ... 7

第二章 天然产生化学成分的生物合成 ... 14
第一节 一次代谢与二次代谢 ... 14
第二节 主要的生物合成途径 ... 16

第三章 天然药物的提取分离法 ... 21
第一节 天然药物有效成分的提取方法 ... 21
第二节 天然药物有效成分的分离精制方法 ... 28

第四章 天然化合物的结构研究方法 ... 52
第一节 结构研究的一般程序 ... 52
第二节 波谱分析在结构测定中的应用 ... 56

第五章 天然药物的研究开发 ... 69
第一节 天然药物研究开发的途径与程序 ... 69
第二节 天然药物生物活性成分的研究方法 ... 71
第三节 天然先导化合物的结构优化 ... 80

第六章 药学基础 ... 81
第一节 药物对机体的作用 ... 81
第二节 机体对药物的作用 ... 90
第三节 影响药物作用的因素 ... 100

第七章 药物经济学研究 ... 106
第一节 药物经济学的概念 ... 106
第二节 药物经济学研究的设计与分析 ... 108
第三节 药物经济学研究的意义 ... 111

第八章 药典概况和药品管理 ... 113
第一节 药典内容 ... 113
第二节 药品质量标准的主要内容 ... 120
第三节 药品质量控制的法令性文件 ... 133

第九章 药物分析概况 ... 135
第一节 药物分析的性质、任务与发展 ... 135
第二节 药物分析的效能指标 ... 137

第三节　药物分析的统计学知识 140
第十章　药物的鉴别 143
　　第一节　概述 143
　　第二节　方法与原理 151
第十一章　药事管理 162
　　第一节　药事管理概述 162
　　第二节　药事管理学科的发展、性质和内容 168
　　第三节　药事管理学科与《药事管理学》课程 180
　　第四节　药事管理研究特征与方法类型 186
第十二章　国家药物政策与药品监督管理 194
　　第一节　药品 194
　　第二节　国家药物政策 204
　　第三节　药品监督管理 216
第十三章　药学、药师和药学职业道德 228
　　第一节　药学职业 228
　　第二节　药师 235
　　第三节　药师法 241
　　第四节　药学职业道德 249
第十四章　临床药学概论 259
　　第一节　什么是临床药学 259
　　第二节　护理工作与临床药学 263
第十五章　给药互利的基本原理 268
　　第一节　药物的体内过程 268
　　第二节　剂量——效应关系 277
　　第三节　给药与血药浓度 285
第十六章　给药方案的执行和拟定 289
　　第一节　给药途径 289
　　第二节　肠道给药 292
　　第三节　注射给药 296
第十七章　护理工作与合理用药 298
　　第一节　给药时间对疗效的影响 298
　　第二节　合并用药对疗效的影响 302
　　第三节　药物对检查的干扰 304

第一章 天然药物化学绪论

第一节 天然药物化学研究的内容及意义

天然药物是药学学科发展的基石，人类应用天然药物有着悠久的历史。自古以来，在人类获取食物和与疾病作斗争的过程中，通过以身试药以及历代经验积累，逐渐发展形成了具有各民族和区域特色的天然药物，为人类的繁衍昌盛作出了巨大的贡献。在人类日益倡导"回归自然"和"绿色运动"的今天，天然药物在世界范围内更加受到关注。

一、天然药物化学的概念和研究内容

天然药物通常指来源于自然界中具有防治疾病作用的物质，可以是单一化学成分，也可以是多组分物质，其来源包括植物、动物、矿物和微生物。天然药物化学（medicinal chemistry of natural products）是运用现代科学理论和方法研究天然药物中化学成分、寻找防治疾病的活性物质或有效成分的一门学科。其研究内容主要包括各类天然药物化学成分（主要是生理活性成分或药效成分）的结构特征，物理化学性质，提取、分离和纯化方法，结构鉴定，生物合成径，以及有效成分的半合成或全合成、结构修饰改造和构成关系等。

天然药物是一个广义的概念，具有悠久用药历史的植物药均属于天然药物的范畴。天然药物是药物的重要组成部分，之所以能够防治疾病，其物质基础在于所含的有效成分。然而天然药物的化学成分多数极其复杂，一种天然药物往往含有结构、性质不尽相同的多种成分，但并不是所有成分都具有防治疾病的作用。

天然药物中所含有的化学成分通常被划分为有效成分、有效部位和无效成分或杂质。有效成分一般指天然药物中经动物试验验证或临床上能够起到防治疾病作用的化学成分；有效部位一般指天然药物中经动物试验验证或临床上具有防治疾病作用的一类或几类化学成分组成的混合物，它们可以是诸如总生物碱、总皂苷等某一大类成分，也可以是经提取分离得到的某个极性部分；而与有效成分共存的其他成分则一般视为无效成分。如中药甘草含有甘草酸等多种皂苷以及黄酮类、淀粉、纤维素、草酸钙等成分。甘草酸具有抗炎、抗过敏、治疗胃溃疡等作用，被认为是甘草的代表性有效成分。在以甘草为原料的制剂中，应以有效成分甘草酸为指标性成分进行质量控制，而甘草中含有的淀粉、纤维素、草酸钙等则是无效成分或者杂质，在加工过程中应设法除去，以得到有效成分。

需要强调指出的是：第一，在中草药及其他天然药物中，真正搞清有效成分的品种并不多，多数情况下获得的只是经过体内或体外生物活性试验证明对机体只有一定生理活性的成分，它们并不一定是真正代表天然药物临床疗效的有效成分。

第二，一种天然药物往往含有多种有效成分，故可有多种临床用途。例如中药麻黄中含有麻黄碱（l-ephedrine）、伪麻黄碱（d-pseudoephedrine）等多种有机胺类生物碱，其中麻黄碱具有平喘、解痉作用，而伪麻黄碱则有升压、利尿作用，是麻黄中具有不同药理作用的有效成分。又如重要鸦片中的吗啡（morphine）具有镇痛作用，罂粟碱具有解痉作用，而可待因（codeine）具有止咳作用，这三种不同作用的有效成分，分别代表了鸦片不同的临床用途。

第二，有效成分和无效成分的划分是相对的，"有效"的概念针对的是某种特定疾病的治疗作用，同类成分在不同中药中的情况可能完全不同。

例如鞣质，在多数中药中被认为是无效成分，尤其在重要注射剂小，因能聚合产生沉淀将使患者疼痛难忍则属于毒副作用成分，在生产中应尽量除去。但在地榆、大黄、五倍子等中药中，它们又是具有收敛、止血和抗菌消炎作用的有效成分。而且，随着研究的不断深入，一些原来认为的无效成分的药理作用被不断发现，如鹧鸪菜中的氨基酸具有驱虫活性，天花粉中的蛋白质具有引产活性，香菇多糖具有协同抗肿瘤活性。

第三，天然药物中的一些无效成分，虽然本身没有特定的疗效，但有的可能起到减毒增效的作用，有的可能有利于有效成分的溶出或中药制剂的稳定，在研究中同样不可忽视。

二、天然药物化学在药学研究中的作用与地位

1.寻找药物分子或先导化合物，研究开发新药

天然药物是人类预防和治疗疾病的重要物质来源，不仅世界各国传统医学中使用的药物均属于天然药物，而且现代医学临床使用的许多化学药物最初也是从药用植物中开发出来的，如吗啡、奎宁、利血平、青霉素、长春碱、紫杉醇等。纵观国内外创新药物的研制可以看出，既可以从天然药物中寻找有效成分，直接开发成新药；也可以以活性成分作为先导化合物（leading compound），经过结构修饰制备有效衍生物，从中发现新药；还可以根据活性成分的结构进行人工设计和（或）人工合成。如青蒿素（qinghaosu, arteannuin, artermisinin）是我国科学家从菊科植物黄花蒿中分离得到的抗恶性疟疾的有效物质，具有高效低毒的特点，但在水和油中均难溶解，生物利用度低，影响其治疗作用，经过结构修饰和改选，相继开发成功双氢青蒿素（dihydroarteannuin）、蒿甲醚（artemether）和青蒿琥珀酸单脂（artesunate），现已有多种研制用于临床，为人类健康做出了重要贡献。又如早期由南美洲古柯树叶中分离得到的可卡因（cocaine）具有局部麻醉作用，但毒性大且有成瘾性，其水溶液在制剂过程中常出现加热灭菌导致水解而失效，经过结构改造，获得了优良的局部麻醉药物普鲁卡因（procaine）。

青蒿素　　双氢青蒿素　　蒿甲醚　　青蒿琥珀酸单酯

可卡因　→　普鲁卡因

在寻找新的先导化合物或开发新药的过程中，植物依然是天然药物化学研究工作者主要的研究对象。世界范围内高等植物约有近 50 万种，药用植物约 14500 种，其中仅约 5% 的高等植物进行过药理筛选。我国幅员辽阔，复杂的地形、地貌特征和气候条件孕育生长了大量珍贵的生物资源，已证实的药用植物约 11800 种，其中不少为我国特有植物，为发现生物活性成分、筛选先导化合物提供了极其有利的自然条件。我国各民族在长期与疾病作斗争的过程中，积累了宝贵的医学经验，传统中药、民族药、民间药是祖国医药学的重要宝库，从中研究开发新药前景广阔。

海洋占地球表面积的 71%，其中蕴藏着极为丰富的生物资源。海洋生物生存在高压、高盐、低温、缺氧、低营养、无光照的生长环境，使其次生代谢产物往往具有不同于陆生生物的独特新颖的化学结构，并表现出各种各样的生物学活性，成为一个潜在的巨大药物宝库。近年来，对海洋生物活性物质的研究日益增加，已逐渐成为天然药物研究的热点领域。此外，从菌类、微生物及其发酵产物等天然资源中寻找物活性成分或先导化合物也是天然药物化学工作者关注的热点。除了从天然药物中发现生物活性成分或先导化合物，开发成单一成分的药物外，天然药物，特别是中药中开发有效部位新药也是天然药物化学工作者重要的研究任务和方向。有效部位药物不仅仍然具有传统中药多成分、多靶点、多途径协同作用发挥药效的特点，而且经过精制，除去无效成分，药理作用和临床疗效增强，服用剂量降低，达到了化学成分相对清楚、质量稳定可控的目的，符合中药现代化的发展趋势。

2. 探索天然药物防治疾病的物质基础及作用机制

应用天然药物化学的研究方法与技术可以探索包括中药在内的天然药物

预防和治疗疾病的物质基础，即相应的生物活性成分。研究方法有很多，目前较为常用的是针对某种疾病选择合适的生物活性筛选体系，在其指导下综合运用现代提取分离和结构鉴定技术追踪分离获得药效成分，进而采用药理实验或体外分子生物学实验阐明药效成分的作用机制。在此基础上，可以进一步研究有效成分的化学结构和生物活性之间的相关性，还可以应用现代科学技术，观察有效成分在体内的吸收、分布、代谢和排泄过程。中药和天然药物中的成分，由于具有比化学药更好的生物顺应性，在体内更易发生代谢，一些情况下其代谢产物才是真正的活性成分。如黄芩苷在体内水解成黄芩素后才可被吸收，番泻苷在体内真正发挥作用的是代谢产物大黄酸蒽酮。上述工作不仅对探索中药、天然药物防治疾病的作用基础和作用机制具有重要意义，还将有助于推动初有自主知识产权的新药研究与开发。中药复方是中医药防治疾病的主要手段，是在中医理论的指导下组合而成的，强调整体调节作用，其疗效在长期临床实践中已得到充分验证。研究复方中的药效物质是中药复方研究的核心，采用现代细胞、分子和基因水平的研究方法探索中药复方不同化学层次的配伍规律、药效和作用机制，将有助于揭示中药复方多成分、多靶点、多途径协同作用防治疾病的科学内涵，使其达到安全、有效和质量可控。

3．开辟中药和植物药新资源

随着我国医疗卫生事业的发展，中药的需求量日益增大，供需矛盾导致的过度采伐造成一些中药材资源严重匮乏，甚至有濒临灭绝的危险。通过天然药物化学的研究方法，确定某种中药材所含的有效成分，就可以根据有效成分的化学结构和性质，在其他植物中寻找该成分，从而获得临床用药和工业生产的代用品，开辟新的药用资源。如具有抗菌消炎作用的小檗碱（盐酸称黄连素），最初是从毛茛科植物黄连中发现的，但黄连资源较为紧缺、供不应求，后来发现小檗科的三颗针、芸香科的黄柏等植物中也含有此成分。因此，三颗针等成为制药工业上提取小檗碱的主要原料。

4．解决中药现代化的瓶颈问题

我国中药材拥有量居世界前列，但中成药及制剂在国际医药市场的占有率却很低，而国外以我国药材为原料生产的"洋中药"在我国的销售却呈逐年增加的趋势。究其原因，我国传统中药药效成分复杂、制剂质量不稳定、剂型服用不便等问题有待解决。天然药物化学的学科知识在与上述问题相关的中药质量控制、中药炮制、中药制剂、中药资源开发及品质评价、药材规范种植等各个领域的研究中发挥着举足轻重的作用。

天然药物发挥防病治病的作用，取决于有效成分的存在及其含量的多少，而含量又受其品种、产地、采收季节、储存条件等因素的影响，其结果就合影响到临床疗效。例如汉防己中的有效成分生物碱的含量与产地有关，北京地区出产的汉防己中生物碱的含量为1%，而浙江出产的汉防己中生物碱的含量可达2%~3%。若仅以药材的重量作为标准，而不考虑有效成分的含量，必然难以保证制剂质量和临床疗效。如果从天然药物中分离出有效成分作为对照品，对药材进行定性和定量分析，则可有效控制制剂的质量，确保临床疗效。如银黄注射液，由金银花和黄芩两味中药提取的有效部位配制而成，其质量控制方法就是测定制剂中绿原酸（金银花中的有效成分之一）和黄芩苷（黄芩中的有效成分之一）的含量。

中药炮制是根据中医临床用药理论和药用配制的需要，将药材进一步加工的传统技术，是祖国医药遗产的组成部分，其目的是消除和降低药物的毒性和副作用，改变药性，提高疗效。但传统炮制法没有客观标准可循，往往不同操作的人有不同的经验和方法，所得产品很难一致。例如中药黄芩，因其有小毒，需炮制后再作药用，炮制方法有冷浸法和热蒸法两种。药理实验表明，热蒸法的疗效优于冷浸法。其原因为有效成分黄芩苷在冷浸法炮制时容易被存在于同一植物中的酶水解为苷元，水解后苷元又容易被氧化变为带有绿色的物质，使其药理作用降低。因此黄芩的炮制以热蒸为宜，可破坏其共存酶的活性，使药材保持黄色为佳，并使药材软化容易切片，天然药物化学的研究结果为黄芩的炮制提供了科学依据。中药的传统剂型如丸、散、膏、丹、汤剂等，虽然几千年来在保障我国人民健康方面发挥了重大的作用，但已不能完全适应现代临床被用的需要。应在研究天然药物有效成分的基础上，对其进行提取分离、去粗取精、加工成现代药物剂型，如片剂、胶囊剂、注射剂等，从而满足临床用药安全、高效、便携、易服的需要。

第二节 天然药物化学发展概况

早在公元前，四大河流域文化发达地区的人民就开始了应用天然药物的漫长历史，经过不断的尝试和世代的积累、发展，在天然药物应用方面获得了丰富的经验，保留下来很多宝贵的医药学遗产。

一、天然药物化学的产生和发展

人类应用天然药物的历史可谓源远流长。早在公元前 2600 年，两河流域的苏美尔人最早以楔形文字记载了用作药物的 30 种动物、植物和矿物。欧洲草药医学的创立者之一戴奥斯柯瑞迪（Pedanius Dioscorides）出版的《药物学》一书，收载了 600 种药用植物并记录了相应的采集、储存和使用方法，成为欧洲早期里要的医药经典著作。我国数千年前就有神农尝百草的传说；汉代的《神农本草经》记载了 365 种药物，其中主要是植物药、动物药和矿物药；明代李时珍整理编写的《本草纲目》共 52 卷，收载了 1892 种草药；清代赵学敏的《本草纲目拾遗》又补充了 1021 种，对东南亚、日本等国的草药研究产生了深远的影响。传统医药学的产生和发展对天然药物化学的产生起到了关键作用。

18 世纪后期，瑞典化学家舍勒从多种植物中分离得到酒石酸等多种有机酸，促成了天然有机化学和植物化学的形成。19 世纪初德国药剂师 Sertrner 从鸦片中首次分离出单体化合物吗啡，开创了从天然药物中寻找活性成分的先河，也是天然药物化学初级阶段开始形成的标志。随着有机化学和天然药物化学的逐步发展，诸如吐根碱、马钱子碱、士的宁、奎宁、麻黄碱、咖啡因、阿托品、洋地黄毒苷和苦杏仁苷等具有生物活性的单体化合物陆续从植物中被发现。

20 世纪 50 年代，磺胺类化合物等合成药物得到爆发性发展，使这一时期成为化学合成药物的黄金时代，而天然药物化学研究进入低潮。然而，一些较严重的药源性损害不断涌现，其中影响最大的是 20 世纪 60 年代初震惊世界的德国"反应停"事件，造成万例以上的短肢畸胎。当年的"反应停"是沙利度胺（thalidomide）的外消旋化合物，用以治疗妊娠呕吐，随后的研究发现其 R 型异构体具有良好的镇静和止吐作用，而 S 型异构体则具有强烈的致畸作用。由此，各国纷纷加强药品监管，严格新药研究中对毒性实验的要求，导致新药上市数量急剧减少，研究费用增加，于是人们开始重新重视经千百年临床实践检验的天然药物。而青霉素的偶然发现和成功上市不但扩大了天然药物的研究范围，同时也加快了其发展速度。

1952 年从印度民间草药蛇根木的根中发现了具有较高治疗指数的降压药利血平（reserpine），1954 年确定其结构，1956 年完成全合成，被认为是现代天然药物化学研究兴盛的开始。1958 年美国科学家从长春花中发现具有抑制肿瘤细胞微管聚合活性的长春碱（vinblastine），随后又发现了长春新碱（vincristine），1963 年投入市场，给美国制药企业带来了 3000 万美元的年销售收入。1969 年美国科学家从太平洋红豆杉中分离得到紫杉醇，1971 年确定结构，1992 年美国 FDA 批准其用于临床治疗卵巢癌和乳腺癌，紫杉醇被誉为 20 世纪最令人瞩目的抗肿瘤药物。

二、我国天然药物化学发展概况

我国古代本草著作中记载着许多关于中药、天然药物化学成分研究的描述。例如，明代李挺的《医学入门》（1575 年）记载了用发酵法从五倍子中制备没食子酸的全过程，是世界上最早制得的有机酸，比瑞典化学家舍勒的发明早了二百多年。又如关于樟脑的记载在我国最早见于 1170 年洪遵著的《集验方》一书，《本草纲目》中很详细地描述了用升华法制备、纯化樟脑的过程，后由马可·波罗传到欧洲，而欧洲直到 18 世纪下半叶才提取出樟脑纯品。由此可见，古代中国的医药化学与其他自然科学一样，在世界处于领先地位，故有"医药化学源于中国"的高度评价。

尽管我国中医药理论博大精深、蕴涵丰富并且有着悠久的历史，但直到 20 世纪 20 年代，我国天然药物化学先驱赵承嘏先生等科学家才开始运用近代化学方法研究中药、天然药物，先后对延胡索、防己、贝母等多种中药中的有效成分进行研究,其中成就最大的是对麻黄碱的研究。1923年,我国现代药理学先驱陈克恢先生从麻黄中分离出麻黄碱纯品,并通过药理作用和临床疗效的研究证实其具有平喘作用,使麻黄碱成为世界范围治疗哮喘病的常用药物,同时奠定了我国天然麻黄诚制药工业的基础。在最初的三四十年中,我国科学家虽然在中草药有效成分和药理作用方面开展了一些艰苦的工作,但突破性成果不多。

新中国成立后,"中西医药结合创造新医学、新药学"和"中药现代化"的号召推动天然药物化学进入了蓬勃发展的新时代。一方面,我国科学家利用丰富的药用植物资源生产出麻黄素、芦丁、洋地黄毒苷、小檗碱等天然化学药物。另一方面,逐步实现了地高辛、阿托品、长春碱、长春新碱等依赖于进口的药物的自给自足;对于合成激素的原料药薯蓣皂苷元,则不仅满足于国内需求,还有大量出口。

在天然创新药物的研发方面,从民间草药中开发出岩白菜素、川楝素、鹤草酚、羟基喜树碱等;利用我国传统种草药研制出青蒿素、三尖杉酯碱、山莨菪碱、齐墩果酸、石杉碱甲等,还通过结构修饰和改造生产出常咯啉、联苯双酯等,对我国创新药物的发展产生深远的影响。此外,我国的小檗碱、四氢帕马丁、山莨菪碱、天麻素、咖啡因等一些天然药物已经能够实现工厂半合成、全合成供药。

三、天然药物化学研究的发展趋势

随着现代科学技术的进步,天然药物化学得到了长足的发展。过去,一个天然化合物从天然药物中分离、纯化,到确定结构需要很长的时间,测定一个化合物的结构时,往往需要用化学方法进行降解或制成适当衍生物进行比较才可能确认,因此对样本的需求量较大,一般需要至少几百毫克甚至几克的纯化合物,十几毫克乃至几十毫克的物质往往难以确定结构。以吗啡为例,1804—1806年由德国学者发现,1925年提出结构,1952年人工合成,其间经历了约150年的时间。

近几十年来,随着各种新的色谱学分离技术和光谱学分析鉴定方法的不断发现和利用,天然药物化学的研究速度和水平得到了很大的提高。仅以生物碱类成分为例,从第一个生物碱吗啡分离出来到确定结构的 150 年间发现生物碱的总数为 950 种,1952—1962 年 10 年间发现的新生物碱的总数为 1107 种,而 1962—1972 年发现新生物碱 3443 种,又是前 10 年的 3 倍,1972—1987 年发现新生物碱 4500 多种。目前生物碱总数已超过 1 万种。

色谱技术的发展极大地推动和加快了复杂天然产物的分离纯化进程,过去由于技术手段限制研究甚少的水溶件成分、不稳定成分、微量成分以及生物体内源性生理活性物质的研究方法日趋成熟,一些具有较强生物活性的物质逐渐被发现。如从药用植物瑶山润楠茎枝的乙醇提取物中分离得到 1 个与腺苷偶联的微量三萜苷类成分,体外抗炎活性试验显示其具有显著的抑制大鼠巨噬细胞释放活性。而蚕蛾醇的分离鉴定可以作为超微量生理活性物质研究的一个典型例子,研究者从 50 万只蚕蛾中才得到 12mg 蚕蛾醇 NABS 衍生物,这种雌性微量的信息素即对蚕的雄性成虫具有明显的诱引活性。

在天然化合物的结构鉴定中,随着高分辨质谱(HR—MS)、二维核磁共振(2D—NMR)、X 射线单晶衍射等在仪器性能和测试技术方面的不断完善,化学方法已降至次要地位,成为辅助手段,只需要几毫克的样品量就可以借助仪器完成结构测定工作。

相对分子质量在 1000 以下的大多数天然化合物甚至单用 NMR 技术就可以决定其结构,有的微量成分,相对分子质量虽然很大,结构也相当复杂,但如果能够培养好的单晶,单独采用 X 射线单晶衍射的方法就可以确定其分子结构。沙海葵毒素(palytoxin)的结构确定就是一个典型的例子,沙海葵毒素分子式 $C_{129}H_{223}N_3O_{54}$,平均相对分子质量高达 2580,含有 64 个不对称碳原子,如此复杂的庞大分子,从 1974 年分离得到纯品(60kg 原料得到几毫克)到 1981 年确定其平面结构仅用了不到 10 年的时间。

在自然界蕴涵的生物资源中寻找天然药物分子或先导化合物始终是天然药物研究的领域,结构新颖的活性天然化合物一直是创新药物先导化合物的主要来源之一。

色谱—波谱联用技术[液相色谱—质谱(HPLC-MS、HPLC-MS)、液相色谱-核磁共振(HPLC-NMR)等]的发展为复杂混合样品的快速在线分离、分析创造了条件,可以在微克级水平高效、快速的识别、鉴定并有针对性地获取复杂天然产物样品中的新型结构化合物,配以高通量活性筛选技术,可以达到高效快速地从天然资源中发现微量新型结构活性天然产物的目的,为新药先导化合物的发现提供物质基础。现代分离纯化和结构鉴定技术与高通量活性筛选技术相结合应用于天然药物化学研究,改变了传统的天然药物化学研究模式,加快了天然药物的研究步伐。

沙海葵毒素

天然药物与生物体的相互作用具有其特殊性和复杂性,有的天然药物是以单体原形形式在体内直接作用于特定靶点,有的则是进入体内经代谢后产全新的代谢物再作用于特定靶点而发挥作用,有的进入体内后通过调控内源性物质间接地发挥药理活性,还有不同天然药物作用于不同的靶点并发生协同作用,因而在活性筛选时向尽量采用体外和体内筛选模型相结合的方法,并且要加强对体内代谢过程的研究。

从代谢产物中发现新药一直是国际上非常重视的领域,可以大大提高新药发现的几率,降低研发成本。中药和天然药物中的成分,由于具有比化学药更好的生物顺应性,在体内更易发生代谢,其代谢产物往往才是其真正的活性成分。

对活性天然化合物进行结构修饰、改造和构效关系研究是创新药物研究的重要环节。通过化学和生物学等方法，根据疾病的病因、发病机制、细胞生物学特点、受体的结构等寻找活性化合物尤其是有特殊作用机制的先导化合物，利用适当的药理模型研究分子的活性和毒性作用机制，在此基础上进行分子结构改造，研究分析不同活性的分子其结构和构象的差异，确定结构中的活性和毒性部位，据此进行结构优化，使毒性降低、活性和生物利用度提高。临床上应用的许多药物都是以新颖结构的活性天然产物为先导物，经过结构改造获得的结构优化产物。例如，氢化可的结构修饰发展出了一系列弱、中、高和强效的团体激素药物；喜树碱副作用较大，其衍生物 10-羟基喜树碱则毒性降低，临床用来治疗肝癌和头颈部肿瘤等。

天然化合物的全合成和半合成也是天然药物化学研究的重要内容。在天然药物化学研究的早期，全合成主要是结构测定过程中的一种辅助手段。随着分离和结构鉴定技术的发展，目前天然化合物的全合成和半合成研究的主要目的是解决具有潜在应用价值的微量活性天然化合物的来源，以保护天然生物资源。

以金属有机化合物为主，许多特殊的合成试剂和合成技术的发展，尤其是立体选择性合成的进步，含有多个不对称碳原子的天然化合物的全合成、半合成研究得到了快速发展。近年来较热门的紫杉醇的研究便是一个很好的例子，紫杉醇最初是从太平洋红豆杉的树皮中分离得到的，为解决其资源严重匮乏的问题，目前在生产上主要采用 10-去乙酰基巴卡亭 III 半合成的方法，紫杉醇的全合成也已有文献报道。

除了采用常规化学方法进行合成或结构改造获得先导化合物外，广泛应用于生物制药领域的生物转化（biotransformation）技术近年来被引入到天然药物的研究中，以期能够充分利用生物体对外源底物进行生物转化获得活性成分。

生物转化是利用生物体或生物组织培养体系对外源化合物进行结构修饰，完成常规化学方法难以实现的化学反应，进行有机化合物结构的衍生化合成而获得有价值产物的研究，具有专一性强、反应条件温和、副产物少、产量高等优点。加以微生物（肠道细菌或真菌）对甾体、萜类成分的转化，可以实现某些化学惰性位置的结构修饰，同时也可以实现某些活性转化产物的定向制备,为活性天然产物的结构改造开辟了新的途径。

现代科学技术的进步和多学科理论方法的交叉渗透、综合运用,促使目前天然药物化学的研究速度明显加快、研究水平迅速提高,研究深度和广度日益加强。研究对象从传统的陆生动植物向海洋生物、微生物、生物体内源性生理活性物质等延伸,从单一中药成天然药物向中药复方扩展,从主成分向微量、超微量成分深入;研究范围从传统的糖类、生物碱类等小分子结构的化合物向聚醚类、大环内酯类、多肽类等结构复杂的大分子化合物延伸,从脂溶性成分向水溶性成分拓展,研究方法由单纯化学成分研究发展为生物活性为导向寻找生物活性物质或先导化合物的研究。相信随着现代分离、结构鉴定和生物活性测试技术的飞速发展以及国家、地区、民族间文化交流的扩大,我国的天然药物化学研究必将取得更加丰硕的成果,为我国的新药创制和中药现代化作出更大的贡献。

第二章 天然产生化学成分的生物合成

第一节 一次代谢与二次代谢

植物体内存在的物质代谢与生物合成过程见图。

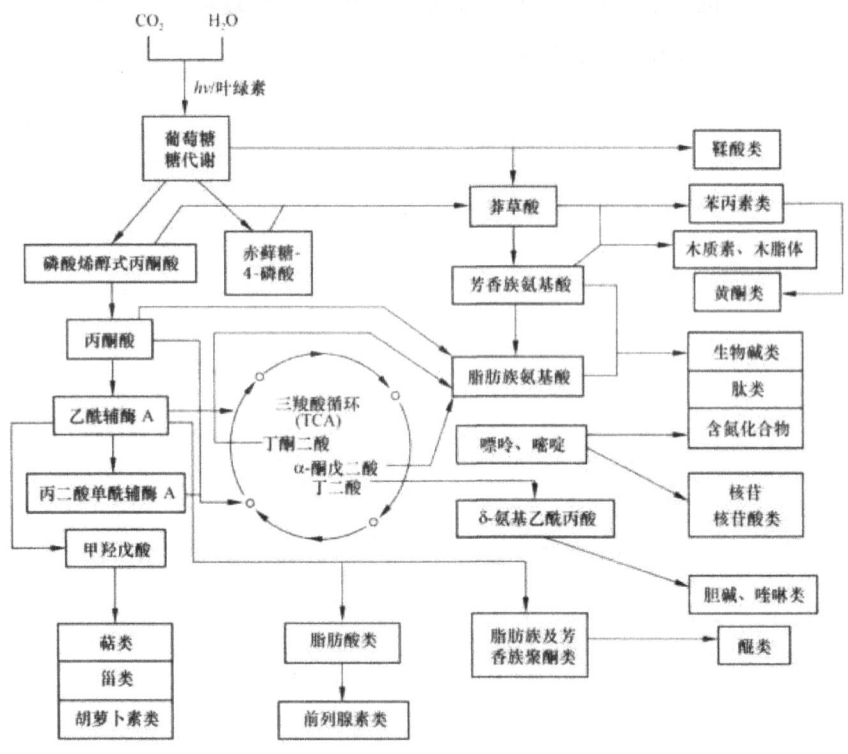

图 1-1 植物体内的物质代谢与生物合成过程

在代谢过程中，绿色植物中的叶绿素可以通过光合作用将二氧化碳和水合成为糖类，并释放氧气。生成的糖类进一步通过不同的途径（五碳糖磷酸途径及糖分解途径）代谢，产生三磷酸腺苷（ATP）及辅酶 I（NADPH）等维持植物机体生命必须的物质，以及丙酮酸（pyruvic acid）、磷酸烯醇丙酮酸（PEP）、赤藓糖-4-磷酸、核糖等。核糖为合成核酸的重要原料；磷酸烯醇丙酮酸和赤藓糖-4-磷酸可进一步合成莽草酸；丙酮酸经过氧化、脱羧后生成乙酰辅酶 A（acetyl CoA），再进入三羟酸 TCA 循环，生成一系列的有机酸及丙二酸单酰辅酶，合成脂质的重要原料）等，并通过反应得到一系列氨基酸（合成氮类化合物的重要原料）。上述过程几乎存在于所有的绿色植物中，对维持植物生命活动来说是不可缺少的，习惯称为一次代谢过程。糖、蛋白质、脂质、核酸等对植物机体生命活动来说不可缺少的物质，则称为一次代谢产物。

代谢过程到此并没有停止，在特定的条件下，一些重要的一次代谢产物，如乙酰辅酶 A、丙二酸单酰辅酶 A、莽草酸及一些氨基酸等作为原料或前体物，又进一步经不同的代谢过程，生成如生物碱、黄铜、萜类等化合物。这一过程并非在所有的植物中都能够发生，对维持植物生命活动来说，不起重要作用，故称为二次代谢过程。生物碱、黄酮、萜类等化合物则称为二次代谢产物。二次代谢产物不仅具有维系植物形态特征的作用，而且由于它们的结构千变万化，又多具有明显的生物活性，因而成为天然药物化学的主要研究对象，也是活性先导化合物的主要资源。

第二节 主要的生物合成途径

尽管从自然界得到的化合物数目众多，结构复杂多样，但经仔细分析可以发现它们均是由一定的基本单位按不同方式组合而成的。

下面介绍几种天然产物的主要生物合成途径，这些途径大多数已采用同位素示踪试验得到了证实。

一、乙酸-丙二酸途径

乙酸-丙二酸途径是生物合成的主要途径之一，脂肪酸类、酚类、蒽酮类等物质均由这一途径生成。

1.脂肪酸类

天然饱和脂肪酸类均由 AA-MA 途径生成。这一过程的出发单位是乙酰辅酶 A，起延伸碳链作用的是丙二酸单酰辅酶 A，碳链的延伸由缩合和还原两个步骤交替而完成，得到的饱和脂肪酸均为偶数（图 1-2）。碳链为奇数的脂肪酸，起始物质不是乙酰辅酶 A，而是丙酰辅酶。不饱和脂肪酸的主要生物合成途径为饱和脂肪酸碳链经环氧化、羟基化后脱水形成，主要过程如下：

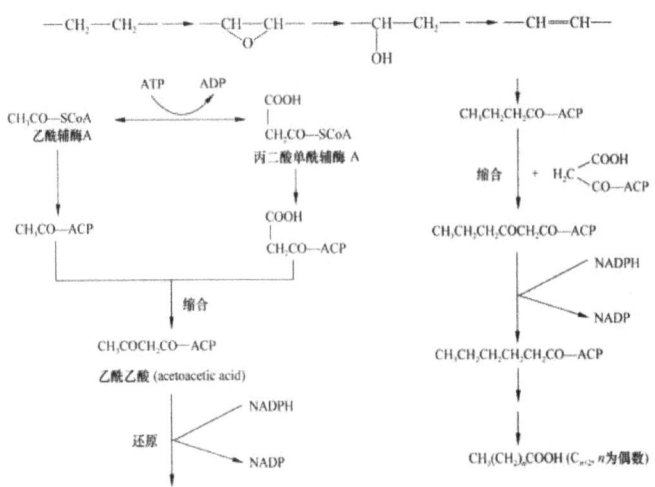

2.酚类和蒽醌类

天然酚类和蒽醌类化合物主要由乙酰辅酶 A 和不同比例的丙二酸单酰辅酶 A 缩合形成聚酮,再环合形成酚类和原 IB 类化合物(图 1-3、图 1-4)。与脂肪酸生物合成途径不同的是碳链延伸过程中只有缩合过程,没有还原过程,生成的聚酮链的大小与丙二酸单酰辅酶 A 的比例有关。

聚酮类化合物根据分子结构中乙酸单位的数目可以分为聚戊酮类、聚乙酮类等。

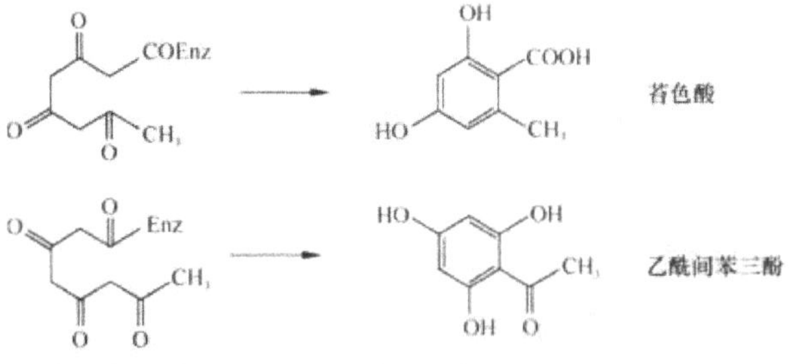

图 1-3 酚类化合物的生物合成途径

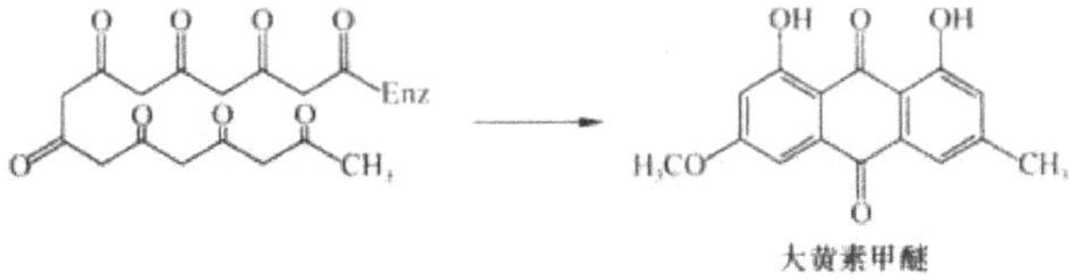

二、甲戊二羟型途径

甲戊二羟酸途径是由乙酰辅酶 A 出发,经甲戊二羟酸形成焦磷酸二甲烯丙酯(DMAPP)及其异构体焦磷酸异戊烯酯(IPP)。进而以不同方式形成两类化合物的途径(图 1-5),详细介绍可参见两类相关章节。

各种萜类分别经由对应的焦磷酸酯得来;三萜及甾体则由反式角鲨烯转变而成,它们再经氧化、还原、脱羧、环合或重排,生成种类繁多的三萜和甾体类化合物。

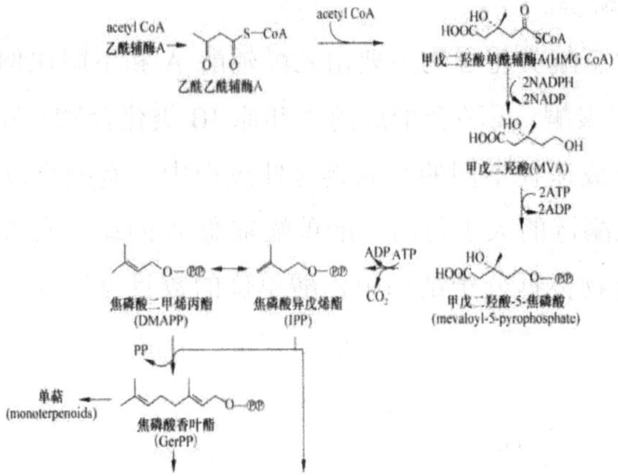

图 1-5 甲戊二羟酸途径

三、莽草酸途径

莽草酸途径是由赤藓糖-4-磷酸经环合、还原形成莽草酸，进一步转化成苯丙氨酸、色氨酸、酪氨酸等化合物的生物合成途径。

由莽草酸转化得到的苯丙氨酸是桂皮酸的前体，故莽草酸是桂皮酸的前体。但莽草酸也是色氨酸、酪氨酸等其他芳香氨基酸的前体，这些芳香氨基酸与生物碱的生物合成密切相关，而对天然苯丙素类化合物的生物合成贡献相对较少，因此现在通常用桂皮酸途径定义苯丙素类化合物的生物合成途径。桂皮酸途径是由苯丙氨酸经苯丙氨酸脱氨酶脱去氨后生成的桂皮酸，再经羟化、氧化和还原等多种反应形成苯丙素类化合物的生物合成途径。

四、氨基酸途径

氨基酸途径是以氨基酸为前体，脱羧形成有机胺中间体，再经环合、氧化、还原和重排等反应形成以生物碱为主的天然产物的生物合成途径。

五、复合途径

复合途径是指天然化合物的生物合成途径中包括两种或两种以上的不同的生物合成途径常见的复合生物合成途径有以下几种：

（1）乙酸—丙二酸—莽草酸途径；

（2）乙酸—丙二酸—甲戊二羧酸途径；

（3）氨基酸—甲戊二羟酸途径；

（4）氨基酸—乙酸-丙二酸途径；

（5）氨基酸—莽草酸途径。

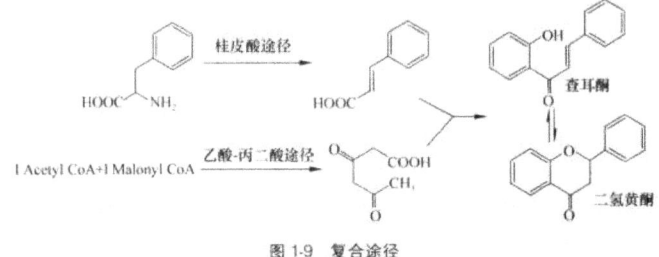

图 1-9 复合途径

第三章 天然药物的提取分离法

第一节 天然药物有效成分的提取方法

天然药物的提取分离是用适当的方法将植物、动物等生物体中的有效成分或生物活性物质分离出来的过程。只有将有效成分或生物活性物质提取出来并加以分离纯化，才能够开展深入的研究工作，因而天然药物的提取和分离在大自然药物化学研究中始终占着重要的地位。在进行提取之前，应考察所用材料的基源（如动、植物的学名）、产地、药用部位、采集时间与办法等信息，并系统地查阅文献，以便充分了解和利用前人的经验。

如果目标物为已知成分或已知化学结构类型，如从麻黄中提取麻黄碱，或从植物中提取某类成分，如总皂苷、总生物碱或总酸性成分，工作比较简单，一般通过查阅有关资料全面了解该种或该类成分的各种提取方案，尤其是工业生产方法，再根据具体情况加以选用。如果从中药或天然药物中寻找未知有效成分或有效部位，情况就要复杂得多，一般是根据预先选定的目标，在适当的活性测试体系指导下、进行提取、分离，并通过体外和体内模型进行筛选，或经临床验证，才能达到目的。

天然药物有效成分的提取方法可分为经典提取方法和现代提取方法。经典提取法有溶剂提取法、水蒸气蒸馏法和升华法等，其中溶剂提取法最为常用。现代提取法包括超临界流体萃取法、超声波辅助溶剂提取法、微波辅助溶剂提取法等。

在提取前，首先要对待提取的药材进行预处理，应根据选择的提取方法对药材进行干燥和适当的破碎，通过增大样品的表面积使溶剂更易于渗入细胞以提高提取效率。种子类药材常含有大量油脂，通常采用压榨法或石油醚萃取脱去大量油脂；叶或花中的蜡、树脂和叶绿素也可先用石油醚处理除去；苷类成分的提取，为防止酶的水解，可用乙醇或沸水处理，抑制或杀灭酶的活性，但若要提取苷元或次生苷，则要保留酶的活性。

一、溶剂提取法

1.基本原理

溶剂提取法是根据天然药物中各种化学成分的溶解性能，选择对有效成分溶解度大而对其他成分溶解度小的溶剂，用适当的方法将所需化学成分尽可能完全地从药材组织中溶解提出的过程。具体操作方法：根据所要提取物质的性质，选择合适的溶剂，加入到经适度破碎的药材中，溶剂在渗透、扩散作用下渗入药材组织细胞内部，溶解可溶性物质，造成细胞内外溶质的浓度差，从而带动溶质做不断往返的运动，直至细胞内外溶液中被溶解的化学成分的浓度达到平衡，将此溶液滤出，即提出所需化学成分。为使提取更加充分，可向过滤后的药渣中再加入新溶剂，重复上述过程多次。

采用溶剂提取法从天然药物中提取所需成分遵循"相似相溶"原理，即天然药物中的成分在溶剂中的溶解度与溶剂的性质直接相关。溶剂根据极性的不同，可分为水、亲水性有机溶剂和亲脂性有机溶剂。常用的甲醇、乙醇是亲水性比较强的溶剂，它们的分子较小，并且存在羟基与水分子的结构近似，可和水以任意比例混溶。正丁醇分子中虽有羟基，但分子中的碳链较长，与水分子性质逐渐疏远，与水仅能部分互溶，在与水互溶达到饱和状态后，能与水分层，常用来从水中萃取极性较大的物质，如皂苷等。石油醚、二氯甲烷等为烃类或卤代烃类，属于亲脂性强的有机溶剂。

常见溶剂的极性强弱顺序可表示如下：

石油醚（低沸点—高沸点）＜二硫化碳＜四氯化碳＜苯＜二氯甲烷＜三氯甲烷＜乙醚＜乙酸乙酯＜正丁醇＜丙酮＜乙醇＜甲醇＜水＜乙酸。

被溶解的成分由于分子结构的差异也有亲水性和亲脂性程度的不同。一般来说，两种基本母核相同的成分，其分子中官能团的极性越大或极性官能团的数目越多，则整个分子的极性越大，亲水性越强，亲脂性越弱，其分子中非极性部分越大或碳链越长，则整个分子的极性越小，亲脂性越强，亲水性越弱；如果两种成分的结构相似，则分子的平面性越强，亲脂性越强。

依据相似相溶的原理，天然药物中的亲水性成分易溶于亲水性溶剂，亲脂性成分则易溶于亲脂性溶剂，因此，在实际工作中可针对天然药物化学成分的性质，选择相应的溶剂进行提取。例如，甾体、萜类等脂环类及芳香类化合物，因极性较小，易溶于三氯甲烷、乙醚等亲脂性有机溶剂；糖苷、氨基酸等类成分极性较大，易溶于水及含水醇中；酸性、碱性及两性化合物，其存在状态（分子或离子形式）随溶液 pH 变化，溶解度随之改变；生物碱盐类由于能够离子化，极性加大而易溶于水，不溶或难溶于有机溶剂；而多数游离生物碱是亲脂性化合物，易溶于二氯甲烷等亲脂性有机溶剂，难溶或不溶于水。

然而天然药物化学成分十分复杂，各成分间相互影响，存在增溶现象或发生化学作用，使溶解性能有所改变．因此，从天然药物中提取活性成分很难有一个固定的模式，需根据多方面的因素进行综合考虑。

2.溶剂的选择

溶剂提取法的关键是选择适当的溶剂。选择溶剂时应考虑：①溶剂对所需成分的溶解度要大，对杂质溶解度要小，或反之；②溶剂不能与天然药物成分发生包括可逆反应在内的任何化学反应；③溶剂要经济、易得、使用安全；④沸点适中，便于回收。

在具体操作中，可根据不同的提取方式选样适当的溶剂。

（1）单一溶剂提取

1）水：水是一种强极性的溶剂，对药材细胞穿透力大。天然药物中，如糖类、氨基酸、蛋白质、鞣质、生物碱盐、有机酸盐、大多数苷类、无机盐等亲水性成分都可被水溶出。对于碱性、酸性等成分，为了增加其溶解度，也常用酸水或碱水作为提取溶剂。例如多数生物碱是亲脂性化合物，在水中溶解度低，但与酸结合成盐后可离子化，极性增大，成为亲水性物质，故常用酸水提取生物碱；而有机酸、黄酮等酸性及酚性成分，则常用碱水提取。使用水作为提取溶剂具有廉价易得、安全无毒等优点，但是也存在不少不足：水提取液（尤其是含糖及蛋白质者）霉变，难以保存；某些含果胶、黏液质较多的药材，水溶液常呈胶状，很难过滤；含淀粉多的药材，加热过程中易于糊化，过滤困难；水提取液中若含有皂苷、黏液质类成分，在减压浓缩时会产生大量气泡，造成浓缩困难，需要通过加入少量戊醇等方式来克服。

2）亲水性有机溶剂：指甲醇、乙醇、丙酮等极性较大且能与水相互混溶的有机溶剂，其中乙醇最为常用。乙醇能与水以任意比例混溶，溶解极性成分，同时具有较强的穿透能力，对一些亲脂性成分也有很好的溶解性能，因此提取范围较广，效率较高，且提取液易于保存、过滤和回收，毒性小，价格相对便宜，来源方便，但易燃问题需要注意。甲醇具有与乙醇相似的性质，但因为有毒性，使用较少。

3）亲脂性有机溶剂：指石油醚、三氯甲烷、乙醚、乙酸乙酯等极性较小，与水不能混溶的有机溶剂。这些溶剂具有较强的选择件，天然药物中的亲脂性成分如油脂、挥发油、脂溶性色素，某些游离生物碱及一些苷元等均可被提出。此类溶剂穿透力较弱，需长时间反复提取。这类溶剂容易挥发，故易于浓缩回收，但多易燃、毒性大、价格较贵、对设备要求高，使用时应注意安全，应用具有一定的局限性。

4）酸性、碱性有机溶剂：如果有效成分是酸性或碱性化合物，常可加入适当的酸或碱，再用有机溶剂提取。如生物碱在植物体内一般与酸结合成盐存在，在药材中加入适当的碱液，拌匀、使生物碱游离出来，再用有机溶剂（如三氯甲烷）提取。同样，加酸可使有机酸类成分游离，再用有机溶剂提取。

5）反应溶剂：通常内酯类化合物不溶于水，其内酯环遇碱水解成为羧酸盐而溶于水，再加酸酸化，可重新形成内酯环不溶于水，从而与其他杂质分开。但有些内酯类化合物用这种方法处理会发生异构化而难以恢复原来的结构，应引起注意。

（2）不同极性溶剂分步提取：除了选择某种单一溶剂提取出药材中的大部分成分外，还可以选择3~4种不同极性的溶剂，由低极性到高极性分步进行提取，使各成分依据其在不同极性溶剂中的溶解度的差异而得到分离。一般先采用低极性、与水不互溶的有机溶剂，如石油醚、三氯甲烷等进行提取；然后再用能与水互溶的有机溶剂，如丙酮、乙醇、甲醇等进行提取；最后用水提取。这样可以使药材中的非极性成分与极性成分得到初步分离，本法常用于制备供前期生物活性筛选的样品。

需要强调指出的是，在新药开发和药品生产中，除要根据待提取物质和溶剂的性质选择溶剂外，还要充分考虑药品中残留溶剂的安全性问题。所谓药品中的残留溶剂系指在原料药或辅料的生产中，以及在制剂制备过程中使用的，但在工艺过程中未能完全去除的有机溶剂。根据人用药品注册技术要求国际协调会颁布的残留溶剂研究指导原则将溶剂分为 4 类，第一类溶剂是指人体致癌物、疑为人体致癌物或环境危害物的有机溶剂、因其具有不可接受的毒性或对环境造成公害，应避免使用，如苯、四氯化碳等，第二类溶剂是指有非遗传毒性致癌（动物实验）、或可能导致其他不可逆毒性（如神经毒性）、或可能具有其他严重的但可逆毒性的高机溶剂，此类溶剂应限制使用，如三氯甲烷、环己烷、二氯甲烷、甲醇等；第三类溶剂是指 GMP 或其他质量要求限制使用，对人体低毒的溶剂，如丙酮、正丁醇、乙醇、乙酸乙酯等；第四类溶剂是指在药品生产过程中可能会使用到，但目前尚无足够毒理学资料的溶剂，如石油醚、二氟乙酸等。

3.提取方法

常用的溶剂提取方法有浸渍法、渗漉法、煎煮法、回流提取法及连续回流提取法等。为避免提取过程中成分发生变化，一般采用玻璃或搪瓷器皿进行提取。

（1）浸渍法：浸渍法是将处理过的药材用适当的溶剂杯常温或温热（<80℃）的条件下浸泡以溶出有效成分的方法。此法适用于有效成分遇热易破坏及含有多糖、淀粉、果胶、黏液质、树胶等物质较多的药材，操作方便，简单易行，但提取时间长，效率低，以水为溶剂时浸提液易霉变，必要时需加适量的甲苯、三氯甲烷等防腐剂。

（2）渗漉法：渗漉法是将适度粉碎的药材置于渗漉筒中，连续添加溶剂使其自上而下慢慢渗过药材，从渗漉筒下端流出浸出液的一种动态提取方法。当溶剂浸出有效成分向下移动时，新鲜的溶剂或较稀的溶液便会及时补充其位置，能够保持良好的浓度差，故提取效率高于浸渍法。本法在常温下进行，选用的溶剂多为水、酸水及不同浓度的乙醇等。适用于提取遇热易破坏的成分。不足之处是溶剂消耗量大，提取时间长，操作比较麻烦。

（3）煎煮法：煎煮法是将药材加水加热煮煎以提取有效成分的方法，是我国中医常用的中药传统提取方法。此法操作简单（注意勿使用铁器），药材中的大部分成分可被不同程度地提取出来，提取效率高于浸渍法、渗漉法等冷浸方法，适用于有效成分能溶于水且热稳定性好的天然药物的提取，但不适于提取含挥发性成分及有效成分遇热易破坏的天然药物。煎出液杂质较多，特别是含多糖类丰富的药材，煎出液黏稠，难以过滤，且容易发生霉变。

（4）回流提取法：回流提取法是使用易挥发的有机溶剂，如乙醇、三氯甲烷等，加热回流提取天然药物中的有效成分的方法。有机溶剂由于沸点低，为避免挥发损失和污染环境，需采用加热回流装置。本法提取效率高，但溶剂消耗量仍较大，操作较麻烦，对热不稳定成分的提取不宜采用此法。

（5）连续回流提取法：连续回流提取法是在回流提取法的基础上改进的，能用少量溶剂进行连续循环回流提取，充分将有效成分浸出的方法。实验室中常用索氏提取器进行提取，其装置如图所示。该法提取效率高，溶剂用量少，但浸出液受热时间长，故不适用于热不稳定物质的提取。

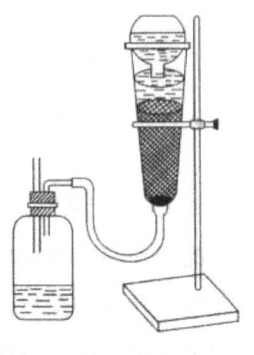

图1-10 渗漉装置

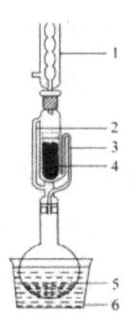

图1-11 索氏提取器
1. 冷凝管；2. 溶剂蒸气上升管；3. 虹吸回流管；
4. 装有药物的滤纸筒；5. 溶剂；6. 水浴

4.影响因素

溶剂提取法的提取效率受原料的粉碎度、提取时间、提取温度、提取方式、溶剂的选择等因素的影响。一般来说，破碎和提高温度有利于化学成分的提取。破碎一方面可以增大样品的表面积使溶剂更易于渗入细胞，另一方面可以使细胞大量被破坏，有利于物质的溶出。而提高温度有利于增大溶剂对物质的溶解能力。冷浸法提取效率相对较低，原料可破碎得细些，以利于有效成分的浸出，但渗漉法因过细的药材会堵塞渗漉筒，故需要保持一定的粒度；采用热提法，特别是以水为溶剂提取淀粉、多糖等含量较小的药材时也不宜破碎得太细，以免糊化影响过滤。虽然热提法效率高，但若所提取药材中的化学成分未知，为防止热不稳定成分发生变化，一般采用室温浸渍，提取液浓缩时温度也控制在60度以下。

单一溶剂和混合溶剂都可用于提取。需要采用混合溶剂时，一般选择两种互溶的溶剂组成二元溶剂系统。使用索氏提取器时，通常使用单一溶剂，混合溶剂会因为两种溶剂挥发性的不同导致提取器中溶剂比例的改变。

二、水蒸气蒸馏法

水蒸气蒸馏法适用于具有挥发性的、能随水蒸气蒸馏而不被破坏、且难溶或不溶于水的天然化合物的提取。与水一起加热时，当两者的蒸气压总和与大气压相等时，混合物就开始沸腾，挥发性物质随水蒸气被蒸馏出来。对于某些在水中溶解度稍大的挥发性成分，馏出液可再蒸馏一次，以提高纯度。天然药物中的挥发油，某些小分子土物碱，如麻黄碱、烟碱等；某些小分子的酸性或中性物质，如丹皮酚、丁香酚、香豆素、内酯类化合物等，均可采用本法进行提取。

三、升华法

升华法是利用某些固体物质具有在低于其熔点的温度下受热后，不经熔融就直接转化为蒸气，遇冷后又凝结为原来的固体的性质。使之从天然药物中提取出来的方法。本法适用于天然药物中具有升华性的某些生物碱类、香豆素类、有机酸类、小分子等物质的提取，如咖啡碱、七叶内酯、苯甲酸以及樟脑等。升华法虽然简单易行，但往往提取不完全，产率低，有时还伴随有物质的分解现象于升华的温度较高，易使天然药物炭化，伴随产生的挥发性焦油状物常粘附在升华物上，故在天然药物的实际提取中很少采用。

第二节 天然药物有效成分的分离精制方法

从天然药物中提取得到的提取物大多数情况下仍为混合物,需要经过进一步的分离、纯化处理,才能获得所需的单体成分。常用的分离方法所基于的原理包括:根据物质溶解度的差别进行分离,如利用物质在不同温度时溶解度不同进行重结晶或在不同溶剂中溶解度不同进行分步沉淀;根据物质在两种溶剂中的分配比不同进行分离,如液—液萃取法、液滴逆流色谱等;根据物质吸附性的差别进行分离,如硅胶吸附色谱、聚酰胺吸附色谱等;根据物质分子大小的差别进行分离,如凝胶色谱等;根据物质离解程度不同进行分离,如离子交换色谱等。

天然药物化学成分类型多样,在实际分离工作中,可根据被分离成分的结构特点和理化性质,将结晶法、沉淀法、萃取法等经典方法和多种色谱方法结合使用,取长补短,以期达到最佳的分离效果。

一、根据物质溶解度差别进行分离

1.结晶法

结晶是指固体物质以晶体状态从蒸气、溶液或熔融物中析出的过程,天然药物化学研究中常遇到的是从溶液中结晶的过程。初析出的结晶往往带有一些杂质,用适当的溶剂处理纯化含有较多杂质的钮结晶,使形成较纯的结晶状物质的过程称为重结晶。一般能结晶的大部分是比较纯的化合物,但不一定是单体化合物,有时混合物也可以结晶。另外也有一些物质即使达到了很纯的程度,也难以形成结晶,只呈无定形粉末,可考虑将其制备成易于结晶的衍生物。结晶法是利用混合物中各种成分在溶剂中溶解度的差别,使所需成分以结晶状态析出,再进一步纯化处理,以达到分离精制目的的分离方法。结晶法是天然药物有效成分分离纯化后期实验室常用的精制方法,可获得较纯的单体,有利于对天然药物化学成分进行鉴定和分子结构的研究。

（1）结晶的条件：制备结晶的溶液需要呈过饱和状态，一般是应用适量的溶剂在加温的情况下，将化合物溶解过滤除去不溶解的杂质，再放冷析出结晶。在这一过程中，样品的纯度、溶剂的类型、溶液的浓度、结晶的温度和速度等条件都会影响结晶的形成。一般情况下，样品纯度越高越容易结晶，过多杂质的存在会干扰结晶的形成。天然药物经过提取分离所得到的成分，大多仍然含有杂质或是混合成分，结晶前应该尽可能地除去杂质。可选用合适的溶剂溶小杂质，或只溶出所需要的成分，可用少量活性炭等进行脱色处理，以除去有色杂质，还可通过硅胶、氧化铝等短柱处理后再进行制备结晶。但应用吸附除去杂质时，所需要的成分也有可能被吸附而损失。结晶过程中，溶液浓度越高，析出结晶的速度越快，但得到的结晶质量较差，颗粒较小，杂质也可能多些。有时溶液浓度过高，黏度大反而不易结晶。苦结晶自溶液中析出的速度太快，超过化合物品核的形成和分子定向排列的速度，往往只能得到无定形粉末。如果溶液浓度适中，温度逐渐降低，则有可能析出品体较大且纯度较高的结晶，X射线衍射所需的单晶就需要采用这种方法制备。

（2）结晶溶剂的选择：选择合适的溶剂是结晶法的关键。理想的结晶溶剂应具备以下条件：①不与结晶物质发生化学反应，②对结晶物质的溶解度随温度不同有显著差异，热时溶解度大，冷时溶解度小；③对可能存在的杂质、溶解度非常大或非常小（即冷热均溶或均不溶），前一种情况可使杂质留在母液中，后一种情况可趁热滤过除去杂质；④沸点适中，过低易挥发损失且难以控制，过高则不易浓缩和去除；⑤能给出较好的结晶，⑥无毒或毒性很小，便于操作。具体进行选择时，一般化合物可先查问有关文献资料，参考同类型化合物的结晶条件；或遵循"相似相溶"规律，结合物质的极性来选择；若无资料可查，又不清楚物质的溶解性能，则只能通过小量摸索试验来决定。

常用的溶剂有甲醇、乙醇、丙酮、乙酸乙酯、三氯甲烷等；对于在一放溶剂中不易形成结晶的成分，还可选用冰乙酸、乙腈、甲酰胺等不常用的溶剂。但所选溶剂的沸点应低于欲结晶物质的熔点，以免结晶物质受热分解，出现油珠状或液化现象。当不能选择到合适的单一溶剂时，可选用两种或两种以上能以任意比例互溶的溶剂组成的混合溶剂，要求低沸点溶剂对物质的溶解度大，而高沸点溶剂对物质的溶解度小。这样在放置过程中，低沸点的溶剂较易挥发而比例逐渐减小易达到过饱和状态，有利于结晶的析出。一般常用的混合溶剂有乙醇—水、丙酮—水、吡啶—水、乙醚—甲醇、乙醚—丙酮等。选用混合溶剂进行结晶法操作，可先将样品溶于易溶的溶剂，在加热的情况下逐渐滴加混合溶剂中另一种溶剂（能与前一种溶剂混溶且对被提纯物溶解度小）至溶液略变浑浊，再加热溶解或稍滴加易溶的溶剂，使溶液澄明，放置，慢慢析出结晶。

重结晶选用的溶剂可参照结晶时所选用的溶剂，但若形成粗结晶后溶解度有所改变，则所选溶剂也相应有所不同。

（3）制备结晶的方法：结晶形成的过程包括晶核的形成和结晶的增长两个步骤。若想获得品形较好、纯度较高的结晶，宜逐渐降低温度，使结晶缓慢析出。在放置过程中，最好先塞紧瓶塞，避免液面先出现结晶，而使结晶纯度降低。如果放置一段时间后没有结晶析出，可打开瓶塞使溶剂自然挥发后析出结晶，或加入少量品种，即同种化合物结晶的微小颗粒。加品种是诱导晶核形成的有效手段，一般来说，结晶过程具有高度选择性，当加入同种分子或离子，结晶便会立即增长；而且溶液中如果是光学异构体的混合物，可依品种性质优先析出其同种光学异构体。没有品种时，可用玻璃棒摩擦破璃容器内壁、产生微小颗粒代替品核，以诱导结晶形成；或用玻璃棒蘸取过饱和溶液在空气中挥发除去溶剂，再用以摩擦破璃器壁产生品核；还可将过饱和溶液先放入冰箱中冷却，降低溶解度，促使晶核形成，然后再升至室温，促进晶核生长为结晶。

制备结晶时，最好在形成一批结晶后，立即抽滤得到第一批结晶，母液浓缩放置以得到第二批结晶。结晶经重结晶后所得各部分母液，再经处理又可分别得到第二批、第三批结晶，这种方法称为分步结晶法或分级结晶法。分步结晶法各部分所得结晶，其纯度往往有较大差异，在未加检查前不要贸然合并在一起，以免导致纯度下降。

（4）结晶纯度的判断：结晶的纯度可根据化合物的晶形、色泽、熔距，结合薄层色谱或纸色谱等加以判断。化合物结晶的形状和熔点常因所用溶剂不同而合差异，如原阿托品碱在二氯甲烷中形成棱柱状结晶，熔点为207度，在丙酮中则形成半球状结晶,熔点为203℃,所以文献中在化合物的晶形和熔点之后一般都会注明所用溶剂。一般纯化合物结晶的熔距在2℃以内,但也有例外情况,如防己诺林碱具有双熔点的特性。若某天然药物化学成分经过同一溶剂系统进行3次重结晶,其晶形和熔点一致,熔距较小,同时在薄层色谱或纸色谱中经数种不同展开系统鉴定为一个斑点,一般可认为该成分是一个单体化合物。

2.沉淀法

沉淀法是指在天然药物的提取液中加入某些试剂,使欲分离成分或杂质产生沉淀或降低溶解性而从溶液中析出,从而获得有效成分或去除杂质的方法。对于待分离成分而言,这种沉淀反应必须是可逆的。

(1)溶剂沉淀法:在天然药物提取液中加入另一种溶剂以改变混合溶剂的极性,使一部分物质沉淀析出,从而实现分离。如在药材浓缩水溶液中加入数倍最高浓度乙醇,以沉淀除去多糖、蛋白质等水溶性杂质,即水提醇沉法;或在浓缩乙醇溶液中加入数倍量水稀释,以沉淀除去树脂、叶绿素等脂溶性杂质,即醇提水沉法;或在乙醇溶液中加入数倍量乙醚或丙酮,可逐段沉淀中溶解度不同的皂苷类成分,而脂溶性的树脂等杂质则留在母液中。其中,水提醇沉法是目前中药工业生产中应用最为广泛的一种精制方法。

(2)酸碱沉淀法:酸性、碱性或两性化合物,常可通过加入酸或碱以调节溶液的PH,改变分子的存在状态(游离型或离解型),从而改变溶解度而实现分离。例如,天然药物中难溶于水的游离生物碱遇酸生成生物碱盐而溶于水,再加碱碱化,又能重新游离使水溶性降低而形成沉淀析出,即酸提碱沉法;同理,提取黄酮类、蒽醌类等酸性或酚性成分时,则采用碱提酸沉法。某些蛋白质溶液,可以调节溶液的pH,利用其在等电点时溶解度最小的性质使之析出。此外,一些不溶于水的具有内酯环的化合物遇碱可开环生成羧酸盐而溶于水,加酸酸化后,内酯环又重新环合从溶液中沉淀析出,与其他成分分离。

(3)沉淀剂沉淀法:在天然药物的提取液中,加入某种沉淀剂与溶液中的待分离组分生成难溶性的复合物,从而使其从溶液中沉淀析出的方法。

铅盐沉淀法是早期分离某些天然药物有效成分的经典方法之一,该方法是利用中性乙酸铅和碱性乙酸铅在水及醇溶液中能与多种物质生成难溶性的铅盐或组合物沉淀的性质，使天然药物有效应分与杂质分离。脱铅方法常采用硫化氢法，将所得铅盐沉淀悬浮于水或烯醇溶液中，通入硫化氢气体，使沉淀分解并将其中的铅盐转变为不溶性的硫化铅沉淀而除去，脱铅溶液再通入空气或二氧化碳以驱除剩余的硫化氢。若脱铅不彻底，残留的铅盐会严重危害健康，因此目前在制药工业中铅盐沉淀法已很少使用。

在天然药物化学成分分离中还有一些沉淀试剂较为常用，如生物碱沉淀试剂能使生物碱类成分生成不溶性复盐自酸性溶液中析出；雷氏铵盐可与水溶性季铵碱生成难溶于水的生物碱雷氏铵盐沉淀析出；胆甾醇能与团体皂苷生成沉淀；明胶、蛋白质溶液能沉淀鞣质等。

3.盐析法

盐析法是在天然药物的水提取浓中加入大量的无机盐，使达到一定浓度或饱和后，促使提取液中某些成分在水中的溶解度降低而沉淀析出，从而与水溶性较大的杂质分离。常用作盐析的无机盐有氯化钠、硫酸钠、硫酸镁、硫酸铵等。例如三颗针根粉用稀酸浸泡，稀酸液加氯化钠近饱和即析出小檗碱盐酸盐；三七的水提取液中加硫酸镁至饱和状态，三七皂苷即可沉淀析出。有些成分如原白头翁素、麻黄碱、苦参碱等水溶性较大，在提取时，也往往先在水溶液中加入一定量的食盐，再用有机溶剂萃取。

二、根据物质在两相溶剂中的分配比不同进行分

（一）两相溶剂萃取法

（1）简单萃取法：简单萃取是指使用普通分液体漏斗等容器进行的非连续性萃取操作。如果所需物质是亲脂性成分，可以采用环己烷、三氯甲烷、乙醚等亲脂性有机溶剂与水溶液进行两相萃取，除去糖类、无机盐等水溶性物质，如果所需物质是亲水性成分，则可以将水溶液用乙酸乙酯、正丁醇等弱亲脂性溶剂进行两相萃取。由于天然药物成分复杂，为达到更好的分离效果，往往采用极性由低到高的几种溶剂依次进行液—液萃取，即所谓的系统溶剂萃取法。所得样品可用于进行生物活性筛选，以确定天

然药物的有效部位。

萃取过程中常遇到乳化现象，一旦发生乳化，可采用如下方法破乳：①较长时间放置并不时旋转；②用一金属丝在轻度乳化的乳化层中搅动使之破坏；③将乳化层抽滤；④将乳化层热敷或冷冻，⑤分出乳化层，再用新溶剂萃取；⑥加入少量电解质（如氯化钠），解决因两种溶剂能部分互溶或两相比重相差很小而产生的乳化现象；⑦滴加数滴醇类，如戊醇，来改变表面张力，破坏乳状液。

（2）连续萃取法：为克服使用分液漏斗多次萃取操作的麻烦，可采用连续萃取法。该方法的原理是利用两种溶剂相对密度不同可自然分层，分散相液滴穿过连续相溶剂时溶质即在两相间发生传质。选择连续萃取法时，需根据所用溶剂的相对密度大小以及被提取的水溶液相对密度的情况，而采用不同式样的连续萃取器。此法操作简便且可避免乳化，由于两相呈动态逆流运动，并经常能保持较大的浓度差，萃取过程能够连续进行，因而溶剂用量少、萃取效率高。

（3）逆流分配法：逆流分配法是一种多次、连续的液—液萃取分离过程，混合物经仪器操作，在两相溶剂系统中进行反复多次的振摇、静置、分离和转移等萃取步骤，使分配系数不同的成分达到分离，又称为逆流分溶法、逆流分布法或反流分布法。如果混合物中各成分在两相溶剂中的分配系数比较接近，用一般方法不易分离，则可选用CCD法。

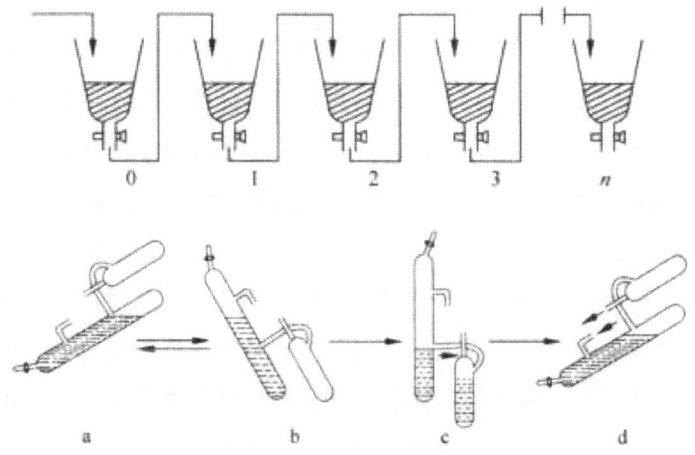

操作如图所示，在多个分液漏斗中装入固定相，然后在 0 号漏斗中溶入溶质并加入流动相溶剂，振摇使两相溶剂充分混合；静置分层后，分出流动相移入 1 号漏斗，并在 0 号漏斗中重新补加新鲜的流动相；再次振摇混合，静置分层并进行转移。如此连续不断地操作下去，混合物中各成分即在两相溶剂相对作逆流移动过程中，不断进行分配，由于分配系数的不同，各成分都应在某一管中有最高浓度而达到分离。进行多次转移时，需采用 Craing 逆流分溶仪，该仪器为由上百个萃取单元组成的全自动连续液—液萃取装置，每个单元相当于一个分液漏斗。逆流分溶仪萃取单元的工作过程如图所示，包括振摇萃取（a）—静置分层（b）—两相分开（c）—转移（d）。

逆流分溶法由于分离效率高、操作条件温和、样品容易回收，特别适合中等极性、分离因子较小及不稳定物质的分离。溶质的浓度越低，分离效果越好。但是，极性过大或过小、分配系数受浓度或温度影响过大的样品，以及易乳化的萃取溶剂系统不宜采用此法进行分离。该法操作较繁琐，萃取管易于损坏，消耗溶剂较多，在应用上受到一定的局限。

2. 分配色谱法

（1）分配色谱的原理：分配色谱在原理上与溶剂萃取法相同，都是利用混合物中各成分在互不相溶的两相溶剂中分配系数的不同而达到分离目的。如果需要分离的物质在两相溶剂中的分配系数相差很小，则一般用简单的液—液萃取法是难以使其分离的，必须使其在两相溶剂中不断地反复分配才能实现分离，分配色谱即可达到这一目的。分配色谱法是以一种多孔物质作为支持剂，两相溶剂中的一相在色谱过程中始终固定在支持剂上，称为固定相；用另一相溶剂（与固定相之间不互溶）来洗脱，此洗脱剂在色谱过程中始终是移动的，称为移动相。混合物中各成分在固定相和移动之间进行连续的、动态的不断分配，由于不同成分在两相间的分配系数不同而得以分离。

根据操作方式的不同．分配色谱可分为柱色谱、薄层色谱和纸色谱。固定相装在色谱柱内的称为柱色谱；固定相均匀涂铺在玻璃板、铝箔或塑料板等支持物上的称为薄层色谱；采用滤纸作为支持物的称为纸色谱。柱色谱分离量较大，主要用于分离制备；薄层色谐和纸色谱分离量小，主要用于分析鉴定，也可用于半微量制备。柱色谱的最佳分离条件可以根据相应的薄层色谱结果（正相柱用正相薄层板，反相柱用反相薄层板）进行选定。

（2）纸色谱：纸色谱是一种以滤纸作为支持剂，依靠样品在两相间分配系数的不同而使混合物中各组分达到分离的方法。常规的纸色谱的固定相是滤纸上吸附的水，移动相是水饱和的有机溶剂，相当于正相分配色谱，极性小的成分 R_f 值较大，先被洗脱下来。纸色谱适用于糖类、氨基酸等大极性化合物的分离、分析。

（3）分配柱色谱：将两相溶剂中的一相涂覆或键合在硅胶等多孔载体上作为固定相，填充在色谱管中，然后加入与固定相不相混溶的另一相溶剂（移动相）冲洗色谱柱，使物质在两相溶剂中作相对逆流移动，在移动过程中不断进行动态分配而得以分离，这种方法称之为分配柱色谱法。

1）正相色谱与反相色谱：分配色谱常用的支持剂有硅胶、硅藻土、纤维素粉和滤纸等。以强极性溶剂（如水、缓冲溶液等）为固定相，弱极性溶剂（如三氯甲烷、乙酸乙酯等）为移动相（展开剂、洗脱剂、流动相）的分配色谱称为正相分配色谱，从原理上看适合用于分离水溶性或极性较大的成分，通常化合物的极性越小，越先被洗脱出来。而以液状石蜡或键合的烷烃基等弱极性物质为固定相，水或甲醇等强极性溶剂为移动相的分配色语则称为反相分配色谱，从原理上看适合于分离极性小的成分，通常化合物的极性越大，越先被洗脱出来。

2）加压液相柱色谱：经典的分配柱色谱中使用的载体（如硅胶）粒径较大（100～150μm），流动相仅靠重力作用自上而下缓慢流过色谱柱，流出液分段收集后再进行分析，因此柱效较低，费时较长，近来各种加压液相色谱的出现可有效弥补上述不足。加压液相色谱所用的载体多为颗粒直径较小、机械强度和比表面积均较大的球形硅胶微粒，加 Zipax 类簿壳型或表面多孔型硅球以及 Zorbox 类全多孔硅胶微球等，其上键合不同极性的有机化合物以适应不同类型分离工作的需要，因而柱效大大提高。

此外，在色谱柱出口处常常配以紫外、示差折光、二极管阵列等高灵敏度的检测器，可采用记录仪指导流份的收集，也可以采用计算机和软件系统进行自动控制和数据处理。故无论在分离效率还是分离速度方面，加压液相色谱均明显忧于经典的液—液分配柱色谱法，目前在天然药物分离工作中应用非常广泛。

（4）液滴逆流色谱：液滴逆流色谱是利用混合物中各成分在两相溶剂间分配系数的差别，由流动相形成液滴，通过作为固定相的液柱实现逆流分配，使各成分获得分离。操作时先将两相溶剂充分振摇平衡，然后将分开的两相分别作为固定相和流动相。以重相（下层溶剂）作为固定相，轻相（上层溶剂）作为流动相时，称为上行法；反之则称为下行法。由于流动相形成液滴，在细的萃取管中不断地与固定相有效地接触、摩擦形成新表面，促使溶质在两相溶剂中实现充分的分配，可以获得很高的分离效果，且不易乳化或产生泡沫。最后通过检测器和收集器对从萃取管中流出的流动相进行收集。

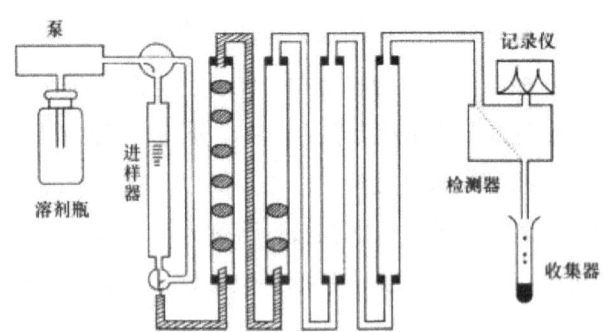

两相溶剂系统的选择对于合适的液滴的形成影响很大，有时需要用三元（或四元）的系统制备两相溶剂，即用附加的第三种（或第四种）溶剂来调和其他溶剂组分和缓解原始两相的极性差异。

采用DDCC法能够一次分离毫克级至克级的混合样品，在酸性和碱性分离条件下都能使用，已广泛用于分离纯化皂苷、生物碱、蛋白质、多肽、酸性成分及糖类等多种天然药物化学成分。由于不使用固态分离材料，不可逆吸附、色谱峰展览等现象均可避免。用氮气驱动流动相，可避免被分离物质因遇大气中氧气而被氧化。但与制备型HPLC相比，DDCC的分辨率较低，一次分离所需的时间也较长，因此还不适宜组成复杂的混合物的全谱分离分析。但由于其对于样品预处理条件要求不高，并具有回收率高、制备量大的优点，可用于特定部位和特定组分的分离制备。

三、根据物质的吸附性差别进行分离

吸附色谱是利用固体吸附剂（固定相）对混合物中各组分的吸附能力的不同而达到分离的色谱方法。吸附色谱可以进行薄层色谱和柱色谱，一般薄层色谱用于分析鉴定或半微量制备，柱色谱多于制备分离。吸附柱色谱的溶剂系统可以通过相应的薄层色谱结果进行选定，一般使薄层色谱中组分 R_f 值达到 0.2～0.3 的溶剂系统可用作柱色谱分离该相应组分的最佳溶剂系统。吸附柱色谱也可用分配色谱所用的加压方式进行。

液—固吸附色谱是运用较多的一种吸附色谱，特别适用于脂溶性中等相对分子质量成分（相对分子质量小于 1000 的低挥发性样品）的分离，对于高相对分子质量样品如蛋白质、多糖或离子型亲水化合物等的分离一般不适用。液—固吸附又有物理吸附、化学吸附和半化学吸附之分。物理吸附又称表面吸附，是由构成溶液的分子（包括被分离物质和溶剂）与固体吸附剂表面分子的分子间力的相互作用而引起的，其特点是吸附无选择性、吸附与解吸附的过程可逆且可快速进行，在天然药物化学的实际研究工作中常用的硅胶、氧化铝、活性炭的吸附原理即属于物理吸附。而黄酮等酚酸性物质被碱性氧化铝吸附，或生物碱被酸性硅胶吸附等，则属于化学吸附，其特点是吸附具有选择性、吸附十分牢固、有时为不可逆吸附，故实际应用较少。半化学吸附介于物理吸附和化学吸附之间，吸附力较弱，有一定的实际应用，如聚酰胺对黄酮类和醌类化合物的氢键吸附。

1.物理吸附中吸附剂、溶剂与被分离物质性质的关系

物理吸附遵循"相似者易于吸附"经验规律，吸附剂、溶剂与被分离物质共同构成吸附色谱中的 3 个要素，在实际应用时需全面考虑三者间相互联系又相互制约的关系，以便选择合适的条件、达到分离的目的。

（1）吸附剂的种类：常用的吸附剂有硅胶、氧化铝、活性炭等。

1）硅胶：色谱用硅胶可用通式 $SiO_2 \cdot xH_2O$ 表示，为多孔性物质，具有硅

氧烷的交链结构,其骨架表面具有很多硅醇基而呈弱酸性(PH=4.5)。硅胶表面的硅醇基与许多化合物通过请见、偶极等相互作用而表现吸附性能。硅胶吸附作用的强弱与游离硅醇基的数目有关,数目越多,其吸附能力越强。硅醇基也容易通过氢键而结合水分,随着含水量的增加,硅胶表面的游离硅醇基数目减少,硅胶吸附其他化合物的能力便随之减弱。硅胶的吸附能力大小可根据含水量,用不同的活度级别来表示。若含水量达 17% 以上,硅胶的吸附能力极弱,不能用作吸附剂,但可作为分配色谱中的支持剂。若将含水硅胶在 100~110℃下加热,能除去大部分硅醇基吸附的水,使硅胶恢复吸附能力,这一过程称为活化。当温度升高至 500℃时,硅胶能不可逆的失去结合水(一般在 170℃以上即有少量结合水失去),并且硅醇基也能脱水缩合转变为硅氧烷键,从而丧失了吸附性能,再用水处理亦不能恢复其吸附活性,所以硅胶的活化不宜在较高温度下进行。硅胶是最常用的极性吸附剂,对极性物质具有较强的吸附能力,适用于中性或酸性成分的分离(包括非极性化合物和极性较小的化合物),如挥发油、黄酮、蒽醌、强心葸、皂苷、有机酸及酚性化合物等。同时硅胶又是一种弱酸性阳离子交换剂,其表面上的硅脖基能释放弱酸性的氢离子,当遇到较强的碱性化台物,则可因离子交换反应而吸附碱性化合物,因此不适用于碱性物质的分离。目前市售色谱用硅胶主要包括薄层色谱硅胶 G、硅胶 GF_{254}、硅胶 H 和柱色谱硅胶(100~140 目、200~300 目等)。对于分离难度较大的样品,也可以用薄层硅胶作为填料,采用加压柱色谱的方式,可以大大提高分离效果。

硅胶含水量(%)	活度	硅胶含水量(%)	活度
0	I	25	IV
5	II	38	V
15	III		

2)氧化铝:氧化铝与硅胶一样同属极性吸附剂,极性强的物质优先被吸附,具有价格低廉、吸附力强、载样量大的特点。氧化铝通常按制备方法不同可分为 3 种,即碱性氧化铝、中性氧化铝和酸性氧化铝。未经酸化处理的氧化铝带有碱性(因其中可混有碳酸钠等成分),对于酸性、酚性成分能形成死吸附,对于醛、酮、酯、内酯等类型的化合物易发生异构化、氧化、消除、配水解、内

酯环开裂等副反应，因而主要用于对碱稳定的生物碱类、甾体类、醇类等化合物的分离。碱性氧化铝中用乙酸处理除去碱性杂质，用水洗至中性，称为中性氧化铝。中性氧化铝仍居于碱性吸附剂的范畴，用途最广，适用于生物碱、萜类、甾体、挥发油及在酸碱中不稳定的苷类、内酯类等化合物的分离，不适用于酸性成分的分离。用稀硝酸或稀盐酸处理氧化铝，不仅可中和氧化铝中含有的碱性杂质，并且可使氧化铝颗粒表面带有 NO_3^- 或 Cl^- 的阴离子，从而具有离子交换剂的性质，适合于酸性成分的分离，这种氧化铝称为酸性氧化铝。氧化铝的活性同样与它的含水量直接相关，随着含水量的增加，吸附能力减弱。

3）活性炭：活性炭是一种使用较多的非极性吸附剂。色谱用的活性炭一般分为3类：粉末状活性炭、颗粒状活性炭和锦纶活性炭，其中最常选用的是颗粒状活性炭。活性炭主要用于分离水溶性成分，如氨基酸、糖类及某些苷类。活性炭的吸附能力受溶剂的影响，在水溶液中最强，在有机溶剂中则较弱。如以乙醇一水混合溶剂进行洗脱时，随乙醇浓度的递增，洗脱能力逐渐增强。在一定条件下，活性炭对不同物质的吸附能力也有差别。一般对极性基团多的化合物的吸附力大于极性基团少的化合物，对芳香族化合物的吸附力大于脂肪族化合物，对相对分子质量大的化合物的吸附力大于相对分子质量小的化合物。利用这些吸附性的差别，可将水溶性芳香族化合物与脂肪族化合物分开、单糖与多糖分开、氨基酸与多肽分开。目前尚无测定活性炭吸附力级别的理想方法，其吸附力不易控制，故活性炭的具体应用受到一定的限制。

（2）溶剂的选择：色谱过程中溶剂的选择对组分离影响很大。柱色谱所用的溶剂（单一溶剂或混合溶剂）习惯上称洗脱剂，用于薄层色谱或纸色谱的溶剂常称展开剂。选择洗脱剂时，应综合考虑被分离物质与所选用的吸附剂的性质。对于极性吸附剂而言，随洗脱性增大，吸附剂对溶质的吸附能力逐渐降低，洗脱能力逐渐增强。而使用非极性吸附剂时，情正好相反，溶剂极性降低，吸附剂对溶质的吸附能力随之降低，即洗脱剂的洗脱能力随溶剂极性的降低而增强。

因此，极性强弱成为支配吸附过程的主要因素。极性是一种抽象的概念，用以表示分子中电荷不对称的程度，并大体上与偶极矩、极化度及介电常数等概念相对应。通常溶剂极性的大小可以根据介电常数的大小来判断。常用溶剂的介电常数及其极性排列如表所示：

溶 剂	ε	水溶度(g/100g)	极 性
己烷	1.88	0.007	弱
苯	2.29	0.06	
乙醚（无水）	4.47	1.3	
三氯甲烷	5.20	0.1	
乙酸乙酯	6.11	3.0	
乙醇	26.0		
甲醇	31.2		
水	81.0		强

洗脱剂的选择一般参照薄层色谱确定的色谱条件，洗脱剂的极性逐步增加，且跳跃不能太大。实践中多采用混合溶剂梯度洗脱，通过巧妙调节比例逐步增强洗脱剂的极性，可获得较好的分离效果。一般，混合溶剂中强极性溶剂的影响比较突出，故不可随意将极性差别很大的两种溶剂组合在一起使用。实验室中常用的混合溶剂组合有环己烷—乙酸乙酯、环己烷—丙酮、三氯甲烷—丙酮、三氯甲烷—甲醇等。

（3）被分离物质的性质：在吸附剂与洗脱剂固定的条件下，各成分的分离情况与被分离物质的结构与性质相关。被分离物质的极性越大，极性吸附剂对其吸附力越强，而非极性吸附剂则对其吸附力越弱。常见的化合物官能团的极性大小顺序如下：

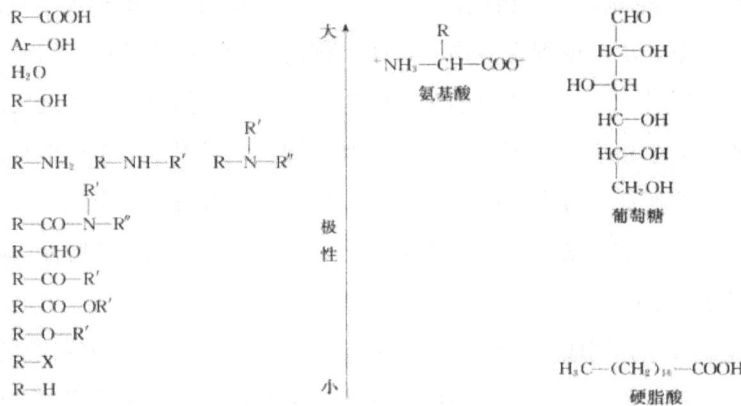

化合物的极性由分子中所含官能团的种类、数目及排列方式等综合因素所决定。以氨基酸为例，分子结构中既有正电基团，又有负电基团，故极性很强。高级脂肪酸，如硬脂酸，虽然结构中也含有强极性基团—COOH，但因分子的主体由长链烃基构成，故极性依然很弱。又如葡萄糖，因分子中含有许多—OH，故为极性化合物；但鼠李糖（6—去氧糖）及毛地黄毒糖（2，6—二去氧糖）因分子中的$-CH_2OH$ 及$-CHOH$分别脱去氧变为$-CH_3$及$-CH_2-$极性也随之降低。

再如，从黄花夹竹桃果仁中分出下列7种成分。其中，与黄夹次苷相比，黄夹苷A、黄夹苷B因为分子个多心2个Glc，故极性要大得多，而且苷A（R＝CHO）极性大于苷B（R=CH_3）。5种黄夹次苷中，A～D的结构差别仅在于R不同，故极性大小取决于R的种类，并排成下列顺序：次苷D（COOH）＞次苷C（CH_2OH）＞次苷A（CHO）＞次苷B（CH_3）；单乙酰黄夹次苷B与黄夹次苷比较，-OH变为-$OCOCH_3$，故极性还要降低。综上分析，黄花夹竹桃中7种强心苷的极性将按下列顺序排列：苷A＞苷B＞次苷D＞次苷C＞次苷A＞次苷B＞单乙酰次苷B。

名称	R	R'	R"
黄夹苷A	CHO	(D-Glc)$_2$	H
黄夹苷B	CH$_3$	(D-Glc)$_2$	H
黄夹次苷A	CHO	H	H
黄夹次苷B	CH$_3$	H	H
黄夹次苷C	CH$_2$OH	H	H
黄夹次苷D	COOH	H	H
单乙酰黄夹次苷B	CH$_3$	H	CH$_3$CO

上述极性强弱顺序决定着这些化合物在硅胶上的吸附行为及柱色谱的洗脱规律。

对于酸性、碱性及两性化合物而言，其极性强弱和吸附行为主要取决于其存在状态（游离型或离解型）。例如生物碱，游离型为非极性化合物，易被活性炭所吸附；但离解型则为极性化合物，不易被活性炭所吸附。而醛性、碱性及两性化合物的存在状态受溶剂 pH 的影响，因此实际工作中常可通过改变溶剂的 pH 来改变上述化合物的存在状态，影响其吸附色谱行为而达到分离精制的目的。

为避免发生化学吸附，酸性物质宜用硅胶，碱性物质则宜用氧化铝进行分离。若硅胶、氧化铝用适当方法处理成个性，情况会有所缓解。通常在分离酸性（或碱性）物质时，洗脱溶剂中分别加入适量乙酸、磷酸、三氟乙酸（或氨、吡啶、二乙胺），常可收到防止拖尾、促进分离的效果。

2.聚酰胺吸附色谱法

聚酰胺是由酰胺聚合而成的一类高分子物质，商品名又称为锦纶、尼龙，不溶于水、甲醇、乙醇、丙酮、三氯甲烷等常用有机溶剂，对碱较稳定，对酸尤其是无机酸稳定性较差，可溶于浓盐酸、冰乙酸及甲酸。色谱用聚酰胺同时具备较好的亲水和亲脂性能，既可以用于分离亲水性成分，又可以用于分离亲脂性成分。自 1955 年发现聚配胺色谱分离酚性物质以来，聚酰胺已广泛用于多种天然产物的分离，特别是在黄酮类、酚类、醌类成分的分离中具有独特的优势。

（1）聚酰胺的吸附原理：在 20 世纪 60 年代中期之前，一般认为聚酰胺色谱是吸附色谱。其吸附原理是由于聚酰胺分子内有很多酰胺基，酰胺基中的碳基可与酚类、黄酮类化合物中的酚羟基等形成分子间氢键，胺基可与酮类化合物中的碳基等形成分子间氢键，因而对这些物质具有吸附作用，即所谓"氢键吸附"作用。其吸附原理可用图表示。

各种化合物由于与聚酰胺形成氢键的能力不同,聚酰胺对它们的吸附力也不同。通常在含水溶剂中大致有如下规律:

1)分子中能形成氢键的基团数目越多(如:酚羟基、羧基、硝基等),聚酰胺对其吸附力越强,如:

2)分子中形成氢链的位置对吸附力也有影响,易形成分子内氢键者,其在聚酰胺上的吸附力相应减弱,如:

由于吸附过程是在溶液中进行的,化合物与聚酰胺形成氢键的能力不仅取决于化合物本身的结构,还与溶剂的种类有关,因为溶剂也会参加吸附剂表面的争夺,或通过改变聚酰胺对溶质的氢键结合能力而影响吸附过程。一般在水中溶质与聚酰胺形成氢键的能力最强,在有机溶剂中较弱(如在含水醇中形成氢键的能力随着醇浓度的增高而相应减弱,在高浓度醇或其他有机溶剂中则几乎不缔合),在碱性溶剂中最弱。故在聚酰胺柱色谱分离时,通常用水装柱,样品也尽可能溶解成水溶液上柱以利于聚酰胺对溶质的充分吸附,然后用不同浓度的含水醇溶液进行洗脱,并不断提高醇的浓度,逐步增强从柱上洗脱物质的能力。甲酰胺、二甲基甲酰胺及尿素水溶液因分子中均有酰胺基,可以同时与聚酰胺吸附剂及酚类、醌类等化合物形成氢键缔合,因而具有很强的洗脱能力。此外,水溶液中加入碱或酸均可破坏聚酰胺与溶质之间的氢键缔合，也有很强的洗脱能力，可用于聚酰胺的柱制及再生处理。常用的聚酰胺再生剂有10%乙酸、3%氨水及5%氢氧化钠水溶液等。综上分析，在聚酰胺柱色谱中常用作洗脱剂的各种溶剂洗脱能力顺序如下：

水＜甲醇或乙醇＜丙酮＜氢氧化钠水溶液＜甲酰胺＜二甲基甲酰胺＜尿素水溶液

上述分离原理及规律是针对洗脱剂为含水溶剂系统而言，当以非含水溶剂系统（如三氯甲烷—甲醇等）为洗脱剂时，聚酰胺则可作为极性固定相，其色谱行为类似于正相色谱。

（2）聚酰胺色谱的应用：聚酰胺目前已发展成为分离极性和非极性物质的用途广泛的色谱方法。聚酰胺色谱法常选用含水溶剂系统进行分离，如黄酮类、酚类、醌类等；聚酰胺色谱法也可用于非含水溶剂系统，此时适用于花类、苷体类、黄酮类等的分离。聚酰胺对一般酚类、黄酮类化合物的吸附是可逆的（鞣质例外），分离效果好，吸附容量大。此外，由于聚酰胺对鞣质的吸附性强，特别是对大分子鞣质的吸附近乎不可逆，也常用于天然药物粗提物的脱鞣。聚酰胺色谱同样有薄层色谱与柱色谱两种，聚酰胺薄层色谱是摸索聚酰胺柱色谱分离条件以及检查柱色谱各流分组成和样品纯度的重要手段，通常采用聚酰胺薄膜。

3.大孔吸附树脂色谱

大孔吸附树脂是一类不含离子交换基团、具有大孔网状结构的高分子吸附剂。一般为白色球形颗粒，粒度通常为20～60目，根据聚合材料的不同，可分为非极性、弱极性、中极性、极性和强极性5类。大孔吸附树脂的理化性质稳定，不溶于酸、碱及有机溶剂，对有机物有较好的选择性，不受无机盐类及低分子化合物存在的影响，因而在天然化合物的分离与富集工作时被广泛应用。

（1）大孔吸附树脂的吸附原理：大孔吸附树脂具有良好的网状结构和很大的比表面积，是吸附性和分子筛性原理相结合的分离材料，它的吸附性是由于范德华引力或产生氢键的结果。分子筛性是由于其本身多孔性结构的性质所决定的。有机化合物常根据其被吸附的能力不同及相对分子质量大小的不同，在大孔吸附树脂上经一定的溶剂洗脱而达到分离的目的。

（2）影响大孔吸附树脂吸附力的因素

1）化合物的性质是影响吸附的重要因素，待分离化合物的极性强弱、相对分子质量大小、能否与树脂形成氢键等都直接影响到吸附效果。一般非极性物质在水中易被非极性树脂吸附，极性物质在水中则易被极性树脂吸附。糖是极性的水溶性化合物，与 D 型非极性树脂吸附作用很弱，因此常用 D 型大孔吸附树脂将天然药物中的化学成分和糖分离。相对分子质量小、极性小的化合物与非极性大孔吸附树脂的吸附作用强。另外，能与大孔吸附树脂形成氢键的化合物易被吸附。

2）洗脱剂的性质也是影响吸附的重要因素。被分离物质在溶剂中的溶解度越大，树脂对此物质的吸附力就越弱。如果核分离物质含有酸性、碱性成分，则溶液的 pH 值也需注意。通常酸性物质在酸性溶液中易被树脂吸附，碱性物质在碱性溶液中易被树脂吸附，解吸附洗脱时则恰好相反，例如，用大孔吸附树脂提取分离麻黄碱在 pH＝11.0 时吸附量最高，而盐酸的洗脱效果明显优于有机溶剂。常用的洗脱剂包括水、甲醇、乙醇、丙酮、乙酸乙酯等，根据吸附作用强弱选用不同的洗脱剂，对于非极性的树脂，洗脱剂的极性越小，其洗脱能力越强；对于中极性和极性树脂，常选用极性较大的洗脱剂；还可通过改变洗脱剂的 pH 值，使某些被树脂吸附的成分形成较强的离子化物而易被洗脱下来，提高洗脱效率。

3）大孔吸附树脂的表面性质，如比表面积、表面电性、孔径、能否与化合物形成氢键等对吸附力的影响也很大。通常比表面积越大，吸附力越大。孔径越大，越有利于分子向孔内扩散，越有利于吸附；但孔径越大，树脂的机械强度就越差，需根据具体情况综合考虑。

（3）大孔吸附树脂的预处理与再生：市售大孔吸附树脂常含有未聚合的单体、致孔剂（多为长碳链的脂肪醇类）、分散剂、交联剂和防腐剂等杂质，具有不同程度的毒性并影响树脂的吸附性能，使用前必须进行预处理。常用的方法是将大孔吸附树脂采用乙醇、丙酮等湿法装柱，重复进行浸泡和洗脱，直到流出的溶剂与水混合不呈现白色乳浊现象为止，然后以大量的蒸馏水洗去树脂中的溶剂，备用。

大孔吸附树脂经再生后可反复使用。通常树脂使用而，其表面或内部会有许多非吸附性成分或吸附性杂质残留，先用 75% 左右乙醇将其洗至无色，再用水将乙醇洗去即可再用。经过反复使用后，吸附树脂颜色变深，吸附效果下降时，可用稀酸浸泡、洗涤适当时间，继而水洗脱至中性，再加入稀碱浸泡、洗涤适当时间，再用水洗至中性即可再用。树脂不用时，应浸泡于甲醇（或乙醇）中以湿态储存，临用前用蒸馏水洗尽醇即可。

（4）大孔吸附树脂的应用：大孔吸附树脂由于具有选择性好、吸附速度快且吸附容量大、机械强度高、再生处理方便等特点，现在已被广泛应用于天然化合物的分离和富集工作中，在多糖、黄酮、三萜、生物碱类化合物的分离精制方面部有很好的应用实例。大孔吸附树脂对糖类吸附能力很差，对色素的吸附能力较强，因此利用大孔吸附树脂的多孔结构和选择性吸附性能可从天然药物提取液中分离精制有效成分或有效部位，最大限度地去粗取精。如甜叶菊苷为二萜苷类化合物，其水提取液调 pH 弱碱性后，滤液通过 D101 型大孔吸附树脂柱，先用碱液、水洗脱除去杂质后，再用 95% 乙醇洗脱，经脱色处理后，甲醇重结晶即可得到纯度较高的甜叶菊苷。

四、根据物质分子大小差别进行分离

天然药物化学成分的相对分子质量从几十到数百万大小各异，可以据此进行分离纯化。常用的方法包括透析法、凝胶色谱法、超速离心法、膜分离技术等，其中凝胶色谱法较为广泛，不仅适用于水溶性大分子化合物的分离，还可用于分离相对分子质量 1000 以下的小分子化合物，而且对仪器设备要求低，操作简便。

凝胶色谱法（gel chromatography），又称凝胶滤过法（gel diltration），是 20 世纪 60 年代发展起来的一种分离分析方法，使用的固定相凝胶是一种不带电荷的具有三维空间的多孔网状结构的物质，具有分子筛的性质。

1.凝胶色谱法的分离原理

凝胶色谱是利用分子筛的原理，使混合物中的各组分按分子大小不同而被分离的一种色谱力法。当被分离物质加入到凝胶色谱柱后，受固定相凝胶网孔半径的限制，大分子不能进入凝胶颗粒内部（即被排阻在凝胶粒子外部），故在颗粒间隙随洗脱剂移动,阻力较小,流速较快,先被洗脱出柱;小分子因可自由进入并扩散到凝胶颗粒内部,故通过色谱柱时阻力增大、流速较慢,后被洗脱出柱。试样混合物中各组分因分子大小各异,进入凝胶颗粒内部的程度也不尽相同,故在经历一段时间流动并达到动态平衡后,即按分子由大到小的顺序先后流出而得到分离。

2.凝胶的种类与性质

商品凝胶的种类很多,天然药物化学研究工作中常用的是葡聚糖凝胶和羟丙基葡聚糖凝胶。

(1)葡聚糖凝胶:葡聚糖凝胶又称为交联葡聚糖,是由一定平均相对分子质量的葡聚糖和交联剂(一般为环氧氯丙烷)以醚桥的形式互相交联形成的三维空间网状结构。葡聚糖是一种化学性质比较稳定的水不溶性白色球状颗粒,在酸性环境中能水解,在碱中稳定。

葡聚糖凝胶必须在适当的溶剂中浸泡,使其充分溶胀后才能使用。凝胶颗粒的表面有许多孔隙,其孔隙的大小取决于葡聚糖与交联剂的配比及反应条件,交联度超大,网状结构越紧密,孔隙越小,吸水膨胀就越少;反之,交联度越小,网状结构越疏松,孔隙越大,吸水膨胀就越大。葡聚糖凝胶的商品型号是按凝胶的交联度大小来分类的,并以吸水量表示:英文字母 G 代表葡聚糖凝胶,后面的阿拉伯数字表示凝胶吸水量 10 倍的数值。如 SephadexG-25 的吸水量为 2.5mL/g。

(2)羟丙基葡聚糖凝胶:Sephadex LH-20 是 Sephadex-25 的葡聚糖部分与羟丙基结合形成醚键的产物,即 $-OH \rightarrow -OCH_2CH_2CH_2OH$。与 Sephadex G 比较,Sephadex LH-20 分子中羟基总数虽然没有变化,但碳原子所占的比例却相对增加了,因此脂溶性增强,不仅可以在水中应用,也可以在极性有机溶剂或它们与水组成的混合溶剂中溶胀后应用,如三氯甲烷、丁醇、四氢呋喃等,但在丙酮、乙酸乙酯、甲苯中溶胀不多。表中表示了 Sephadex LH-20 在不同溶剂中溶胀后对各溶剂的保留量和柱床体积。

溶剂	溶剂保留量（mL溶剂/g干凝胶）	柱床体积（mL/g干凝胶）
二甲基甲酰胺	2.2	4.0~4.5
水	2.1	4.0~4.5
甲醇	1.9	4.0~4.5
乙醇	1.8	3.5~4.5
三氯甲烷（经1%乙醇稳定）	1.8	3.5~4.5
三氯甲烷	1.6	3.0~3.5
正丁醇	1.6	3.0~3.5
二氧六环	1.4	3.0~3.5
四氢呋喃	1.4	3.0~3.5
丙酮	0.8	3.3~3.6
乙酸乙酯	0.4	1.6~1.8
甲苯	0.2	1.5~1.6

Sephadex LH-20 除保留 Sephadex G-25 原有的分子筛特性，可以按分子的相对大小分离物质外，在由极性溶剂和非极性溶剂组成的混合溶剂中常常具有反相分配色谱的效果，不仅可用于分离水溶性化合物，还可用于分离一些难溶于水或具一定程度亲脂性的化合物，如黄酮、蒽醌、香豆素等，在天然药物分离中得到了越来越广泛的应用。

Sephadex LH-20 在不同溶剂中的溶胀程度不同，在使用前应保证其在相应溶剂中充分溶胀。在最常使用的甲醇和三氯甲烷中，其溶胀后的体积相差很小，可以方便地进行不同比例混合溶剂间的转换。

scphadex LH-20 价格比较昂贵，可以反复再生使用，通常样品的洗脱过程就是柱子的再生过程。如果有一些"污染物"沉淀在柱床表面，或是柱床表面的凝胶颜色改变，可将此部分凝胶用刮刀刮去，适当加些新溶胀的凝胶再进行平衡；如果整个色谱柱有微量污染，可用 0.9mol／L 氢氧化钠（内含 0.6mol／L 氯化钠）处理。暂时不用时，可以水洗→含水醇洗（醇的浓度逐步递增），醇洗，最后泡在醇中置于磨口瓶中备用。如长期不用时，可在以上处理基础上，减压抽干，再用少量乙醚洗净抽干，室温充分挥散至无醚味，60~80℃干燥后保存。

五、根据物质离解程度不同进行分离

天然药物中的化学成分，许多都有酸性、碱性或者两性基团，这些基团在某种条件下在水溶液中完全以离子状态存在，可用离子交换色谱法进行分离。

1.离子交换色谱的原理

离子交换色谱是以离子交换树脂作为固定相,利用离子交换树脂上的交换基团能与水溶液中的其他离子进行可逆性交换的性质,使混合物中离子型与非离子型化合物或具有不同解离度的离子化合物得到分离的一种色谱方法。虽然离子交换反应是平衡反应,但由于在色谱柱上进行时连续添加新的交换溶液,交换反应的平衡就会不断向正反应方向进行,直至交换完全,因此可以把溶液中的溶质离子全部交换到树脂上,而树脂上的原有离子则被洗脱下来。根据这一原理可以用离子交换色谱法直接从天然药物提取液中交换含有游离离子基团的酸性、碱性及两性成分,使它们与糖类等中性物质分开,再用另一洗脱液将被吸附的物质洗脱下来,从而达到分离目的。如果有两种以上的成分被吸附到离子交换色谱上,用另一洗脱液进行洗脱时,其洗脱能力取决于不同结构化合物的反应平衡常数的差异,因而从色谱柱上被洗脱的难易程度就不同,故也可以采用离子交换色谱法实现分离。

2.离子交换树脂的结构分类与性能

离子交换树脂是一种具有特殊网状结构和离子交换基团的合成高分子化合物,一般呈球状或无定形粒状。根据其交换基团的不同,可分为阳离子交换树脂和阴离子交换树脂两大类。每类树脂根据它的解离性能大小,又可分为强、中和弱型。其基本结构以强酸性阳离子交换树脂为例,如图所示。

离子交换树脂的结构由核和离子交换基团两部分组成:

(1)母核部分:离子交换树脂的母核为苯乙烯通过二乙烯苯交联而成的大分子网状结构,网孔大小用交联度(即加入交联剂的百分比)表示。交联度越大,则网孔越小,质地越紧密,吸水膨胀越小;交联度越小,则网孔越大,质地越疏松,吸水膨胀越大。不同交联度适于分离不同大小的分子。

(2)离子交换基团:阳离子交换树脂中的解离性基团为磺酸基($-SO_3H$)、羧基($-COOH$)、酚羟基($Ar-OH$)等酸性基团,其中强酸性阳离子交换树脂的交换基团为磺酸基,弱酸性阳离子交换树脂的交换基团为羧基。阴离子交换树脂中的解离性基团为季胺基和伯胺基、仲胺基、叔胺基等碱性基团,其中强碱性阴离子交换树脂的交换基团为羟基,弱碱性阴离子交换树脂的交换基团为伯胺基、仲胺基、叔胺基等。

离子交换树脂的交换能力取决于离子交换基团的数量,并用交换当量表示,即1g干树脂可交换离子的毫克当量数。例如强酸性阳离子交换树脂1×7(上海树脂厂732型)的交换当量为4.5毫克当量/克,故1克该种树脂理论上能交换相对分子质量为89.09的丙氨酸(89.09×4.5)毫克。此外,离子交换树脂的交换能力还取决于溶质分子的离子半径、电荷数及离子浓度,在选择离子交换树脂进行分离时需要注意这些因素的影响。

3.离子交换色谱法的应用

离子交换色谱法在天然药物研究中主要用于氨基酸、肽类、生物碱、有机酸以及酚类等化合物的分离精制。若被分离物质带正电荷(如生物碱盐或无机阳离子),需选择阳离子交换树脂;若带负电荷(如有机酸或无机阴离子),则选择阴离子交换树脂。若被分离物质的解离能力强,即酸、碱性强,易被离子交换树脂交换吸附,则选用弱酸型或弱碱型离子交换树脂,以免洗脱和再生困难,反之则选择强酸性或强碱性离子交换树脂。若被分离物质的相对分子质量大,选择低交联度的树脂,若相对分子质量小,则选择交联度大的树脂,以利于离子扩散与交换。若用于离子交换色谱分离,要求树脂粒度小一些,在200~400目;若用于提取离子性成分,树脂粒度可在100目左右;若用于制备去离子水,则树脂粒度在16~60目。

(1)不同类型成分的分离富集:将天然药物的水提取液依次通过强酸性(磺酸型)阳离子交换树脂和强碱性(季铵型)阴离子交换树脂,分别洗脱,即可将提取液中的碱性、酸性、两性和中性化合物分别富集,供生物活性筛选。具体操作模式如图所示。

(2)同种类型成分的富集:将天然药物的酸水提取液直接通过阳离子交换树脂,然后碱化,用有机溶剂洗脱,可以获得总生物碱或总碱性物。同样,将天然药物的碱水提取液直接通过阴离子交换树脂,然后酸化,用有机溶剂洗脱,可以获得总有机酸或总酸性物。

(3)氨基酸的分离:离子交换色谱是分离氨基酸的有效方法,通常利用不同pH的缓冲液梯度洗涤而达到分离的目的。氨基酸自动分析仪主要也是根据离子交换色语法设计而成的。

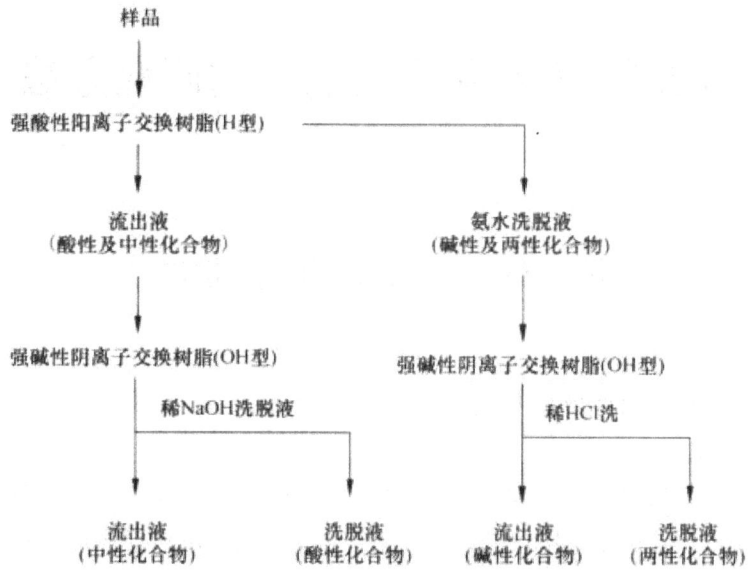

第四章 天然化合物的结构研究方法

第一节 结构研究的一般程序

一、化合物纯度的检测

在进行结构研究前必须首先确定化合物的纯度,纯度不合格会增加结构鉴定的难度,甚至得出错误的结论。化合物纯度的检测包括物理常数的测定和色谱学方法两大类。

物质的物理常数是表明该物质性质的重要依据,在天然化合物结构研究中经常测定的重要物理常数有:熔点、沸点、比旋度、折光率和相对密度等。通常在同一种溶剂中得到的化合物结晶,其晶形和色泽应均匀一致,有明确的熔点,熔程一般应小于2℃,熔程较长表明化合物可能存交杂质。液体纯物质应有恒定的沸点,除高沸点物质外,其沸程不应超过5℃;液体纯物质还应有恒定的折光率及相对密度。中药的有效成分多为光学活性物质,故无论是已知物还是未知物,在鉴定化学结构时皆应测其比旋度。对于已知物来说,如果其比旋度与文献数据相同,则表明其已是或接近纯品。

纯度检查的方法最常应用的是各种色谱法,如薄层色谱(TLC)、纸色谱(PC)、气相色谱(GC)或高效液相色谱(HPLC)等。其中薄层色谱法和纸色谱法,通常要求至少选择在 3 种不同溶剂系统中展开,且在有效比移值范围内($R_f = 0.2 \sim 0.8$)均显示单一的斑点时方可确认其为单一化合物。对于正相、反相油层色谱法均适用的化合物最好同时采用这两种层色谱法进行检验,这样可以进一步保证结论的正确性。气相色谱法和高效液相色谱法则是更为可靠的检测方法,气相色谱只适用于在高真空和一定加热条件下能够气化而不被分解的物质的纯度检验。高效相色谱适用范围较为广泛，有条件时亦最好同时采用正相和反相色谱进行检验，具有高效、灵敏。

1. 分子式的测定　目前常用的分子式测定方法主要有以下几种。

（1）高分辨质谱法：高分辨质谱法是目前最常用的测定分子式的方法，该方法可通过测定化合物的精确相对分子质量，直接计算给出化合物的分子式。如浙贝母中分离得到的生物碱浙贝宁的 HR-MS 谱中，分子离子峰为 m/z 431.3417，可计算出其分子式为 $C_{27}H_{45}O_3N$（计算值 431.3397）。如表所示，以 ^{12}C 相对分子质量为 12.0000 为基准，则各元素原子的精确质量均不是一个原子质量单位（amu）的整数倍，如 ^1H 为 1.007825、^{14}N 为 14.00307、^{16}O 为 15.99491。高分辨质谱仪可将物质的质量精确测定到小数点后第三位。因此，表中所列（$C_8H_{12}N_4$、$C_9H_{12}N_2O$、$C_{10}H_{16}N_2$ 4 个化合物，它们虽然相对分子质量均为 164，但精确质量并不相同，在 HB-MS 仪上可以很容易地进行区别。

同位素	质量	丰度比（%）	同位素	质量	丰度比（%）	同位素	质量	丰度比（%）
^1H	1.007828	99.9855	^2H	2.01410	00.145			
^{12}C	12.00000	98.8292	^{13}C	13.0033	1.1080			
^{14}N	14.00307	99.635	^{15}N	15.0001	00.365			
^{16}O	15.99491	99.759	^{17}O	16.9991	00.037	^{18}O	17.9991	00.204
^{19}F	18.99840	100						
^{28}Si	27.97693	92.20	^{29}Si	32.9714	00.750	^{30}Si	29.9737	3.10
^{31}P	30.97376	100						
^{32}S	31.97207	95.018	^{33}S	32.9714	00.750	^{34}S	33.9678	4.21
^{35}Cl	34.96885	75.537	^{37}Cl	36.9659	24.463			
^{79}Br	79.9183	50.52	^{81}Br	80.9163	49.48			
^{127}I	126.9044	100						

序号	分子式	精确质量	序号	分子式	精确质量
M_1	$C_8H_{12}N_4$	164.1063	M_3	$C_{10}H_{12}O_2$	164.0837
M_2	$C_9H_{12}N_2O$	164.0950	M_4	$C_{10}H_{16}N_2$	164.1315

（2）元素定量分析结合相对分子质量测定：元素分析通常委托专门的实验室完成，对于完全未知的化合物一般先采用钠融法等方法进行元素定性分

析，确定化合物所含的元素种类后再进行元素定量分析，测定各元素在化合物中所占的百分含量，从而求出化合物的实验式。常用的元素分析仪可以获得化合物中碳、氢、氮、硫和氧的准确含量，所用样品量通常为几个毫克。如果化合物仅含有上述 5 种元素，通常只作前 4 种元素的定量测定，氧的含量则采用扣除法通过计算求得。根据获得的各元素之间的比例，可以计算出该化合物的实验式，再结合相对分子质量的测定结果，即可确定出化合物的分子式。需要强调的是：供元素分析的样品必须保证有足够的纯度，否则测定出的结果是没有意义的。

（3）同位素丰度比法：天然化合物中的主要元素（氟、磷、碘除外）均由相对丰度比一定的同位素所组成（见表），且重元素一般比轻元素重 1~2 个质量单位。因此由重元素组成的分子将比由轻元素组成的分子重 1~2 个质量单位。对于大多数有机化合物而言，在 MS 图上如果能够出现稳定的分子离子峰 $[M]^+$，则在高出其 1~2 个质荷比（m/z）处还可同时出现 $[M+1]^+$ 及 $[M+2]^+$ 两个同位素峰。对某一化合物来说，其 $[M]^+$、$[M+1]^+$ 及 $[M+2]^+$ 峰的相对强度应为一定值（含 Cl、Br 时除外）。采用同位素丰度方法测定化合物分子式即根据这一原理。同位素丰度比法试样用量少，特别适用于相对分子质量在 500 以下、又能生成稳定分子离子的化合物的测定。

二、化合物的官能团、结构片段和结构类型的推定

根据不饱和度的计算结果可以判定化合物属于脂肪族还是芳香族，并可控算出结构中可能含有的双键数或环数。然后利用化学定性实验对化合物的官能团和结构类型进行初步判断，如羟基蒽醌类化合物通过碱液显色反应检识；黄酮类化合物可用盐酸—镁粉反应、四氢硼钠反应等鉴别；强心苷类化合物可利用甾体母核、α,β-五元不饱和内能环和去氧糖的各种呈色反应结果综合考虑加以判断；以沉淀反应判断生物碱的存在，用 Molish 反应鉴别苷类化合物；通过 Liebermann-Burchard 反应鉴别三萜和皂苷类化合物等。需要注意的是，应用显色反应或沉淀反应进行结构类型和官能

团检识时最好将未知样品试验、空白试验及典型样品试验平行进行，以便对照，避免出现假阴性或假阳性的结果。样品分子中含有两种以上官能团时，可能干扰检识反应，因此最好做两种以上的试验，以求得正确的判断。

最后将化学定性实验结果与所测得的物理常数、波谱数据（紫外光谱、红外光谱、谱、质谱等）相结合进行综合分析，以确定化合物的结构类型和含有的官能团信息。

三、化合物结构的确定

由于在分类学上亲缘相近的生物往往含有结构类型相似甚至结构相同的化合物，因此首先要对研究对象及其同科、同属生物进行充分的文献调研，了解前人的研究工作和成果。在此基础上，根据待鉴定化合物官能团、结构片段和结构类型的推定结果，综合运用各种波谱方法，辅以经典理化方法，对单体化学成分进行鉴定或结构测定。

当待鉴定样品可能为已知化合物时，在有对照品的情况下，通常可与对照品同时进行熔点、混合熔点、色谱和光谱测试。如果样品与对照品的熔点相同，混合熔点不下降，色谱中的 R_f 或 R_t 相同，光谱数据相同，则可判定样品与对照品为同一化合物。若无对照品，可将样品与在相同测试条件下的文献数据进行对比以确定结构，谱学数据一致则为同一化合物。如果待鉴定的化合物为文献未记载的物质时，应全面测定该化合物或衍生物的各种波谱数据进行综合解析，必要时可辅以化学反应以确定其化学结构。此外，探讨化合物的生物合成途径也有助于确定其化学结构。

总之，确定一个天然化合物的分子结构是一项较复杂的工作，涉及面广，很难有一个固定的、一成不变的研究程序。具体选择何种研究思路和方法一般取决于所研究化合物的难易、类别等情况，研究者对各种研究方法和技术的熟练掌握、运用的程度，以及个人的经验、习惯等。一个化合物结构的确定，往往是化学研究、波谱分析、生物合成途径推测、植物化学分类学及文献调研相互配合、综合分析而获得的结果。

第二节 波谱分析在结构测定中的应用

20 世纪 40 年代以前，主要采用经典化学方法确定天然药物有效成分的分子骨架或官能团，有时还要利用其他化学反应如氧化反应、还原反应、水解反应及衍生化反应等，甚至通过化学合成加以验证，经典化学方法在鉴定或确定天然药物有效成分化学结构方面确实起到一定作用，但所需样品量大，属于破坏性实验，花费时间多，工作量大而复杂。

随着波谱技术的飞速发展，紫外光谱、红外光谱、核磁共振谱和质谱的应用日益广泛，尤其是近年发展起来的超导脉冲博里叶变换核磁共振技术的普及和各种二维核磁共振谱及质谱新技术的开发利用，使天然药物有效成分结构测定所需的样品量大大减少，选择性不断增强，测试的速度、灵敏度和准确性日益提高。在有机化合物波谱解析课程中已对各种波谱分析方法的基本知识进行了详细介绍，这里仅对这些谱学方法在天然药物有效成分结构鉴定中的应用作一简要介绍。

一、紫外光谱

分子吸收波长范围在 200～400nm 区间的电磁波产生的吸收光谱称为紫外吸收光谱，简称紫外光谱。图为桂皮酸的 UV 吸收光谱图，横轴为波长，以 nm 表示，纵轴为吸光度。一般来说，UV 光谱主要提供分子中共轭体系的结构信息，可用于判断共轭体系中取代基的位置、种类和数目，对分子中含有共轭双键、不饱和碳基（醛、酮、酸、酯）结构的化合物以及芳香化合物而言是一种重要的结构鉴定手段，通常主要用于推断化合物的骨架类型。香豆素类、黄酮类等化合物的 UV 光谱在加入某种诊断试剂后还可因结构中取代基的类型、数目及排列方式不同而发生不同的改变，故还可用于测定上述化合物的精细结构。

UV 光谱虽然只能给出分子中部分结构的信息，不能给出整个分子的结构信息，但对某些具有共轭体系类型的天然药物有效成分，如蒽醌类、黄酮类以及强心苷类等成分的结构确定仍具备重要的实际应用价值。此外，紫外光谱还可用于确定含有共轭体系的各种异构体的构型、构象。

二、红外光谱

红外光谱（infrared spectroscopy，IR）是研究红外光与物质分子间相互作用的吸收光谱。红外光可引起分子振动和转动能级的跃迁，所以红外光谱又叫振-转光谱。通常研究的红外光谱是分子中价键的伸缩及弯曲振动在 $4000\sim4000\ cm^{-1}$ 区域测得的吸收图谱。其中 $4000\sim1333\ cm^{-1}$ 为化合物的特征频率区，许多特征官能团，如羟基、氨基及重键（如 C=C、C≡C、C=O、N=O）、芳环等的伸缩振动均出现在这个区域，并可据此进行鉴别。$1333\sim400\ cm^{-1}$ 为指纹区，主要是 C-X（X=C，N，O）单键的伸缩振动及各种弯曲振动，峰带特别密集，分子结构上存在的微小差别都能在该区域的光谱上反映出来，犹如人的指纹，可据此进行化合物的真伪鉴别。为了方便对红外光谱的解析，通常又把特征区和指纹区分得更细，初步划分为 8 个重要区段，见表。

被测物可能为已知化合物时，只要与对照品在相同条件下测试红外光谱进行比较，若二者红外光谱完全一致，则可推测是同一物质。如无对照品，也可检索有关红外光谱数据图谱文献。如果被测物平面结构已基本确定，可能某一位置构型不同，在指纹区就会有差别。如 25R 与 25S 型螺甾烷型皂苷元，在 $960\sim900\ cm^{-1}$ 附近有显著区别，很容易鉴别。红外光谱对未知结构化合物的鉴定，主要用于官能团的确认，双键、芳环取代类型的判断以及区别构型、构象等。

三、核磁共振谱

化合物分子在磁场中受电磁波的辐射，有磁矩的原子核（如 ^1H、^{13}C 等）吸收特定辐射频串的能量产生能级的跃迁，发生核磁共振，以吸收烃的频率对吸收强度作图所得之图谱为核磁共振谱。核磁共振谱能提供分子中有关氢及碳原子的类型、数目、相互连接方式、周围化学环境以及空间排列等结构信息。近年随着超导脉冲傅里叶变换核磁仪的普及，各种同核及异核二维核磁共振技术的迅速发展和日趋完善，大大提高了结构测定工作的速度和效率。目前，对于相对分子质量在 1000 以下几个毫克的微量有机化合物，甚至仅用 NMR 测定技术即可测定它们的分子结构。作为天然物化学成分的结构测定手段，NMR 谱的作用尤为重要。

1. 氢核磁共振谱（^1H-NMK） 氢同位素中，^1H 的天然丰度比最大，信号灵敏度也高，因而 ^1H-NMR 测定较为简便，应用最为广泛。^1H-NMR 谱可以提供的重要结构信息参数主要包括质子的化学位移（δ）、数目及偶合常数（J）。

（1）化学位移（δ）可提供包核的化学环境信息。^1H 核因周围化学环境不同，其外围电子云密度及绕核旋转产生的磁屏蔽效应不同，不同类型的 ^1H 核共振信号出现在不同区域，据此可以识别。^1H-NMR 谱的化学位移（δ）范围在 0～20ppm。

（2）峰面积：^1H-NMR 谱上的积分面积与分子中的总质子数相当，可通过比较各组氢信号的共振峰面积来判断各组氢核的相对数目。当化合物分子式已知时，就可以求出每组氢信号所代表氢核的绝对数目。如果 ^1H-NMR 谱中给出的质子信号少于化合物分子式中氢的数目，则说明分子是对称的或有活泼氢存在。

（3）峰的裂分及偶合常数（J）：磁不等同的两个（组）氢核，在一定距离内因相互自旋偶合干扰而使信号发生裂分，表现出不同的峰形，如 s（单峰，single）、d（二重峰，doublet）、t（三重峰，triplet）、q（四重蜂，quarter）及 m（多重峰，multipler）等，在低级偶合系统中，某一质子裂分后的谱线数为 n+1，其中 M 为干扰核的数目。

相互偶合的氢信号裂分的裂距称为偶合常数（coupling constant），用 J 表示，单位通常以赫[兹]（Hz）表示，根据 J 值大小可以判断偶合氢核之间的相互干扰强度，推测氢核之间的相互关系。一般相互偶合的两个（组）^1H 核信号其偶合常数相等，所以测量并比较裂距对于判断 ^1H 核之间是否相关很有用处，因为自旋偶合是通过成键的电子来传递的，所以偶合常数随着化学键数目的增加而下降，通常超过 3 根单键以上的偶合可以忽略不计。但在 π 系统中，如烯丙基及芳环，因电子流动性较大，即使间隔超过了 3 根键，仍可发生偶合，但作用较弱，如下所示：

J_{ab} (trans) = 1.6~2.0Hz
J_{bc} (cis) = 0~1.5Hz

J_{ab} (ortho) = 6~10Hz
J_{bc} (meta) = 1~3Hz
J_{ac} (para) = 0~1Hz

（4）复杂氢谱的简化：氢谱中受到多重偶合影响的 ^1H 信号比较复杂，常需采用一些特殊的技术把复杂重叠的谱线简化和明确质子间的偶合关系，常用的有同核去偶、核 Overhauser 效应等测试技术。

1）同核去偶（homo-decoupling）：通过选择照射（irradiation，IRR）偶合系统中某个（组）（单照射）或某几个（组）（双重照射或多重照射）质子并使之饱和，则由该质子造成的偶合影响将会消除，原先受其影响而裂分的质子信号在去偶谱上将会变为单峰（在只有单重偶合影响时），或者得到简化（当还存在其他偶合影响时），从而帮助识别。

如图为正丁醇的图谱。（a）为正常图谱，其上出现 4 组信号，按磁场由低到高顺序，分别为 $-CH_2OH$（H_a，三重峰）、$-CH_2$（H_b，多重峰）、$-CH_2$（H_c，多重峰）及 $-CH_3$（H_d，三重峰）。（b）为照射 H_a 核后测得的去偶谱，照射 H_a 核后，消除了 H_a 核对 H_b 核的偶合作用，H_b 变为三重峰。去偶试验显示 H_a 与 H_b 偶合相关，构成一组自旋偶合体系。

2）核 Overhauser 效应：当两个（组）不同类型质子位于相近的空间距离时，照射其中一个（组）质子会使另一个（组）质子的信号强度增强，这种现象称为核的 Overhause 效应（nuclear Overhauser，NOE）。NOE 通常以照射后信导增强的百分率表示。如图所示以丹皮酚为例，照射 δ 3.8 处 $-OCH_3$ 质子时，其邻位 H_a 和 H_b 核因空间距离与之相近，发生了 NOE 效应，信号强度较照射前增加了约 30%。

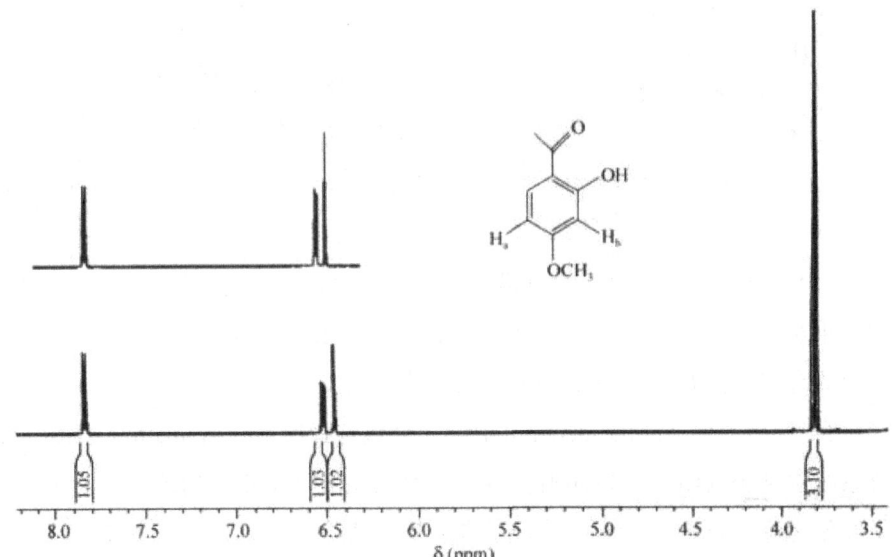

NOE 效应在相对构型的归属中是非常有用的，NOE 主要用来确定两个（组）质子在分子立体空间结构中是否接近，而与它们相隔的化学键的数目无关。若存在 NOE，则表示两者接近，NOE 值越大，则两者在空间的距离就越近。因此，利用 NOE 效应，可以用来确定分子中某些基团的空间相对位置、结构片段间的连接、立体构型、优势构象等，对研究分子的立体化学结构具有重要的意义。此外，在天然产物结构鉴定中当缺乏通过键的连接信息时，如由于较多的季碳或杂原子相连用碳氢远程偶合无法判断时，可借助 NOE 效应来完成分子片段之间的骨架连接。

目前较为常用的是 NOE 差光谱测定技术，即选定某峰组的频率进行照射并记录此时的谱图，然后将照射前后的谱图相减得到差光谱。在差光谱中，只有信号强度增加（正 NOE 信号）或减小（负 NOE 信号）的信号被保留。根据这些信号可以判断相关质子在空间上的相互接近程度。其模式如图所示。

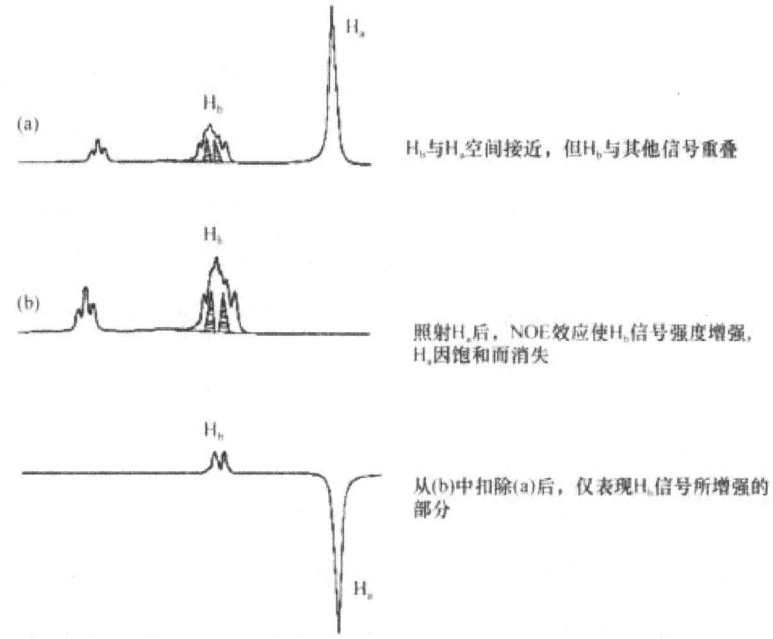

此外,在氢谱测定中还有其他许多特殊的方法可以提供结构信息,如通过重水交换以判断分子中有无活泼质子,通过改变测试溶剂或加入位移试剂以改善信号重叠,通过改变测试温度以判断有无氢键缔合或相对构型、构象的变化等,对解析有机化合物的结构都有重要的意义,有关内容可参阅相关专著。

2. 二维核磁共振谱(2D-NMR 谱) 二维核磁共振(two dimensinal NMR, 2D-NMR)是 20 世纪 70 年代提出,80 年代逐步发展起来的核磁共振新技术。随着高频核磁共振仪的出现,自 20 世纪 80 年代起,二维核磁共振得到了迅速发展,现已成为有机化合物结构鉴定的常规分析方法,也为天然产物的结构鉴定带来了一场革命。二维谱是利用两种频率表尔的 NMR 谱,即将 NMR 提供的信息,如化学位移和偶合常数、氢化学位移和碳化学位移等在二维平面上展开绘制而成的图谱。可分为同核化学位移相关谱和异核化学位移相关谱,前者如 $^1H-^1HCOSY$ 谱和 *NOESY* 谱,后者如 *HMBC* 谱和 *HMQC* 谱。

(1)同核化学位移相关谱:在二维核磁共振谱中,具有一定化学位移的同种类磁核中不同核之间的相互作用语称为同核化学位移相关谱,其中最常用的是氢—氢化学位移相关谱（$^1H^1-HCOSY$ 谱）。

1）$^1H^1-HCOSY$ 谱是同一个偶合体系中质子之间的偶合相关谱，可以确定质子化学位核以及质子之间的偶合关系和连接顺序。图谱中水平轴和垂直轴均为该化合物的 ^1H-NMR 谱，两张氢谱中同一个 ^1H 核信号相交于对角线，交点称为对角峰。在对角线两侧里对称性出现的峰称为交叉峰或相关峰，任一交叉峰即反映了两个（组）氢信号的偶合关系。在阿魏酸的 $^1H^1-HCOSY$ 谱中，可见 H-7 和 H-8、H-6 和 H-5 的相关峰，提示它们分别具有邻位偶合关系。

2）NOESY 谱是为了在二维谱上观察 NOE 效应而开发出来的一种新技术，图谱外观与 $^1H-^1HCOSY$ 谱相似，差别是 NOESY 谱中的相关联表示不同的氢核在空间上相接近的关系，而非偶合关系 NOESY 谱能够通过分子内部质子之间的空间关系，提供有关分子空间结构和立体化学方面的重要信息，是研究天然产物构型、构象和运动性的重要工具。如图所示，在阿魏酸的 NOESY 谱中，$\delta 3.81$ 的甲氧基氢信号可见与 H-2 的 NOE 相关，故推出甲氧基连接在苯环的 3 位。

（2）检出 ^1H 的异核化学位移相关谱

异核化学位移相关谱对于鉴定化合物的结构是十分重要的方法，目前主要采用灵敏度较高的检测 ^1H 的异核相关谱实验技术，包括 HMQC 谱、HSQC 谱和 HMBC 谱。

1）HMQC 谱与 HSQC 谱：HMQC 谱是检测 ^1H 的异核多量子相关谱，HSQC 谱是检测 ^1H 的异核单量子相关谱，两者都是把 ^1H 核与其直接相连的 ^{13}C 核关联起来，以确定 C-H 偶合关系。HMQC 谱和 HSQC 谱的外观极为相似，水平轴为^1H的化学位移，垂直轴为^{13}C的化学位移。直接相连的^1H和^{13}C将在对应的^{13}C化学位移和^{13}C化学位移的交点处给出相关信号。由相关信号分别沿两轴画平行线，即可直接归属相连的^1H和^{13}C信号。HSQC谱较HMQC谱灵敏度更高些，图为化合物阿魏酸的HSQC谱，通过各碳、氢的相关峰，很容易确定各碳氢的归属。

2）HMBC谱是检测^1H的异核多键相关谱，它把^1H核与远程偶合的^{13}C核关联起来。与HMQC谱、HSQC增相同，HMBC谱中水平轴为^1H的化学位移，垂直轴为^{13}C的化学位移。HMBC谱可以高灵敏检测相隔两根键或三根键的碳氢远程偶合相关。分析HMBC谱可以获得有关碳链骨架的连接、季碳的结构及因杂原子存在而被切断的偶合系统之间的连接信息，目前广泛应用于复杂天然活性成分的结构研究。例如在化合物阿魏酸的HMBC谱中可见甲氧基（δ3.94）与C-3（δ146.9）的相关峰，由此确定甲氧基连接在苯环的3位。

四、质谱

质谱（mass spectrometry，MS）是利用一定的离子化方法将有机化合物分子进行离子化或碎裂，并将所产生的各种离子按其质量电荷比（m／z）大小排列顺成的图谱。横坐标表示质荷比，从左到右质荷比增大。纵坐标表示离子峰的强度，在测定时将最强的离子峰强度定为100％，称之为基峰（base peak），将其他离子的信号强度与基峰进行比较，得其相对强度，称之为相对丰度（relative abundance）。质谱具有较高的灵敏度和专属性，对测定样品量的要求很少。而且如前所述，质谱可用于测定相对分子质量并求算分子式，高分辨质谱还可直接测定分子式，而分子式的确定对于结构推导至关重要。此外，由于在一定条件下化合物的开裂遵循一定的规律，故比较样品与对照品在相同仪器、相同测试条件下测得的MS图，可以鉴定是否为同一化合物；

如为未知化合物,还可根据质谱裂解规律推测化合物的可能分子结构。随着现代分析技术的飞速发展,近年来,新的离子源不断出现,使质谱在确定化合物相对分子质量、分子式和由裂解碎片推测官能团、残基序列、结构骨架及化合物类型等方面发挥着重要作用。下面介绍较常用的离子源的电离方式及相应的特点。

1. 电子轰击质谱(electron impact mass spectrometry,EI-MS)

样品经加热汽化后,呈气态的样品分子在较高真空和较高温度的电离室内,受到热阴极发射的电子的轰击,大多数分子电离后失去一个电子而生成带正电荷的自由基,即分子离子,并能进一步发生键的断裂形成"碎片"离子或中性分子。电子轰击电离是应用最久、发展最成熟的电离方法之一,具有易于实现电离、重现性好,碎片离子多、能提供较多的分子结构信息的优点。但对于相对分子质量较大难以汽化或易发生热分解的化合物,如糖苷、醇、部分羧酸、肽类等常常得不到分子离子峰,只能看到碎片峰。因此,EI-MS只适用于具有一定挥发性和热稳定性的小分子化合物。例如,桂皮酸乙酯分子在电子轰击下产生了分子离子和一系列碎片离子。

2. 电喷雾电离质谱(electrospray ionization mass spectrometry,ESI-MS)

电喷雾电离是一种使用强静电场的软电离技术,是目前应用最广泛的电离方法之一。ESI-MS 相对分子质量检测范围宽,既可检测相对分子质量小于 1000 的化合物,也可检测相对分子质量高达 20000 的生物大分子;既可以在正离子模式也可以在负离子模式下检测。在天然活性成分的结构研究中已是一种常规技术。对于小分子化合物,通常会产生 $[M+H]^+$、$[M-N]^-$ 以及 $[M+Na]^+$、$[M+K]^+$、$[M+Cl]^-$ 等离子,易于得到化合物的相对分子质量。而对于相对分子质量高达 20000 左右的大分子,常生成一系列多电荷离子,通过数据处理也能得到样品的相对分子质量。由于电喷雾电离属于软电离方法,通常碎片离子峰很少或没有,常用于与液相色谱技术联用。

例如,从朱砂根中分得一个五环三萜皂苷化合物,其正离子的 ESI-MS 一级谱中给出 m/z 1143$[M+Na]^+$ 的准分子离子峰,其负离子的 ESI—MS 一级谱中给出 m/z 1155[M+Cl]⁻、m/z1119[M—H]⁻的准分子离子峰，推出该化合物相对分子质量为1120。此外，在正离子和负离子的ESI-MS二级谱中还出现了皂苷分子失去糖基的主要碎片离子峰。

3.快原子轰击质谱（fast atom bombardment mass spectrometry，FAB-MS）

1981年Barber等人发明了快原子轰击电离技术，拓宽了有机质谱的应用范围。FAB-MS也属于软电离质谱，其碎片离子主要是[M+H]⁺、[M+Na]⁺、[M+K]⁺等准分子离子，碎片离子较少。FAB-MS配备了阴离子捕获器，可以进行负离子检测，给出相应的阴离子质谱，与阳离子质谱互相补充，增大了质谱的信息量和可信度。

FAB—MS适用范围较广，在天然活性成分结构研究中应用比较普遍。本法因为无需将样品加热汽化即可使化合物电离，故特别适用于难汽化和热稳定性差的固体样品的测定，特别是糖苷类化合物的研究，除得到准分子离子峰外，还可得到糖基甚至苷元的结构碎片峰。

从海星中分离得到的果皂苷（化合物Ⅲ）的FAB-MS一级和二级质谱如图所示，在一级质谱图中可见明显的[M+Na]⁺和[M+H]⁺的准分子离子峰，在[M+Na]⁺峰的二级质谱图中m/z693、663、635、617等的离子峰是糖环开裂产生的碎片峰。因此，可方便解析该化合物的结构及裂解规律。

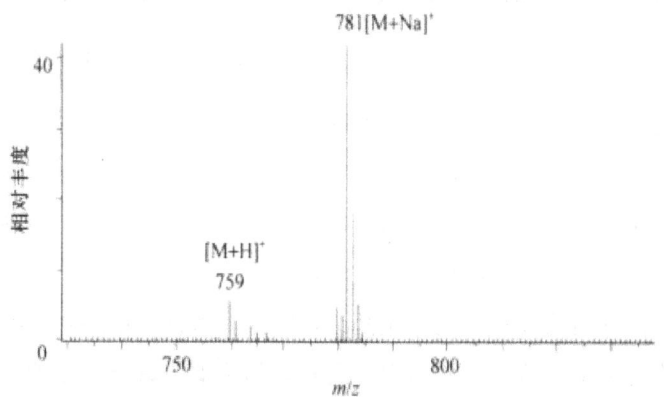

4. 场解吸质谱（field desorption mass spectrometry，FD-MS）

场解吸质谱的电离方法是将样品涂在作为离子发射体的金属丝上送入离子源，在真空高电压状态下，通过在细丝上通以微弱电流，提供样品从发射体上解吸的能量，解吸出来的样品即扩散到高场强的场发射区域进行离子化。FD-MS 由于在电离过程中无需加热，常用于难汽化、热不稳定、大极性化合物的质谱分析，如糖苷类、氨基酸、有机酸、甾体类、生物碱、肽和核苷酸等。FD-MS 只能进行正离子检测，主要提供$[M+N]^+$、$[M+Na]^+$、$[M+K]^+$等准分子离子峰信息，碎片离子峰较少，可提供的有关结构方面的信息不多。

5. 基质辅助激光解吸电离质谱（matrix-assisted laster desorption mass spectrometry，MALDI-MS）

基质辅助激光解吸电离方法是将样品溶解于在一定波长的激光下有强吸收的基质中，利用激光脉冲照射分散在基质中的样品，基质分子能有效地吸收激光的能量，使基质和样品获得能量投射到气相并得到电离。

由于应用的是脉冲式激光，特别适合与飞行时间质谱仪（TOF-MS）配合使用，即通常所用的 MALDI-TOFMS 这个术语。该质谱技术所得的质谱图中碎片离子峰少，常产生分子离子、准分子离子及样品分子聚集的多电荷离子，特别适用于结构较为复杂、不易气化和电离的大分子，如多肽、蛋白质等的研究。

6. 串联质谱（tandem MS）

串联质谱可简表为 MS／MS，代表两级质量分析串联在一起，随着串联级数的增加进而表示为 MS^n，其中 n 表示串联级数。这是一种用质谱作质量分离的质谱技术，既可以是空间上的串联，也可以是时间上串联。前者以三重四极质谱仪和四极-飞行时间串联质谱仪为代表，后者主要是离子阱质谱仪。串联质谱主要应用于未知化合物的结构推导、复杂混合物中成分的鉴定、质谱裂解途径的推导、样品中成分的定量测定等。

近年，国内亦有将此技术用于中药或植物药有效部位中各种化学成分的结构研究和快速鉴定。从一级质谱中得到有效部位中各成分的分子离子，再通过对各个分子离子进行二级至 n 级质谱分析、从而实现在未加分离的情况下对有效部位中各种成分进行快速鉴定的目的。

五、旋光光谱

平面偏振光通过手性物质时，能使偏振光的平面发生旋转，这就是所谓的"旋光性"。偏振面所旋转的角度称为旋光度。产生旋光的原因是，组成平面偏振光的左旋圆偏光和右旋圆偏光在手性物质中传播时的折射率不同，即两个方向的圆偏光在于性物质中的传播速度不同，从而导致偏振面的旋转。

偏振光透过长 1dm 并且每 1mL 中含有旋光性物质的溶液，在一定波长与温度下测得的旋光度称为比旋光度。比旋光度是旋光性物质的一种物理常数，每种旋光性物质的比旋光度是固定不变的。测定比旋光度可以鉴定旋光性物质，也可以确定旋光性物质的纯度和含量。许多天然化合物具有光学活性，故无论是已知还是未知物，在鉴定化学结构时都应测试其比旋光度。

1. 旋光光谱的种类

胆甾-4-烯 1　　胆甾-5-烯 2　　胆甾-6-烯 3

（1）平坦谱线：分子中虽有不对称碳原子，但无发色团时，所得图谱如图所示，没有峰、谷之分。其中谱线由长波向短波处上升者为正性谱线；谱线由长波向短波处下降者（2，3）为负性谱线。谱形的正负性与旋光值的正负无关。

（2）复合 Cotton 效应谱线：ORD 谱中出现两个或更多个峰和谷时，称为复合 Cotton 效应谱线。

2. 旋光光谱的测定意义　旋光光谱及其 Cotton 效应谱线特征与分子的立体化学结构（构型、构象）有着重要的关联。以前述 4、5 两个化合物为例，仅 A/B 环上 C-5 构型不同，ORD 谱即显示很大的差别。化合物 4 的 ORD 谱表现为 $3-keto-5\alpha-steroid$ 的特征，5 则表现 $3-keto-5\beta-steroid$ 的特征。

又如构型已知的化合物 7 由 A、B 两个六元环骈合而成，构象式有 7a 及 7b 两种可能。因 7 的 ORD 谱线示与图所示化合物 5 的旋光谱几乎完全相同，故可推定 7 的稳定构象式为 7a，即甾体构象式，而非 7b。

由上可知 ORD 谱对推断非对称分子的构型与构象有着重要的意义。应用时可找出 ORD 谱的谱线形状和 Cotton 效应与不同类型手性分子的构型或构象之间的关联，并用立体结构尽可能相似或相反的已知化合物与未知化合物的 ORD 谱作比较，以确定未知化合物的立体结构。其中最著名的是饱和环酮的八区律规则。

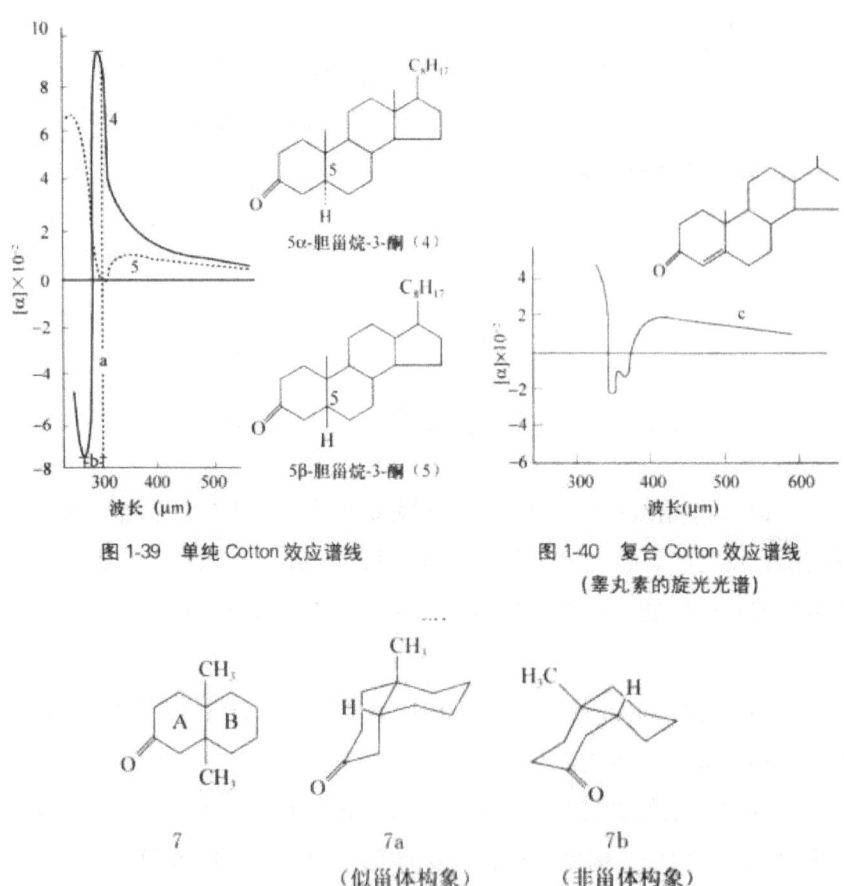

图 1-39 单纯 Cotton 效应谱线

图 1-40 复合 Cotton 效应谱线
（睾丸素的旋光光谱）

7

7a
（似甾体构象）

7b
（非甾体构象）

第五章 天然药物的研究开发

第一节 天然药物研究开发的途径与程序

天然药物始终是创新药物的重要源泉。据统计，在1981年到2006年的25年中，全世界发现的974个小分子新药中，超过50%直接或间接来源于天然产物，其中，6%直接来源于天然产物，45%为天然产物的衍生物或类天然产物。随着社会的发展，人类的疾病谱已悄然发生变化，现代疾病不断出现，恶性肿瘤、自身免疫性疾病、老年人的慢性病和退行性疾病（如阿尔茨海默症、帕金森症等）逐渐增多，这些变化使医学模式由单纯的治疗疾病模式向预防、保健、治疗、康复相结合的模式转变，各种替代疗法和传统药物正发挥着越来越重要的作用。天然药物用药历史悠久、作用独特且对某些疾病疗效显著，毒性相对较小，在"回归自然"潮流和"绿色运动"的影响下，天然药物在全球又重新受到重视和青睐。此外，在我国，对经千百年临床实践检验的传统少药、民族药和民间药，以及市售中药制剂进行中药现代化研究，已成为我国创新药物研究的重要内容。

从天然药物和中药中开发新药一般有以下几种途径：

（1）通过对文献资料或民间用药的调研，或现代药理学筛选研究，发现某种植物、动物、矿物或微生物具有药用价值，从中开发新药。如东晋葛洪著《肘后备急方》中就有青蒿治实热诸疟的记载，"青蒿一握，以水二升渍，绞取汁尽服之"，现代学者在深入研究了葛洪所述"水渍绞汁"的确切含义后，将青蒿低温提取获得了在世界范围具有深远影响的抗疟有效成分青蒿素。

（2）优选经千百年来临床经验总结、具有确切疗效的中药传统古方、民间验方、少数民族药，将其开发成新药。这是我国的优势，我国很多中成药的开发均属于此类。

（3）利用现代化学-药效学相结合的研究方法，对天然药物或中药有效部位进行研究，明确或基本明确其中的有效成分，进而将有效部位开发成新药，如目前临床上广泛使用的银杏制剂就是天然药物有效部位研究的成果。这种方法开发的新药具有多成分、多靶点、多途径协同作用发挥药效的特点，而且临床疗效稳定、质量稳定可控。

（4）对目前市场上畅销、疗效确定的一些中成药进行二次开发，如在安宫牛黄丸的基础上开发而成的清开灵注射液就是一个成功的范例。

（5）通过对天然药物或中药的有效成分或生物活性成分的研究，从中发现具有药用价值的活性单体或先导化合物，按照国际惯例经过一系列的研究将其开发成新药。如麻黄碱、小檗碱、利血平、长春新碱、紫杉醇等均是直接从天然药物中开发出来的新药，蒿甲醚、普鲁卡因等则是通过天然先导化合物构效关系研究和结构修饰开发出来的新药。

（6）根据动植物的亲缘关系，寻找含有某种（类）有效成分的动植物替代品，进而将其开发成新药。如黄连中的小檗碱临床上具有很好的抗菌、消炎作用，但黄连系贵重药材，资源有限，不宜作为提取小檗碱的原料，根据植物的亲缘关系发现黄柏、三颗针等也含有小檗碱，现已作为生产小檗碱的原料。

从天然药物和中药中开发新药的途径多种多样，因而对具体情况要具体分析，不能拘泥于一种模式，应根据研究的具体特点而采用不同的途径。但无论采取何种途径和方法，研究开发新药大体都要经过以下程序：立题→初筛活性→临床前研究→临床研究→试生产。

天然药物开发，特别是一类新药开发是一个非常复杂的高科技密集型系统工程，涉及化学、药理、制剂、临床医学、毒理等多个学科领域。中药或天然药物有千百年临床实践经验积累，从中开发新药，虽然成功率较高，周期可能会缩短，但仍需大量、长期的工作和冒有风险的高额投入，因此各研究部门及企业集团应重视保护自己的利益，一旦获得具有开发利用前景的研究成果，应该及时申请专利，求得知识产权保护。只有确保知识产权的前提下，才能做大量、长期、全面的战略投入，并在研究过程中随时分析、调整开发计划，以求获得最好效果。

第二节 天然药物生物活性成分的研究方法

天然药物和中药在创新药物研究开发中扮演着越来越重要的作用，从天然药物和中药中寻找具有药用价值或潜在药用价值的活性化合物或有效部位，进行创新药物的研发，是世界各国药学工作者公认的有效途径之一。

中药和天然药物用药历史悠久、临床基础雄厚、对某些疾病具有独特的疗效，其中的化学成分类型多样、结构新颖，是创新药物的重要源泉。

在天然药物生物活性成分的研究过程中，应注意将现代化学成分研究和合理的活性评价手段紧密结合，以期在较短的时间内、用较少的投入获得较好的成果。

一、天然药物和中药中生物活性成分的研究

早期传统的天然药物研究模式一般是：原料药→提取→分离纯化→单体化合物→药理实验→生物活性成分，即先进行系统的化学成分研究，再对分离得到的化合物进行生物活性测试，这种研究模式的缺点是盲目性大、工作量大、费用高、筛选命中率低，而且容易漏掉一些微量的或难以纯化得到的活性成分。

现代天然药物生物活性成分的研究多采用活性追踪分离的方法，在根据医学典籍记载、民间用药经验、临床观察或文献调研选定研究对象后，从创新药物研发的角度，主要开展以下几个方面的研究工作。

1. 原料药活性的再确认

选择合理的活性评价体系，对将要研究的药物进行药效评价并再次确认其开发价值。一些民间用药可能存在药效评价不确切或片面等情况，需要选择合理、先进的现代药理筛选模型对药效进行确证。

药理实验模型分为体内实验模型和体外实验模型，为充分考虑药物体内代谢对药效的影响，最好采用体内实验方法对要开发的药物进行活性确认，

并确定活性追踪分离时拟采用的体外活性测试方法和指标。

2. 活性部位的确定

根据原料药市所含化学成分的性质将其粗分为几个部分，按等剂量不等强度的原则对每部分均进行活性测试，确定活性部位。常用的粗分方法包括利用化学成分极性大小不同进行粗分，如水煎、醇沉，依次用石油醚、三氯甲烷、乙酸乙酯、正丁醇等进行系统溶剂萃取；或者采用大孔吸附树脂对总提取物进行粗分，如依次用水、30％乙醇、50％乙醇、70％乙醇和 95％乙醇对已吸附样品的大孔吸附树脂柱进行洗脱，等等。

如果粗分获得的每部分都有活性，但活性均不强，则说明粗分失败，需要尝试改用其他方法进行粗分，如利用化合物种类的不同，如生物碱类（可用阳离子交换树脂富集）、黄酮类（可用聚酰胺富集）等，进行粗分，直到找到其中某一部分或几部分活性强、剩余部分无活性或活性很弱为止。由于积分所得各部分的量一般可满足体内实验的需求，为保证结果的准确性，这一环节的活性测试最好仍采用体内实验方法。

3. 活性成分的分离鉴定

采用现代色谱分离方法对活性部位进行分离，每次分离所得各组分均进行活性测试，由于所得量均较少，通常采用体外实验方法进行活性测试。原则上对于无效的组分弃去不再研究，但如果分离得到的所有成分均无活性或活性很弱，就应考虑把所有成分（包括体外实验无效的成分）进行活性实验，追踪活性成分。

经分离纯化得到的各化合物，可利用现代光谱技术或化学方法确定其化学结构，并对各个化合物进行活性评价，明确活性成分。

4. 对有潜在开发价值的化合物（先导化合物）进行体内代谢研究

在体外对细胞或靶分子作用较强的物质在生物体内可能存在吸收不良、迅速降解、产生具有毒性的代谢物等问题，因而对有潜在开发价值的化合物（候选化合物）进行体内代谢研究，了解其吸收、生物利用、转化等情况，对利用候选化合物进行新药的开发相当重要。

5. 对先导化合物进行结构修饰和构效关系的研究，进而将其开发成创新药物，为从天然药物和中药生物活性成分中开发创新药物的一般流程。

采用活性追踪的方法对天然药物和中药中的生物活性成分进行研究，虽然活性测试的样品量、工作量和费用都大大增加，而且还需要合理、灵敏、快捷的活性测试方法和药理合作者的配合，但是这种方法可以大大减少分离工作的盲目性和在分离过程中造成的活性成分特别是微量活性成分的丢失，而且对在粗分阶段由于选择方法不当或化合物本身原因造成的活性成分分散或发生变化，也能够及时查明原因并采取补救措施。

因此，目前天然药物和中药中生物活性成分的研究大多采用这种方法。

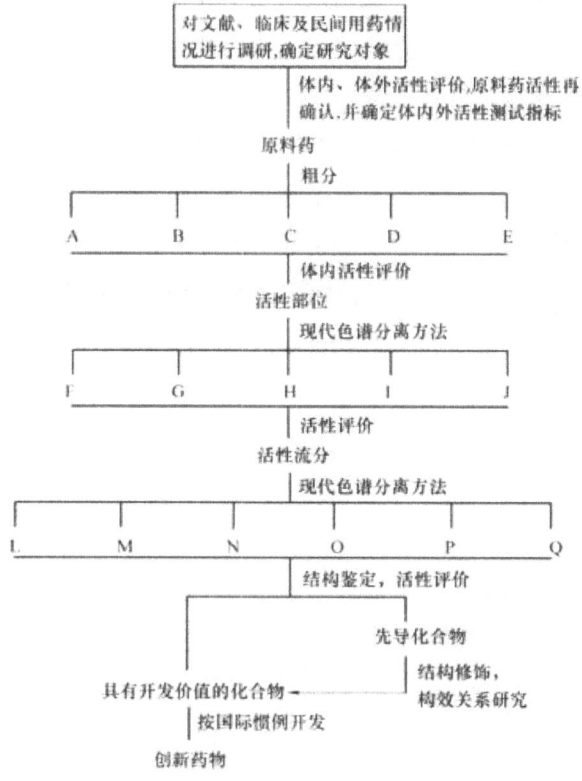

以下是两个天然药物和中药中生物活性成分研究的实例。

实例1 大黄泻下活性成分的研究

大黄是蓼科植物掌叶大黄、唐古特大黄或药用大黄的干燥根及根茎、具有泻下攻积、清热泻火、凉血解毒、逐瘀通经、利湿退黄之功效。采用活性追踪的方法对生大黄的泻下活性成分进行研究，首先采用不同极性溶剂分步提取的方法对大黄中的化学成分进行粗分，即大黄粉碎后依次用正己烷、三氯甲烷、丙酮、乙醇和水进行提取，得到不同极性范围的提取物。

以大白鼠灌胃各提取物后观察其致泻作用作为活性追踪指标，首先考察了各提取物致泻作用。测试结果显示正己烷、二氯甲烷和丙酮提取物基本上无致泻作用；乙醇提取物有较弱的泻下作用；水提取物泻下作用最强，200mg／kg 剂量时对 10 只大白鼠全部具有泻下作用，故确定其主要活性部位为水提取物。

继而对活性部位进行化学成分分离，分离流程如图所示。水提取物经阳离子交换树脂除去离子成分后，流出液用正丁醇萃取，正丁醇萃取物加入乙醇溶解，乙醇不溶物用 70％丙酮重结晶，得到番泻苷 A 2.4g。将上述各分离流分分别进行活性测试，结果见表。

由测试结果可知水溶物无效，乙醇可溶物仅有微弱的作用，不是主要活性流分；乙醇不溶物作用较强，应为活性流分；而乙醇不溶物中析出的结晶番泻苷 A 的作用强于乙醇不溶物，应为大黄的泻下有效成分。

此外通过色谱方法还从乙醇不溶物中检测出番泻苷 B 和 C，可能也是大黄泻下的有效成分。

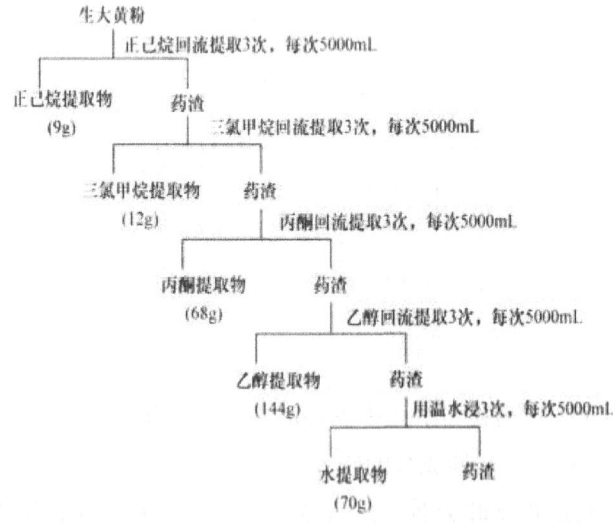

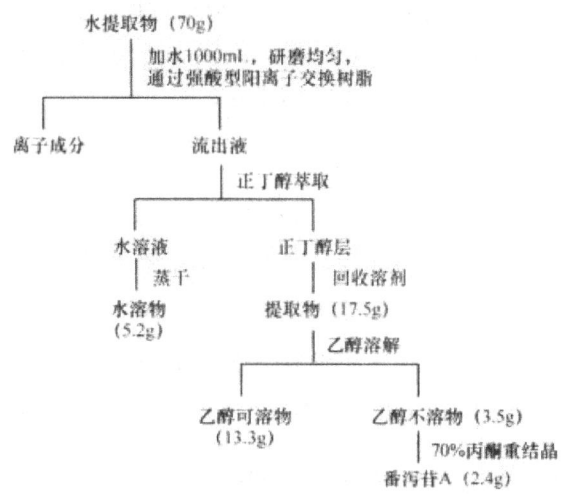

流分	剂量 (mg/kg)										
	5	8	10	12	15	18	20	50	100	200	500
水溶物	—	—	—	—	—	—	—	—	—	—	—
乙醇可溶物	—	—	—	—	—	—	—	1	7	9	10
乙醇不溶物	—	3	4	5	7	7	9	10	10	10	10
番泻苷 A	2	4	4	5	8	8	9	10	10	10	10

二、天然药物和中药中前体活性成分的研究

对于一些临床疗效显著的传统方、经验方，在采用活性追踪的方法进行活性成分研究的过程中，可能很难发现其中的活性成分。原因是多方面的，可能是分离方法不当造成活性化合物变化或分散，可能是选择的活性评价体系不够合理，也可能是各组分协同作用产生药效，还有一种可能则是药物在肝微粒体酶系和肠道菌群的作用下经体内代谢产生的代谢产物才是该药物在体内真正发挥药效的物质基础。如中药秦皮具有清热利湿的作用，在临床上具有较好的治疗痢疾的效果，其中的主要成分秦皮素并无抗菌活性，但其体内代谢产物 3,4-二羟基苯丙酸的抗菌作用则优于氯霉素。这些成分实际上也是中药的有效成分，被称为前体活性成分。

对于这类成分的研究通常是将天然药物（既可以是天然药物中的某种成分，也可以是动植物原材料）喂食动物后，分别收集动物的粪便、尿、胆汁，采用各种提取分离方法分离它们的代谢产物，分离过程一般采用 HPLC 等方法进行跟踪比较，避免内源性物质的干扰。然后采用谱学方法确定代谢产物的结构，进行生物活性评价，对于有开发价值的化合物可采用与天然药物中生物活性成分研究相同的方法进一步开发。

实例 2 桑白皮镇咳平喘活性成分研究实例

桑白皮是桑科植物桑的干燥根皮，具有宣肺平喘、利水消肿之功效。采用体内代谢的方法对桑白皮中止咳平喘活性成分进行了研究，大鼠灌胃桑白皮水提取物后，分别收集血样、尿样和胆汁与给药前进行比较，经 3D-HPLC 分析发现血液中含有 mulberrosideA（M-1）和 cismulberrosideA（M-2），胆汁中含有 oxyresveratrol-2、3'-di-O-β-D-gluncuronide（M-3）。尿中含有 M-3、M-4 和 M-5。经分析发现这些成分均来自于桑白皮水提物中主要成分 mulberrosideA（M-1）。

体外活性测试表明 M-1 和 M-2 对豚鼠支气管平喘肌无松弛作用，而代谢产物 M-4 在 50μg/ml 浓度下具有明显的松弛作用。由此提示，mulberrosideA 是桑白皮的镇咳平喘有效成分药效前体，而体内真正起作用的是其代谢产物。oxyresveratrol（M-4），进一步在体药效学研究证实了这一结论。如果采用传统的方式即仅以体外活性来评价桑白皮中的化学成分，就可能漏掉 mulberrosideA 这样一个止咳平喘药效成分。

M-1 $R_1=R_3=Glc$ $R_2=H$ M-2
M-3 $R_2=R_3=GlcA$ $R_1=H$
M-4 $R_1=R_2=R_3=H$
M-5 $R_2=GlcA$ $R_3=SO_3$ $R_1=H$

三、天然药物有效部位的研究

天然药物的开发研究除了以发现的单体生物活性成分开发成药物外，将天然药物、特别是中药中的有效部位开发成新药也是我国创新药物研究的重要方向和途径。有效部位药物不仅仍然具有传统中药多成分、多靶点、多途径协同作用发挥药效的特点，而且经过去粗取精，药理作用和临床疗效得到增强，服用剂量降低，化学成分相对清楚，质量稳定可控，有利于中药走向国际主流医药市场。

实例3　丹参总酚酸提取物研究实例

丹参为唇形科鼠尾草属植物丹参的干燥根及根茎，具有活血祛瘀、通经止痛、清心除烦、凉血消痈之功效。经过天然药物化学和药理学的研究表明，丹参中的水溶性成分丹参酚酸具有明显的抑制血小板聚集、抗凝血、抗氧化作用，并且能够抗动脉粥样硬化，对心肌缺血再灌注损伤也具有保护作用，是丹参的有效部位。丹参酚酸类成分主要包括丹参素、迷迭香酸、丹酚酸A、丹酚酸B等。丹参总酚酸提取物已成为《中华人民共和国药典》（2010年版）收载品种，其制法流程如图。

四、天然药物和中药中生物活性成分和有效部位研究需要注意的问题

1. 多学科紧密结合，加强原始创新研究

创新药物的开发是一个高技术、高风险、高回报、知识密集型的系统工程，涉及化学、药理、药剂、临床药学、毒理等多个学科领域。研究过程需要多学科紧密配合，联合攻关。目前我国天然药物生物活性成分的研究，仍然存在化学研究与生物学研究结合不够紧密，"重化学、轻活性"的问题。一些研究者关注于新化合物的发现和论文发表，对活性研究不够重视。为追求新化合物，宁愿研究那些稀有植物而不考虑其应用前景，对有多年临床经验积累、疗效确切的常用中药或民间药则兴趣不大。研究过程未采用活性追踪的方法并且未及时总结经验，致使微量或难以分离的活性成分丢失。进行

活性测试时，仅进行单一靶标的筛选和简单的药效学评价，未结合细胞学、生物学等相关学科的新发现和新进展进行深入的作用机制研究。如目前进行抗肿瘤药物的筛选时大多以细胞毒性为指标，针对防止肿瘤转移、抗多药耐药和免疫抑制作用等特殊作用机制的筛选研究则较少。

2.选择建立合理、先进的活性测试方法

对同一种疾病具有治疗作用的不同药物在体内可能是通过不同靶点发挥作用的，如前述药物具有抗肿瘤作用不仅仅局限于其具有细胞毒性。天然药物与生物体的相互作用又具有特殊性和复杂性的特点。因此，在进行天然药物活性成分的筛选时不应局限于某种固定模式或某个单一靶点，而应尽量选择多个相关模型进行筛选，并尽量采用体内和体外筛选模型相结合的方法。

常用的活性测试方法有整体动物、动物器官、组织、细胞、酶、受体以及药物对体内某些生物活性物质的抑制或促进等。无疑，天然成分的活性筛选采用整体动物进行实验与人更为接近，能够准确反映药物对机体的作用及在体内的代谢过程，但由于药物用量大、实验周期长、个体差异导致现象复杂、成本高以及病理模型难于建立等因素，实际工作中很难用于指导活性追踪分离。最好的方法是确认整体药效和寻找活性部位时用整体动物实验，追踪分离成分时用体外方法。理想的体外活性测试方法应具有简便、快速、灵敏度高、不需要特殊设备、抗干扰性强、假阳性和假阴性均较低、临床相关性强、靶点明确等优点，但在实际工作中理想的活性测试方法往往很难找到，只有综合分析考虑，根据实际情况、条件以及研究开发的课题选择较理想的活性测试方法。生物学家亦应在身体机能、细胞或基因调控方面新发现的基础上，及时建立起新的、可以简便用于指导目标活性物质追踪分离的生物活性筛选体系。

3.确保原料药具有活性是追踪分离活性化合物的前提

在进行活性追踪分离之前一定要采用多种体内、体外方法，通过多个指标对原料药进行活性测试。一方面可以对原料药的活性进行再次确证，以确定有无进一步研究的价值，另一方面可以确定活性追踪分离时拟采用的体外活性测试方法和指标。

图是美国国立癌症研究所筛选植物粗提取物抗肿瘤活性的改进方案，通过该方案确认的研究对象不会丢失活性低或含量少的化合物，可以增加分离出新活性化合物的机会，并有可能发现具有不同作用机制或新的作用机制的化合物。

由于植物原材料中所含的化学成分及活性成分会出产地、气候、品种、采收季节及放置时间的不同而存在差异，为了保证所用实验药材质量的稳定性，在正式开始活性追踪分离研究之前，最好要一次采集或购买到所需的实验药材，并对活性进行再次确认，然后一次提取完毕，将提取物置于冰箱中保存。

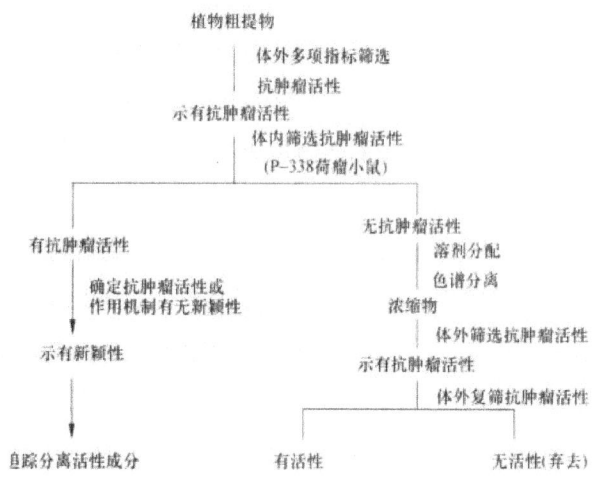

4. 按照"等剂量不等强度原则"正确比较判断每一阶段所得流分的活性

在分离过程中应按照"等剂量不等强度原则"对每一阶段所得子流分进行活性定量评估并与母体进行比较，追踪分离活性最强的流分。一般来说，如果和母体比较各子流分活性强弱不同，则说明活性分离与物质分离平行，可能获得良好的分离效果；如果某个子体活性显著增强，则说明在分离过程中可能除去了某种具有拮抗作用的物质，如果所得各子流分活性明显减弱，即使将其重新合并，其活性也较母体大大减弱，则提示活性成分可能发生分解破坏或不可逆吸附，如果各子流分分别测试时活性减弱，但合并后又和母体相当，则提示活性成分被分散或通过协同作用发挥药效。因此，在活性追踪分离过程中遇到具体问题应作具体分析，查明原因后采取相应的对策处理。

第三节 天然先导化合物的结构优化

从天然药物和中药中筛选得到生物活性成分只是创新药物研究的前期阶段。不少天然活性化合物存在某些缺陷，如有的化合物在天然药物或中药中含量极低，原料药来源难以得到保障，如紫杉醇；有的药效不理想或存在一些不良反应；有的因理化性质不适合制成适宜的药物剂型使用。这类具有一定的生物活性，但因其活性不够显著或毒副作用较大等原因无法将其开发成新药的具有潜在药用价值的化合物称为先导化合物。对天然先导化合物采用相应的技术进行结构优化，并对所获得的衍生物进行定量构效关系研究，进而开发出活性更强、毒性更低、理化性质更优越的药物是新药开发的主要途径之一。

实例4 青蒿素的结构优化

青蒿素（arteannuin）是从菊科植物黄花蒿的全草中分离得到的一种倍半萜类化合物，是抗疟疾的活性成分，具有高效低毒的特点。但其不溶于水，在油中溶解度也不大，生物利用度低，口服后大部分以原形排出，影响其发挥治疗作用。对青蒿素结构进行了一系列的修饰和改造，结果发现分子中的过氧键是抗疟活性所必须的。为进一步改善与提高抗疟效果，以还原青蒿素为基础，分别进行烷化、酰化及烷氧甲酰化，分别得到烷化还原青蒿素、酰化还原青蒿素及烷氧甲酰化青蒿素等衍生物，其中发现有多个化合物活性比青蒿素高出10～30倍。

第六章 药学基础

第一节 药物对机体的作用

一、药物的基本作用

药物的基本作用是指药物对机体原有功能活动的影响。药物种类繁多，但其作用均是在机体原有生理生化基础上产生的。

1. 兴奋作用

兴奋作用是指凡能使机体生理生化功能活动增强的作用，如肌肉收缩、腺体分泌增加、酶活性增强等。可引起兴奋的药物称为兴奋药。

2. 抑制作用

抑制作用是指凡能引起机体生理生化功能活动减弱的作用，如肌肉松弛、腺体分泌减少、酶活性降低等。可引起抑制的药物称为抑制药，如地西泮可降低中枢神经系统的兴奋性，产生镇静催眠的效果。

药物的兴奋作用和抑制作用是药物作用的基本表现。在一定条件下，药物兴奋和抑制作用互相转化。如中枢神经系统过度兴奋出现惊厥，长时间的惊厥引起呼吸衰竭，甚至死亡。而且有的药物兴奋和抑制作用，在体内对不同组织器官表现不同。如吗啡对中枢神经系统有抑制作用，呈现镇静、镇痛、呼吸抑制效应；但对消化道平滑肌有兴奋作用，呈现止泻、便秘现象。

药物对病原体的作用，则主要是通过干扰病原体的代谢而抑制其生长繁殖。

一般来说，生产被理解为物品的制造或加工。在企业管理学中，生产是企业多种职能中的一种。在生产企业管理学中，生产这个术语有狭义和广义的解释，狭义的生产是指材料的加工和处理，有产生、开发的意思，也可以使用制造或加工这些概念。广义的生产可以这样解释：生产是为了形成其他的物品和服务而有控制地投入物品和服务。这里除了工业产品和手工业产品加工外，还包括各种服务，比如银行、保险企业、审计提供的服务等。用生产理论的语言来描述就是：生产要家的投入及其组合形成产出（有形的、无形的物品及服务）。广义的概念常常与创造成果相提并论，既指物质的创造，又指价值的创造。与其相对的概念是消费。概括起来，生产可以理解为材料的工业化加工和处理，以及服务的施行。

二、药物作用的一般规律

1. 药物作用的选择性

一种药物对于器官组织的作用并不是一样的，往往对某一个或几个器官组织的某些功能影响特别明显，而对其他器官组织则不明显，这种药物在治疗剂量时对机体器官组织在作用性质和作用强度的差异为药物作用的选择性。大多数药物都具有各自的选择作用，所以它们各有不同的适应证和毒性。如强心苷加强心肌收缩力的作用，表现出药物作用的选择性。

药物作用的选择性是药物分类的基础和临床选药的依据。药物作用选择性高是由于药物与组织的亲和力大，且组织细胞对药物的反应性高。选择性高的药物大多数药理活性较高使用时针对性较强，不良反应少，作用范围窄；选择性低的药物，应用时针对性差，不良反应常较多，但作用范围广。药物的选择性是相对的，不是绝对的。临床上产生单一作用的药物几乎没有。

2. 药物作用的两重性

药物除具有防治作用外还存在不良反应，因此称为药物作用的两重性。发挥药物的防治作用，尽量减少药物的不良反应的发生。

预治作用是指提前用药以防止疾病或症状发生的作用维生素 D 预防佝偻病等。

治疗作用是指药物针对治疗疾病的需要所呈现的作用。治疗作用又分为对因治疗和对症治疗。对因治疗是针对病因的治疗，目的是消除原发致病因子，彻底治愈疾病，也称治本如抗生素杀灭体内病原微生物。对症治疗是用药物改善疾病的症状，而不能根除病因，也称为治标，如用镇痛药止痛，用解热镇痛药使发热患者体温降至正常，失眠患者服用催眠药，高血压患者服用降压药等。

一般，对因治疗比对症治疗重要。但对一些严重危及患者生命的症状，对症治疗的重要性并不亚于对因治疗。如骨折引起的剧痛可能导致休克，及时应用镇痛药，虽不能消除病因，但可通过缓解疼痛而避免休克的发生。用药基本原则是急则治其标，缓则治其本，必要时应标本兼顾。

不良反应是指用药后产生与用药目的不相符或给患者带来不适与危害的反应统称为不良反应，是药物固有效应的延伸。主要包括以下几种。

（1）副作用　是指药物在治疗剂量时出现的与治疗目的无关的反应。药物的副作用可以预知，但常难以避免。当药物的某一作用为治疗目的时，其他效应就成为副作用。

（2）毒性反应　是指用药剂量过大或用药时间过久，药物在体内蓄积过多对机体的损害。

（3）变态反应　是指机体受药物刺激后所发生的异常免疫反应，可引起生理功能障碍或组织损伤。这种反应的发生与用药剂量无关，与毒性反应不同，不易预知。变态反应仅见少数过敏体质的患者，不同药物有时可出现类似的反应，轻者表现为药物热、皮疹、血管神经性水肿等，重者可引起皮炎、红斑或过敏性休克等。对于易致变态反应的药物或过敏体质者，用药前应询问患者有无用药过敏史；并需做皮肤过敏试验，凡有过敏史或过敏试验阳性反应者，禁用有关药物。

除此之外不良反应还有继发反应、致突变作用、致畸作用和致癌作用等

3.药物的构效关系与量效关系

（1）药物的构效关系　许多药物的药理作用特异性取决于特异的化学结构，这种结构与效应的关系称为构效关系。一般结构类似的化合物能与同一酶或受体结合，产生相似或相反作用。有时，药物的结构式相同，但其光学异构体不同，药理作用可能完全不同。如奎宁丁为左旋体，有抗疟作用；而奎尼丁为其右旋体，有抗心律失常作用，氯霉素仅左旋体有抗菌作用等。

（2）药物的量效关系　在一定范围内，药物剂量大小与其血药浓度高低成正比，亦与药效的强弱有关，这种剂量与效应的关系称为量效关系。用药剂量太小往往无效，剂量太大会出现中毒症状。通过量效关系研究，定量地分析阐明药物的剂量与效应之间的规律，这样有助于了解药物作用的性质，也为临床用药提供参考。

三、药物的作用机理

药物的作用机理是药效学研究的重要内容。它不但有助于阐明药物治疗作用和不良反应的本质，为临床合理用药提供理论基础；而且为探索药物的构效关系，开发新药提供线索；同时也为深入了解机体内在的生理、生化过程提供新依据及新理论。

药物的化学结构和理化性质各异、机体的生理生化过程又极为复杂理的多样性。

1. 非特异性药物作用机理

有的药物其某种理化性质（如解离度、溶解度、表面张力等）是需借助渗透压作用、溶作用或络合作用等改变细胞周围理化条件而发挥药效的，与药物化学结构关系不大。

2. 特异性药物作用机理

大多数药物通过参与或干扰细胞代谢、影响酶的活性、影响生物膜及离子通道、改变体内活性物质的释放、对受体的作用等的功能，诱发生理、生化效应而发挥药效，其作用与药物化学结构有关，为结构特异性药物。

3. 受体理论

受体是存在于细胞膜上、脑浆内或细胞核内的大分子蛋白质，可特异地与配体结合，并能识别、传递信息，产生特定的生物效应。配体是指某些体内生物活性物质或药物，包括神经递质、激素、自体活性物质（如组胺等）和化学结构与之类似的药物。受体上能准确识别并特异在与某些立体特异性配体结合的特定部位称为受点。该部位的立体构像具有严格的立体专一性，因而选择性强。

受体的特性包括以下几点。

①敏感性　受体只需要与极低浓度的配体结合就能产生显著的效应。

②特异性　特定的受体只能与它的特定配体结合，产生特定的生理效应。

③饱和性　受体的数目有限，它决定了药物可出现最大效应和竞争性拮抗作用

④可逆性　配体与受体结合是可逆的，配体可从配体—受体结合物中解离出来，

其他特异性配体置换。

受体的类型目前已知的种类较多，依据其存在部位可归纳为：细胞膜受体，如乙酰胆碱、肾上腺素、多巴胺、组胺等物质的受体和细胞浆受体，如肾上腺皮质激素、性激素等物质的受体。各种受体在体内有其特定的分布部位和功能。有些细胞可同时存在几种受体，如心肌细胞上存在胆碱受体、肾上腺素受体、组胺受体等。药物与受体结合多数是通过氢键、离子键或分子间引力（范德华力），结合不甚牢固，容易解离，系可逆性结合，作用时间较短；少数药物以共价键结合，比较牢固，不易解离，故作用持久。亲和力是指药物与受体结合的能力，亲和力大则结合的受体多，亲和力小则结合的受体少；内在活性是指药物与受体结合时能激动受体的能力，药物具有内在活性才能激动受体产生效应。

四、药品生产

药品生产是指将原料加工制备成能供医疗用的药品的过程。药品生产的全过程可分为原料药生产阶段和将原料药制成一定剂型（供临床使用的制剂）的制剂生产阶段。

现代制药工业开始于19世纪。当时陆续发现了一些有特效的药物，并可以大规模制造，从而使过去严重危害人类健康的许多疾病，如恶性贫血、风湿热、伤寒、肺炎、梅毒、结核病等的发生率和危害性大大下降。制药工业的研究也有力地促进了医学的发展。自1899年阿司匹林问世以来的各种疗效很高的药品中，有57种是在制药工业的实验室中发现和生产的。

1. 原料药的生产

原料药有植物、动物或其他生物产品，无机元素、无机化合物和有机化合物。

原料药的生产根据原材料性质的不同、加工制造方法不同，大体可分为：

（1）生药的加工制造：生药一般来自植物和动物的生物药材，通常为植物或动物机体、器官或其分泌物。主要经过干燥加工处理，我国传统用中药的加工处理称为炮制，中药材必须经过蒸、炒、锻等炮制操作制成中药饮片。

（2）药用无机元素和无视化合物的加工制造：主要采用无机化工方法，但因药品质量要求严格，其生产方法与同品种化工产品并不完全相同。

（3）药用有机化合物的加工制造：可以分为：①从天然物分离提取制备：从天然资源制取的药品类别繁多，制备方法各异，主要包括有以植物为原料的药品的分离提取和以动物为原料的药品的分离提取；②用化学合成法制备药品：随着科学技术和生产水平的不断提高，许多早年以天然物为来源的药品，已逐渐改用合成法或半合成法进行生产，如维生素、团体激素等。因为化学合成法所得产品往往价格较低廉、纯度高、质量好，原料易得，生产操作也便于掌握；③用生物技术获得的生物材料的生物制品。生物技术包括普通的或基因工程、细胞工程、蛋白质工程、发酵工程等。生物材料有微生物、细胞、各种动物等。

2. 药物制剂的生产由各种来源和不同方法制得的原料药，需进一步制成适合于医疗或预防用的形式，即药物制剂（或称药物剂型），才能用于患者。各种不同的剂型有不同的加工制造方法。

药品生产工业生产，具有一般工业生产的共性。由于药品品种很多，产品质量要求高，法律控制严格，因此药品生产具有以下特点。

（1）原料、辅料品种多，消耗大　无论是化学原料药及其制剂、或是抗生素、生化药品、生物制品、或是中成药，从总体上看，投入的原料、辅料的种类数大大超过其他轻化工产品的生产。其范围从无机物到有机物、从植物到动物到矿物，几乎是无所不及，无所不用。一些原料药所用原料、辅料的消耗很大，一吨原料只能产出数公斤甚至数克原料药。另一方面药品生产产出的废气、废液、废气相当多,"三废"处理工作量大,投资多。

(2)机械化、自动化程度要求高　现代药品生产企业运用电力、蒸汽、压缩空气等为动力,一般都拥有成套的生产设备、动力设备、动力传导装置,各种仪表、仪器、电子技术、生物技术和自动控制设备在药品生产中的运用愈来愈多,科学技术的作用更加明显。药品生产中所运用的机器体系与其他化工工业有很多不同之处,因为药品品种多,生产工艺各不相同,产品质量要求很高,而产量与一般化工产品相比却少得多。因此,要求所使用的生产设备要便于变动,便于清洗;其材料对药品不产生化学或者物理的变化;密封性能好以防止污染或变质等等。

(3)卫生要求严格　生产车间的卫生洁净程度及厂区的卫生状况都会对药品质量产生较大影响,不同品种或同一品种的不同批次的药品之间都互为污染源。因此,药品生产对生产环境的卫生要求十分严格,厂区、路面及运输等不得对药品的生产造成污染,生产人员、设备及药品的包装物等均不得对药品造成污染。

(4)药品生产的复杂性、综合性　药品的品种规格、剂型多,其生产技术涉及药学、化学、生物学、医学、化学工程、电子等领域的最新成果。在药品生产过程中的许多问题,都必须综合运用科学知识和技术来解决。有关的科技水平越高、越全面,生产发展就越快。现代制药工业的发展,很大程度取决于科学技术水平。在药品生产企业的管理中对药物科技工作的管理特别重要,药物研究的成果有效地迅速转化为生产力,是发展制药工业的关键环节。

(5)产品质量要求严格、品种规格多、更新换代快　由于药品与人们生命安危、健康长寿有密切的关系,对药品的质量要求特别严格。世界各国政府都制定有本国生产的每一种药品的质量标准,以及管理药品质量的制度和方法,药品生产企业的生产经营活动置于国家的严格监督管理之下。

由于人体和疾病的复杂性,随着医药学的发展,药品的品种和规格日益增多,据报道现在的药品已达数万多种。人们要求高效、特效、速效、毒副反应小、有效期长、价格低的药品不断增长,促使药品更新换代快。

(6)生产质量管理法制化　由于药品与人们的健康和生命息息相关,制药厂推行全面质量管理,保证药品质量,政府制定法律法规加强药品质量监督管理。政府颁布的《药品生产质量管理规范》对药品生产系统各环节的质量保证和质量控制作了明确的、严格的规定,药品生产置于法制化管理之下。药品生产必须依法管理,违反者将承担法律责任。

药品生产企业是指生产药品的专营企业或者兼营企业。药品生产企业是应用现代科学技术,自主地进行药品的生产经营活动,实行独立核算,自负盈亏,具有法人资格的基本经济组织。药品生产企业按经济所有制类型不同可分为全民所有制、集体所有制、私营企业、股份公司、中外合资、外资企业等;按企业规模可分为大型企业、中型企业和小型企业;按所生产的产品大致可分为化学药生产企业(包括原料和制剂)、中药制剂生产企业、生化制药企业、中药饮片生产企业、医用卫生材料生产企业和生物制品生产企业等。药品生产企业具有以下几方面特征。

(1)药品生产企业属知识技术密集型企业 由于药品品种众多;品种更新换代快,新药研究开发科学技术难度大,市场竞争激烈,对企业经营管理人员及生产技术人员的文化、专业知识要求高。药品生产各要素密集度相比,知识技术密集度被放在首位。《医药工业情报中心站》发表的一篇资料,对美国、日本制药工业人员机构进行了统计分析,从中反映出药品生产企业人员的文化知识要求。"研究开发人员占从业人员比例最高的为荷兰(23.6%)和瑞士(20.06%)。美国制药工业从业人员中从事管理的占11.28%,发货的占4.1%,生产的占42.5%,研究开发的占17.87%,营业的占24.28%。日本制药工业从业人员中,从事管理的占13.1%,生产的占37.7%,研究开发的占15.4%,营业的占34.5%。"

(2)药品生产企业同时也是资本密集型企业 药品生产企业研究开发新药投资很高。另一方面,为了保证药品质量,各国政府对开办药品生产企业普遍实行了许可证制度,必须具备政府要求的硬件、软件条件,才能获得药品生产许可。70年代后,各国政府或区域联盟普遍要求药品生产企业实施GMP,GMP成为国际药品贸易的基础。药品生产企业的营销费用也比较高。在激烈的药品市场竞争中,资本不足的中小企业纷纷倒闭。要办药厂必须有足够的资本投入,而且要不断筹资、融资开发新药、开发市场，才能生存下去。

（3）药品生产企业是多品种分批生产　为了满足医疗保健的需要，为了增强市场竞争力，药品生产企业普遍生产多个品种。大型制药公司常设多个分厂，把同类型品种集中在一个分厂生产，这种品种生产可以大大提高劳动生产率、降低成本。在开辟国际市场时，则采用按地域办厂的办法。药品生产的分批办法，在各国 GMP 条文中作了规定，一般来说每批的批量不大，和石油化工产品、化肥等很不相同。同品种药品的分批因药品生产企业的规模不同而不相同。

（4）药品生产过程的组织是以流水线为基础的小组生产　按照药品的生产工艺流程特点，设置生产小组，生产小组下有工段、岗位，上有车间，有条不紊地组织生产。由于机械化、自动化程度不断提高，由计算机软件来控制生产。但是软件编制的基础仍是流水线生产或小组生产。在一些原料药生产企业，为了解决多品种小批量的问题，采用机群式生产。

（5）药品生产企业是为无名市场生产和定单生产兼有的混合企业　由于市场竞争激烈，企业去年的定单品种可能被挤掉，也可能得到更多的定单品种，成为基本上是为无名市场生产的企业。

第二节 机体对药物的作用

机体对药物的作用是研究机体对药物的处置过程及规律即药物在体内的吸收、分布、代谢及排泄过程的动态变化。在上述过程中，药物的吸收、分布及排泄属于药物的转运过程，它们都存在着通过生物膜的过程，即跨膜转运。

一、药物的跨膜转运

药物的跨膜转运的方式主要有被动转运、主动转运和膜动转运，它们各具特点物代谢动力学的特点有密切关系。在药物转运方面，被动转运最为重要。

1. 被动转运

被动转还是指药物根据膜两侧的浓度差从浓度高的一侧向浓度低的对侧进行的扩散性转运，又称顺梯度转运。由于生物膜脂质双分子层的内部是疏水的，带电荷的物质（离子）极难通过。药物转运的速度不仅与膜两侧药物的浓度差（浓度梯度）成正比，还与药物的性质有关：分子量小的（200 以下），脂溶性大的（油水分布系数大的），极性小的药物较易通过。被动转运既不消耗能量，又无饱和性。以这种方式（除易化扩散外）转运的各药物之间无竞争性抑制现象，当膜的两侧药物浓度达到平衡状态时，转运即停止。被动转运包括简单扩散、易化扩散和滤过。

弱酸性药物随环境 pH 的增加，解离度增加；弱碱性药物则相反，在酸性环境中大部分解离，而在碱性环境中解离少。

在生理 pH 变化范围内，强酸、强碱以及极性强的季铵盐可全部解离，不易透过生物膜，难于吸收。弱酸性或弱碱性药物大多是非解离型，被动扩散较快。一般说，pK_a 为 3～7.5 的弱酸药及 pK_a 为 7～10 的弱碱药受 pH 的影响较大。

2.主动转运

主动转运是指药物靠细胞膜中特异性蛋白载体,由低浓度或低电位差的一侧向较高侧转运的过程,又称逆流转运。主动转运需要消耗能量,并借助一种特异性载体蛋白,转运能力有一定的限度,即转运过程可有饱和现象;由同一个载体转运的两个药物可出现竞争性抑制作用,主动转运还有选择性,即载体对药物有特异特性。另外,缺氧或抑制能量产生的药物,均可抑制主动转运的进行。

3.膜动转运

膜动转运是指大分子物质的转运都伴有膜的运动,膜动转运又分为胞饮和胞吐两种。

二、药物的体内过程

药物在体内的吸收、分布及排泄过程称为药物转运,代谢变化的过程称为生物转化,代谢和排泄合称为消除。

1. 吸收

吸收是指药物从用药部位进入血液循环的过程。除直接静脉注射外,一般的给药途径都存在吸收过程。药物吸收的快慢和多少与药物的给药途径、理化性质、吸收环境等有关。影响药物吸收的因素主要有药物的理化性质、首关效应和吸收环境。

首关效应又称第一关卡效应。口服药物在胃肠道吸收后,经门静脉到肝脏,有些药物在通过肠黏膜及肝脏时极易代谢灭活,在第一次通过肝脏时,即有一部分被破坏,使进入血液循环的有效量减少,药效降低,这种现象称为首关效应。硝酸甘油通过首关效应可灭活约90%,故口服疗效差,需要舌下给药。有明显首关效应的药物还有氯丙嗪、乙酰水杨酸等。改变给药途径时,药物的吸收、分部和排泄也将会改变,应注意不同的给药途径时给药剂量的差别。

2. 分布

分布是指药物从血液转运到各组织器官的过程。大多数药物在体内的分布是不均匀的,这主要取决于药物与血浆蛋白的结合率、各器官的血流量、药物与组织的亲和力、体液 pH 和药物的理化性质以及血脑屏障等因素。药物的体内分布不仅影响药物的储存及消除速率,也影响药效和毒性。一个理想的药物应该能够选择性地分布到需要发挥疗效的作用部位(靶器官),并在必要的时间内维持一定的浓度,尽量少向其他无关的部位分布,以保证药效的高度发挥和安全。而实际上,影响药物在体内分布的因素很多,包括药物与血浆蛋白的结合率、各器官的血流量、药物与组织的亲和力、血脑屏障以及体液 pH 和药物的理化性质等。

3. 生物转化

生物转化也称药物代谢,是指药物在体内发生的化学变化。大多数药物主要在肝脏经药物代谢酶(简称药酶)催化,部分药物亦可在其他组织被有关酶催化,发生化学变化,多数药物经生物转化后失去药理活性,称为灭活;少数由无活性药物转化为有活性药物或者由活性弱的药物变为活性强的药物,称为活化。某些水溶性药物可在体内不转化,以原形从肾排出。但大多数脂溶性药物在体内转化成为水溶性高的或解离型代谢物,以致肾小管对它们的重吸收降低,便迅速从肾脏排出。转化的最终目的是有利于药物排出体外。

药物的生物转化有赖于酶的催化,药物代谢酶可分为微粒体酶和非微粒体面两类。许多药物或其他化合物可改变肝药汤的活性。能提高肝药酶活性的药物称为药酶诱导剂,现已发现 200 多种,常见的有苯巴比妥、苯妥英钠、利福平等,尤其是巴比妥类、甲丙氨酯、氯氮平等一些镇静催眠药,连续用药还具有自身酶促作用,可加速自身的代谢,降低催眠效果。这是连续用药产生耐受性的原因。能抑制肝药酶活性的药物称为药酶抑制剂,如青毒素、异烟肼、保泰松、乙酰水杨酸等。药酶诱导剂或抑制剂与其他药物同用时,可使同用的药物代谢速度改变,引起药效减弱或增强,应引起临床关注。

三、药物不良反应监测

随着药品品种和数量增多,药品安全性问题日益突出。有研究证明用药致病与致命已成为威胁健康的大问题，并逐渐被医药卫生人员和公众所认识。20 世纪 60 年代，发生轰动全球的"反应停"事件，受到社会舆论的谴责，引起各界的广泛关注，各国政府纷纷修订药品管理法，加强新药注册管理、药品上市后监测和药品再评价。1963 年联合国建议成立各国的药品不良反应监测系统，1968 年 WHO 建立了药品不良反应国际联合监测中心。

据报道，美国估计 ADR 占死亡主要原因的第 4 位至第 6 位，每年造成数千病人死亡和更多的人受伤害。在一些西方国家因 ADR 导致入院的占入院总人数的比例较大，例如英国为 16%，法国为 13%，挪威为 11.5%；另外，因为治疗 ADR 而增加了医疗费用。在发展中的国家 ADR 问题更为严重。

1. 新药研究获得的信息是不完整、不够的

（1）动物实验结果不足以用于人类用药的安全性。

（2）临床试验的病人人数有限，用药条件不同于临床实际，试验疗程也有限。

（3）获得新药证书上市时，用药者不足 5 千人，只能发现更为常见的 ADR。一种药要用 3 万个受试者才能确定有无一例发病率为万分之一的 ASR（95% 的可信区间）。

（4）罕见的、严重的 ADR、慢性中毒、特殊人群（儿童、老人、孕妇）用药，药品相互作用信息往往缺乏和不全。

2. 各国、各地区 ADR 与药品相关问题的情况不同

（1）遗传、饮食、生活习惯的不同。

（2）疾病与处方实践的差异。

（3）药品生产工艺对药品质量及成分的影响的差异。

（4）传统药及补充药的差异。

因此，本国、本地区 ADR 监测所获取的资料更具有相关性和教育意义。

3. 建立 ADR 监测报告制度可预防药源性疾病和药源性死亡

以前人们用了几十年时间才认识到：阿司匹林对胃肠道不良反应，长期滥用非那西丁易致肾小管乳头坏死，氨基比林能引起粒细胞缺乏症，β-奈胺的致癌作用。查明海豹胎与"反应停"的关系也花了几年时间。自从建

立 ADR 监测报告制度以来，一些新上市药品较快被发现严重的 ADR 就可以撤除市场，例如，溴芬那 1997 年上市，1998 年撤除市场，替马沙星 1992 年上市，1992 年就撤除，弗西奎南 1992 年上市，1993 年撤除。

4.有利于医师合理用药

建立 ADR 监测报告制度可不断修改药品标签、说明书，及时传递新的药品信息，提高医师合理用药水平。例如左氧氟沙星于 1997 年在美国上市，2000 年的标签上增加了尖端扭转型室性心动过速。环磷酰胺在 2001 年的标签上添加了新的不良反应：中毒性表皮坏死溶解症。

四、药品的不良反应

1.药品的不良反应合格药品在正常用法用量下出现的用药目的无关的或意外的有害反应

（1）该定义将药品不良反应限定为质量合格的药品，排除了错误用药、超剂量用药、病人不遵守医嘱以及滥用药导致的药品不良反应或不良事件。

（2）药品不良反应报告和监测：药物不良反应的发现、报告、评价和控制的过程。该定义说明 ADR 监测与报告的目的是为了尽早发现各种类型的不良反应，研究药物不良反应的因果关系和诱发因素，使药品监督管理部门及时了解有关不良反应的情况，并采取必要的预防措施，以保证人民用药安全，维护人民身体健康。

（3）新的药品不良反应：药品说明书中未载明的不良反应。

（4）药品严重不良反应：因服用药品引起以下损害情形之一的反应：①引起死亡；②致畸、致出生缺陷；③对生命有危险并能够导致人体永久的或显著的伤残；④对器官功能产生永久损伤；⑤导致住院或住院时间延长。

2. WHO 的 ADR 定义

世界卫生组织国际药物监测合作中心对药品不良反应下的定义为：人们为了预防、治疗、诊断疾病，或为了调节生理功能，正常地使用药物而发生的一种有害的、非预期的反应。

药品不良反应主要包括副作用、毒性作用、后遗效应、变态反应、继发反应、特异质反应、过敏反应、首剂效应、停药综合征、药物依赖性、致癌、致突变、致畸作用等。

3. 其他用语的含义

（1）药品不良事件：药物治疗期间所发生的任何不利的医学事件，但该事件并非一定与用药有因果关系。从该定义看，药品不良事件的范围包含了药品不良反应，本着可疑的原则，对有重要意义的 ADR 也要进行监测。

（2）群体不良反应/事件：在同一地区，同一时间段内，使用同一种药品对健康人群或特定人群进行预防、诊断、治疗过程中出现的多人药品不良反应的事件。

（3）信号：一种来源于报告的药品和不良事件可能存在因果关系的信息，这种关系是未知的或者以前文献中未完全提及的。通常形成信号需要 1 个以上的报告，并要依赖于事件的严重程度和信息的质量。

（4）药源性疾病：在预防、诊断、治疗或调节生理功能过程中，与用药有关的人体功能异常或组织损伤所引起的临床症状。与 ADR 不同的是，引起药源性疾病并不限于正常用法和用量，还包括过量、误用药物等用药差错所造成损害。

按照世界卫生组织的分类，一般将药品不良反应分为以下几类：

1. A 型药品不良反应（剂量性异常）

这类药品不良反应是由于药品本身的药理作用增强而发生的，常与剂量或合并用药有关。其特点是可以预测，停药或减量后症状减轻或消失，一般发生率高、死亡率低。临床表现包括副作用、毒性反应、过敏反应、首剂效应等。

2. B 型药品不良反应（质变性异常）

这类药品不良反应是与药品的正常药理作用完全无关的异常反应，与剂量无关。其特点是常规药理学筛选难以发现，一般很难预测，发生率低，但死亡率高。临床表现包括变态反应、特异质反应等。

3. C 型药品不良反应

一般用药后很长一段时间后出现，潜伏期较长，药品和药品不良反应之间没有明确的关系，又称为迟现性不良反应。其特点是发生率高，用药史复杂，难以预测。有些与癌症、致畸有关，发生的机制大多不清，有待进一步研究。

4．药品相互作用引起的不良反应。

五、我国药品不良反应报告与监测

1．机构和职责

（1）行政管理机构：国家食品药品监督管理局主管全国药品不良反应监测工作，省级药品监督管理部门主管本行政区域的药品不良反应监测工作，各级卫生主管部门负责医疗卫生机构中与实施药品不良反应报告制度有关的管理工作。

国家食品药品监督管理局主要职责有以下方面。①会同卫生部制定药品不良反应报告的管理规章和政策，并监督实施；②通报全国药品不良反应报告和监测情况；③组织检查药品生产、经营企业的药品不良反应报告和监测工作的开展情况，并会同卫生部组织检查医疗卫生机构的药品不良反应报告和监测工作的开展情况；④对突发、群发、影响较大并造成严重后果的药品不良反应组织调查、确认和处理。

（2）专业机构：国家药品不良反应监测中心（以下称"中心"）承办全国 ADR 技术工作，主要职责如下：①承担全国药品不良反应资料的收集、管理、反馈、上报工作，对省、自治区、直辖市药品不良反应监测专业机构进行业务指导；②承办国家食品药品不良反应检测信息网络的建设、运转和维护工作；③组织药品不良反应教育培训，编辑、出版全国药品不良反应信息刊物；④组织药品不良反应监测领域的国际交流与合作；⑤组织药品不良反应监测方法的研究。

（3）ADR 报告要求

1）药品生产、经营企业、医疗卫生机构所生产、经营、使用的药品：发现可能与用药有关的不良反应，应详细记录、调查、分析、评价、处理，并填写《药品不良反应事件报告表》，按规定报告。

2）新药 ADR 报告：监测期内药品，报告该药品发生所有不良反应，并每年汇总报告一次。监测期满的报告新的和严重的不良反应，监测期满当年汇总报告一次，以后每5年汇总报告一次。

3）进口药品：自首次获准进口5年内，按程序报告该进口药品所有ADR，并每年汇总报告一次。满5年的报告新的和严重的ADR，并每5年汇总报告一次。

4）药品生产企业：除上述规定外，每年要填写《药品不良反应事件定期汇总表》进行年度报告。

2．药品不良反应的评价与控制

（1）对药品生产、经营企业和医疗卫生机构的要求：各基层单位对所生产、经营、使用的药品发生的ADR，应进行分析、评价，并应采取有效措施减少防止ADR的重复发生。

（2）对药品不良反应监测中心的要求：省中心应及时报告和核实ADR，作出客观、科学、全面分析，提出关联性评价意见，并将分析评价意见上报。国家"中心"进一步分析评价。

（3）国家食品药品监督管理局采取的控制措施：①责令修改标签、说明书；②暂停生产、经营、使用；③撤销该药品批准证明文件，并予公布；④定期通报国家ADR报告和监测情况。

3．处罚

（1）省级以上药品监督管理部门对药品生产、经营企业和除医疗机构外的药品使用单位有下列情形之一的，视情节严重程度，予以责令改正、通报批评或警告，并处以1000元以上3万元以下的罚款；情节严重并造成不良后果的，按照有关法律法规的规定进行处罚；①无专职或兼职人员负责本单位药品不良反应监测工作的；②未按要求报告药品不良反应的；③发现药品不良反应匿而不报的；④未按要求修订药品说明书的；⑤隐瞒药品不良反应资料。

医疗卫生机构有以上行为之一的，由药品监督管理部门移交同级卫生主管部门进行处理。

（2）药品监督管理部门及其有关工作人员在药品不良反应监测管理工作中违反规定、延误不良反应报告、未采取有效措施控制严重药品不良反应重复发生并造成严重后果的，依照有关规定给予行政处分。

六、有关评价方法

1. 关联性评价方法

目前我国采用世界卫生组织建议使用的关联性评价方法，该方法主要分析的问题：

（1）用药与不良反应的出现有无合理的时间关系？

（2）反应是否符合该药已知的不良反应类型？

（3）停药或减量后反应是否消失或减轻？

（4）再次使用可疑药品后是否再次出现同样的反应？

（5）反应是否可用并用药的作用、患者病情的进展、其他治疗的影响来解释？

将上述问题的答案分为肯定、很可能、可能、可能无关、待评价、无法评价等 6 级。①肯定是指用药与反应时间顺序合理；反应与已知的不良反应相符合；停药后反应停止或迅速减轻；重新用药，反应又出现；无法用并用药及其他因素来解释；②很可能是指时间顺序合理；符合已知的不良反应类型；停药后反应停止或迅速减轻；无法用并用药、原患疾病及其他因素来解释；③可能是指时间顺序合理；与已知的不良反应相符合；患者疾病或其他治疗也可能造成这样的结果；④可能无关是指时间顺序不合理；与已知的不良反应不相符合；思考疾病或其他治疗也可能造成这样的结果。

2. 关联性评价注意事项

在进行关联性评价时，应注意以下几点：①仔细询问病人用药史，防止遗漏致病药物。如非处方药、中草药、避孕药、减肥药等。特别注意潜伏期长的不良反应，如迟发性变态反应、致畸、致病、致突变等；②了解病人及家庭药物过敏史，病人以前是否用过同成分药物或同类药物或结构相似药物，是否有相同反应；③当药物剂量增加或减少时，反应是否随之加重或减轻；④是否从血液或其他体液内检测到可疑药物；⑤是否有药物以外的因素，要排除药物以外的其他因素引起反应的可能性，如原有疾病引起的并发症、诊断方法或手术及其他治疗方法引起的后果，某些生活习惯如吸烟、酗酒引起的反应等；⑥患者精神因素的可能性。在应用安慰剂后，这种反应是否仍然发生；⑦ADR 由单一药物引起，还是由药物互相作用所致。

3．分析评价程序

分析评价的程序采用三级复议的方法。一级复议：报告人提出评价意见，报告单位 ADR 小组复议。二级复议：省级 ADR 监测中心评价意见。三级复议：国家 ADR 监测中心评价意见。准确地讲，每一级的评价意见主要是根据药品不良反应报告进行的关联性评价，其结论科学性存在一定的局限，药品不良反应的因果关系评价还有赖于药物流行病学研究及大样本数据库资料的分析，但个案评价是所有工作的基础，是非常重要的环节。

第三节　影响药物作用的因素

药物作用主要受到药物、机体等方面影响。本单元介绍药物方面包括化学结构、剂型、剂量、给药方法、反复用药、药物相互作用；机体方面包括年龄和体重、性别、个体差异、病理状态、环境、精神因素等。

一、药物方面的因素

1. 药物的化学结构

药物的特异性化学结构与药理作用关系极为密切。一般化学结构相似的药物，其作用相似。但有时药物的化学结构式虽相同，其不同的光学异构体药理作用或作用强度却往往不同，如左旋体奎宁有抗疟作用，其右旋体奎尼丁则有抗心律失常作用。多数药物左旋体比右旋体药理活性强。

2. 药物的剂型

药物的剂型或所用赋形剂不同可影响药物吸收及消除。

同一药物剂型不同，可适用于不同的给药途径，其作用的快慢、强弱、时间及不良反应均有所不同。如氨茶碱临床常用的几种剂型有注射剂、片剂、栓剂及缓释片等，它们的药理作用相同，但氨茶碱注射剂作用迅速，适用于哮喘的急性发作及持续状态；而缓释片可使药物缓慢释放作用维持达 24h；栓剂通过直肠给药，可减少药物对胃肠道的刺激。

同一药物的剂型相同，但所用赋形剂不同，亦可影响药物的疗效。如肾上腺素注射液的水溶液较于溶液显效快、作用强、持续时间短。

3. 药物的剂量

剂量是指用药的分量。剂量的大小可决定药物在体内的浓度，因而在一定范围内，剂量越大，血药浓度越高，作用也越强。但超过一定范围，剂量不断增加，血药浓度继续升高，则会引起毒性反应，出现中毒甚至死亡。因此，临床用药应严格掌握剂量。

4．给药方法

（1）给药途径　给药途径不同可直接影响药物的作用的快慢和强弱，有时甚至可改变药物作用的性质。如口服硫酸镁具有导泻作用，而肌内注射则有降压及抗惊厥作用。因此，应熟悉各种常用给药途径的特点，以便根据药物性质和病情需要，选择适当的给药途径。

不同的给药途径导致药物不同的吸收速度。按吸收作用从快到慢，给药方式的顺序依次为静脉注射＞吸入＞舌下给药＞肌内注射＞皮下注射＞口服＞直肠＞皮肤给药。

（2）给药的时间和次数　给药的时间有时影响药物疗效。何时用药应参考以下两点。

①根据病情需要和药物特点而定　在一般情况下，饭前服药吸收较好．且发挥作用较快；饭后服药吸收较慢，显效也较慢。有刺激性的药物宜饭后服用，可减少对胃肠道的刺激作用，驱肠虫药宜在空腹服用，以便迅速入肠，并保持较高浓度；催眠药宜在睡前服用。

②根据药物在体内的消除速率而定　药物半衰期是给药间隔的参考依据。半衰期长的药物给药次数少，反之则给药次数多，如氨氯地平（络活喜）每日1次，尼群地平每日2次，而可乐定、卡托普利每日3～4次。对毒性大或消除慢的药物常规定每日用量和疗程。在肝、肾功能低下时为防止蓄积中毒，应减少用药剂量或减少给药次数。

5．反复用药

在连续用药一段时间后，药效逐渐减弱，需加大药物剂量才能出现疗效，称为耐受性，这种耐受性在停药一段时间后，机体又可恢复原有的敏感性。少数药物连续应用一段时间后，患者会对药物产生病态的依赖性，可分为习惯性和成瘾性。习惯性是指精神上对药物产生信赖性，中断给药会出现主观不适感觉，如饮酒和吸烟可产生习惯性。成隐性则与习惯性不同，中断给药会出现成断症状，如吗啡成瘾后突然停药会出现烦躁不安、流泪、流涎、出汗、腹痛、腹泻、呕吐等。对有成瘾性的药物，药政管理上有《麻醉药品管理条例》，对其生产、供应和使用均有严格规定，严禁滥用，以保障人民健康。

在化学治疗中，存在着病原体对药物的抗药性问题，主要是由于病原体通过基因变异而产生抗药性。此时需加大剂量才能有效。医生用药时要注意防止抗药性的发生和传播。

6. 药物相互作用

临床常联合应用两种或两种以上药物，除达到多种治疗目的外，都是利用药物间的协同作用以增加疗效或利用拮抗作用以减少不良反应。不恰当的联合用药往往由于药物间的相互作用而使疗效降低或出现毒性反应，故应加以注意。

二、机体方面的因素

1. 年龄和体重

通常所说的药物剂量是指 18～60 岁的成年人的常用量特点与成年人不同，对药物的反应性也不同。

老年人由于肝、肾等重要器官的功能逐渐减退，对药物的代谢和排泄能力亦减退，使各种药物的血浆半衰期有不同程度的延长，用药剂量一般为成年人剂量的 3/4。

儿童用药除考虑体重外，还应考虑儿童处于生长时期，尤其是婴幼儿的肝脏代谢功能和肾脏排泄功能尚未发育完全，消除药物能力较弱。儿童对某些药物特别敏感，易引起药物的蓄积性中毒，用药剂量应小于成人剂量。

2. 性别

不同性别对药物的反应性差别并不明显。在生理功能方面，妇女在月经、妊娠、分娩、哺乳等期间应适当考虑用药。在月经期或妊娠期应禁用作用强烈的泻药或抗凝血药，以免引起月经过多、流产、早产或出血不止；妊娠早期应禁用抗代谢药、激素等可引起胎儿畸形的药物；哺乳期用药应注意药物对乳汁分泌及胎儿的影响。

3. 个体差异

一般在年龄、体重、性别等都相同的情况下，大多数人对药物的反应基本相同。但也有个别人对药物的反应与众不同，有些甚至有质的差异，称为个体差异。有少数人对某些药物特别敏感，使用较小剂量可产生较强的药理作用，称为高敏性。与此相反，有少数人对药物特别不敏感，必须使用较大剂量才能产生应有的药理作用，称为耐受性。还有少数过敏体质的人，对某些具有抗原性的药物产生变态反应，甚至可诱发过敏性休克。此外有少数人由于遗传性缺陷、体内缺乏某种酶，导致对药物的生物转化异常，用药后产生特殊反应，称特异质反应。如缺乏 6-磷酸葡萄糖脱氢酶者，对伯氨喹、磺胺药等易出现溶血反应，引起溶血性贫血。

个体差异的产生，除遗传因素外，还与药物在患者体内吸收、分布、生物转化差异有关。因此，临床用药必须根据患者的具体情况，选择药物和调整剂量。

4．病理状态

病理状态能改变药物在体内的药动学，从而影响药物的作用。如解热镇痛药可使发热的患者体温下降，但对正常体温无影响；强心苷只对心性水肿患者产生利尿作用。在肝、肾功能不全时，药物在肝、肾内的生物转化和排泄速率减慢，因而作用加强，持续时间延长，甚至引起蓄积中毒，用药时应加以注意。

5．环境、精神因素

患者的居住环境、精神状态、医务人员的语言及态度均可影响药物的作用。实验证明，即使服用安慰剂，对某些慢性疾病，如神经官能症也可产生一定疗效。这说明患者的精神因素（心理作用）和对医务人员的信任都对药物的治疗有一定影响。因此，医务人员在治疗、护理期间，应引导患者正确对待疾病，增强战胜疾病的信心，以利于身体早日康复。

三、药物的临床前研究

为申请药品注册而进行的药物临床前研究，包括药物合成工艺、提取方法、理化性质及纯度、剂型选择、处方筛选、制备工艺、检验方法、质量指标、稳定性、药理、毒理、动物药代动力学等。中药制剂还包括原药材的来源、加工及炮制等，生物制品还包括菌毒种、细胞株、生物组织等起始材料的来源、质量标准、保存条件、生物学特征、遗传稳定性及免疫学的研究等。

根据药品注册申报资料要求，临床前研究可概括为3方面：

1. 文献研究

包括药品名称和命名依据，立题目的与依据。

2. 药学研究

原料药工艺研究，制剂处方及工艺研究，确证化学结构或组分的试验，药品质量试验，药品标准起草及说明，样品检验，辅料，稳定性试验、包装材料和容器有关试验等。

又药理毒理研究　一般药理试验，主要有药效学试验、急性毒性试验，长期毒性试验，过敏性、溶血性和局部刺激性试验、致突变试验、生殖定性试验、致癌毒性试验，依赖性试验，动物药代动力学试验等。

临床前药物安全性评价是药物临床前研究的核心内容。

我国《药品管理法》及《药品注册管理办法》中均明确切定，药物的安全性评价研究必须执行《药物非临床研究质量管理规范》。

药物临床研究包括临床试验和生物等效性试验。临床试验分为Ⅰ、Ⅱ、Ⅲ、Ⅳ期。新药在批准上市前，应当进行Ⅰ、Ⅱ、Ⅲ期临床试验。经批准后，有些情况下可仅进行Ⅰ期和Ⅲ期临床试验或者仅进行Ⅲ期临床试验。

Ⅰ期临床试验：初步的临床药理学及人体安全性评价试验。观察人体对于新药的耐受程度和药代动力学，为制定给药方案提供依据。

Ⅱ期临床试验：治疗作用初步评价阶段。其目的是初步评价药物对目标适应症患者的治疗作用和安全性，也包括为Ⅲ期临床试验研究设计和给药剂量方案的确定提供依据。此阶段的研究设计可以根据具体的研究目的，采用多种形式，包括随机盲法对照临床试验。

Ⅲ期临床试验：治疗作用确证阶段。其目的是进一步验证药物对目标适应症患者的治疗作用和安全性，评价利益与风险关系，最终为药物注册申请的审查提供充分的依据。试验一般应为具有足够样本的随机盲法对照试验。

Ⅳ期临床试验：新药上市后由申请人进行的应用研究阶段。其目的是考察在广泛使用条件下的药物的疗效和不良反应、评价在普通或者特殊人群中使用的利益与风险关系以及改进给药剂量等。

生物等效性试验，是指用生物利用度研究的方法，以药物动力学参数为指标，比较同一种药物的相同或者不同剂型的制剂，在相同的试验条件下，其活性成份吸收程度和速度有无统计学差异的人体试验。生物利用度试验的病例数为18、24例。

药物临床试验的受试例数应当符合临床试验的目的和相关统计学的要求，并且不得少于《药品注册管理办法》附件所规定的最低临床试验病例数。根据规定，临床试验的最低受试者（病例）数（试验组）要求一般是：Ⅰ期为20至30例，Ⅱ期为100例，Ⅲ期为300例，Ⅳ期为2000例。不同注册分类的药品对临床试验的要求各不相同。罕见病、特殊病种及其他情况，要求减少临床试验病例数或者免做临床试验的，必须经国家食品药品监督管理局审查批准。

第七章 药物经济学研究

第一节 药物经济学的概念

人们从事任何经济活功成其他活动,客观上都存在着两个基本问题:一是活动的目的和效果;二是从事活动所付出的代价。通常人们在活动之前和活动之中都应该全面考虑这两个问题,但在实际活动中,往往由于各种原因而偏重一面、忽视另一面,特别是忽视付出代价的现象常常发生,医药领域尤为如此。人类在与疾病作斗争的漫长过程中,无数次的失败与教训使人们对药物的安全性和有效性有了深刻的认识。因此,长期以来。在全球范围内药物的安全性、有效性受到普遍的重视和深入广泛的研究,而关注和研究药物的经济性(包括使用经济性及其自身经济性)则是近二三十年以来的事情。

随着科学技术的发展、社会的进步和人们生活水平的不断提高,人们对健康状况的预期在不断提高,对药物的需求迅猛增长。然而,相对于人们对生命质量从健康水平需求的无限性而言,用于满足这种需求的药物资源却是有限的。因此,如何合理地配置药物资源、提高药物资源的使用效率,使有限的药物资源最大限度地提高生命质量,产出最大化的健康效果,成为世界各国所面临的日益突出而重要的共同问题。药物经济学正是研究人们对健康水平需求的无限性与药物资源的有限性这种矛盾现象与问题,为药物资源的合理配置和有效利用提供科学依据的一门新兴学科。药物经济学一经兴起,就受到了普遍的关注并得到了广泛的应用。特别是近些年来,一些发达国家的有关政府部门已经在新药审批法令中增加了对药物进行经济性评价的要求。澳大利亚、加拿大、英国等国家已制订和颁布了有关准则,对如何在药物研究开发阶段就进行药物经济学研究与评价进行指导和规范。在药物研究开发阶段就进行药物经济学研究与评价的至要作用与意义已得到日益广泛和普遍的认问。药物的研究开发不仅要满足安全性、有效性方面的要求,同时还要满足经济性方面的要求,这已经成为当今世界日益广泛的共识,也就是说,评价新药的标准已经由安全性、有效性这两大方面的要求扩展为安全、有效、经济这三个方面的要求。药物经济学的产生和发展对新药的研究开发提出了更全面和严格的要求。

药物经济学是研究如何以有限的药物资源实现最大限度地改善健康效果的科学。截至目前、国内外许多专家、学者对药物经济学定义进行了不尽相同的描述,下面是一些常见的定义。

· 药物经济学研究是对卫生保健系统中的药物治疗的成本(资源消耗)以及药物产品和服务的效果(临床的、经济的、人道主义的)进行识别、测量和比较。

· 药物经济学泛指西方经济学在药物治疗评价上的应用,包括一切有关药物临床应用的经济学研究。具体地说,药物经济学应用现代经济学的研究手段,结合流行病学、决策学、生物统计学等多学科研究成果,全方位地分析药物治疗备选方案(包括非药物治疗方案)的成本、效益或效果,评价其经济学价值的差别。

· 药物经济学是应用经济学的原理和方法来提高药物资源的配置效率,促进临床合理用药,控制药品费用的增长,为药品的市场营销提供科学依据,为政府制订药品政策提供决策依据。

尽管对药物经济学定义的描述不尽相间,但不同的定义描述对药物经济学的研究目的却存在:一致的观点——用有限的药物资源实现健康水平的最大限度改善和提高。因此,从公认的药物经济学研究目的的角度来进一步定义药物经济学不失为一个好办法。那么,如何从研究目的出发来定义药物经济学呢?所谓药物经济学。是应用经济学等相关学科的知识,研究医药领域有关药物资源利用的经济问题和经济规律,研究如何提高药物资源的配置和利用效率、以有限的药物资源实现健康状况的最大限度改善的科学。它是一门为医药及其相关决策提供经济学参考依据的应用性学科。

第二节　药物经济学研究的设计与分析

搞好实验设计要遵循以下几条原则：对照原则、随机原则、齐同原则。

所谓对照原则，是指实验因素作用的辨认和测量只有在不同的对照中才能实现，没有对照，就没有比较，也没有鉴别。

所谓随机原则，就是确保总体中的每一个单位被抽取的机会均等。在试验设计中表现在受试对象分入各试验组或对照组的机会均等。

所谓齐向原则，是指在实验中所相互比较的各组之间，除实验因素做有计划变化外，其他因素要尽可能的相对固定，只有这样才能显示实验因素的作用。

对照原则、齐同原则和随机原则三者之间存在密切关系，对照原则是实验设计的根本，齐同原则和随机原则是对照实验的前提条件。

一、对照原则

让我们先看一个实例。1962 年美国的医学杂志刊登上一份关于胃溃疡治疗技术的报告。一项新技术发明者对 24 位患者成功地试用了冷冻法治疗胃溃疡的尝试，患者先吞下一只气球，内装冷冻液，打气使胃冷冻，使胃的消化暂时停止，使溃疡愈合。有人认为这种疗法有效，但有人持不同意见，他们坚持说如果不接受这种治疗，这些患者也可以康复。争论的焦点在于：如果胃溃疡不进行治疗是否能够痊愈。试想如果事先安排一些"未接受这种治疗的患者"作对照，结论则更可信。

临床实验中的对象往往是健康受试者或者患者，个体差异较大、且受自然环境和实验条件的影响，生物变异性等不确定因素的存在证实验过程难以控制和把握。例如，有些疾病是自愈性疾病，如感冒、扭挫伤等；有些疾病受人的心理和情绪影响很大；有些疾病受生活条件的制约，如营养、休息，甚至受天气的影响。对照是消除这些非控制因素影响产生的效果差异的重要措施。对照的形式主要有：空白对照、安慰剂对照、标准值对照、自身对照和比较对照等。

二、随机原则

在实验设计中，必然遇到这样的问题，"受试者如何在各组（实验组和对照组）中进行分配，如何分配是合理的、符合统计学意义的"。有人可能说，就由给药医生决定吧，但是医生有可能挑选那些身体素质好的年轻患者到"治疗组"，那么，"治疗组"的治疗效果好能否说明治疗本身效果好呢．显然，这种结论是不充分的，怎样才能消除这种外部影响呢?答案是要保证位对照组和治疗组中患者的身体状况是相同或近似的。最好的办法就是通过随机化来实现。

三、临床实验盲法原则

盲法实验是非盲法实验相对而言的。普通的非盲法实验，也称开放性实验，即临床实验中的实验者和受试者均知道治疗方案和试药的分组情况。非盲法实验中，心理因素对临床实验的影响不容忽视。有一个典型的例子，有一位化学家曾提出维生素 C 以预防治疗感冒，为了证实这一说法，他组织了临床试验，实验采用两个分组，实验组服用维生素 C，对照组服用含乳糖的安慰剂，由于维生素 D 和乳糖的味道明显不同，两组受试者在实验中知道自己服用的为何种药物、实验结束时，服用维生素 C 的受试者自述主观症状有明显改善，病情减轻，发病率降低，而服用乳糖的则没有上述自述。有实验人员注意到其中的奥秘，又重复了一次实验，通过使用包衣技术掩盖实验用药的特殊味道，这次实验结果与第一次完全不同，服用维生素 C 对感冒并无预防防治作用。可以得出结论，第一次实验中，实验组受试者的感受是心理因素起主要作用。在这两次实验中，第一次不符合盲法原则，而第二次符合盲法原则。

为了保证测量参数评价的客观性，临床实验中常采用盲法实验。盲法实验分为单盲和双盲。但是有些实验只能开放进行，例如外科手术，试验药与对照药有明显的外观、味道等可识别差别时，只能开放进行。

非盲法实验操作简单易行，在实验进行中，如果发现由于空白对照延误病情或实验药发生严重不良反应可对实验者及时作出相应处理。但本法的缺点是显而易见的，受试者和实验者均容易产生主观偏向或心理暗示，实验者可能出于希望或相信的原因，对治疗效果的评价趋于正向提高，而受试者可能出为自己服用药物而暗示自己症状减轻，最终导致实验结果不准确。

第三节 药物经济学研究的意义

一、从根本上提高药物的经济性

新药研究开发的高投入、高科技、高风险特点客观上需要高回报，以支撑新药研究开发工作得以继续进行。新药之所以受到人们的渴求、得到人们的使用，其原因在于新药在安全性、有效性或经济性方面中的一个或多个方面优于已有药物，而一种新药能否获得高回报，客观上取决于该药物与已有药物相比在安全性、有效性、经济性方面所具有的优势程度，且所获得回报的多少通常与药物所具有的优势程度的大小呈正比关系。

药物的经济件是关系到药物资源有效利用程度的最根本的决定性因素。药物经济学的优劣取决于药物研究开发、生产、流通、使用多个环节，其中对药物的经济性起最为关键的根本性决定作用的是药物研究开发环节。这是因为药物的制备工艺（中药制剂包括原药材的来源、加工及炮制）、纯度、剂型、质量标准等决定药物成本的根本性因素都是在药物所究开发阶段确定的。因此，药物研究开发阶段的工作不仅决定着药物在该环节的成本大小，还关系到药品在生产、流通、使用各环节的成本大小。在药物研究开发领域应用药物经济学能够从根本上提高药物的经济性，所获的收效将比其他环节显著。统计分析资料表明，一般产品成本的70%以上是由设计决定的，因此，在一定意义上说，产品成本是"设计"出来的。药物研究开发阶段从根本上决定着药品的成本、疗效，进而决定着药物的经济性。

二、为药物研究开发工作指明方向

药物研究开发的高投入、高风险、长周期特点，使得新药研究开发决策的正确与否关系重大。决策正确，可以使企业获得可观的利润，进而更好地发展；决策失误，其结果就很可能是最终开发出来的药因经济性差而得不到广泛的使用,从而使企业蒙受巨大的经济损失,进而影响企业发展,甚至无法继续生存。从经济学观点来看,对某种特定的疾病而言,具有治愈效能的药物最为经济,其收益成本比通常明显优于缓解症状的药物;对所有种类的疾病而言,不同疾病的发病率和疾病自身成本不同,因此,研究开发用于治疗高发病率和高疾病自身成本病种的药物通常具有较高的经济性。

从已有药物的利用情况来看,往往在安全性、有效性和经济性方面还有进一步改进和提高的余地。对现有药物进行改进,除需考虑提高其安全性和有效性以外,还应在提高经济性方面给予足够的考虑。例如,可以通过药代动力学研究或改革剂型来提高药物的生物利用度相应减少医护人员的用药监护,从而达到减少给药剂量、减少或减轻药物不良反应的发作,以及有效降低治疗成本的目的。

药物经济学研究可以为药物研究开发工作指明方向,指导药物研究开发工作在实现药品的安全性、有效性的同时考虑其经济性,使药物研究开发决策更加科学、药物研究开发活动更加经济、合理。

三、为制订科学、合理的药品价格及相关政策提供依据

药品价格是备受全球关注的敏感因素之一。传统的药品定价的依据主要是药品在研究开发、生产、流通环节的成本,随着定价方法的不断改进和完善,药品的创新程度也被越来越多的国家或地区作为药品定价的依据,而引入药物经济学评价作为药物定价及其相关报销、补偿等价格政策的依据或参考是近些年的事情。

第八章 药典概况和药品管理

第一节 药典内容

药典是国家监督管理药品质量的法定技术标准。药品质量标准是药品现代化生产和质量管理的重要组成部分，是药品生产、经营、使用和行政、技术监督管理各部门应共同遵循的法定技术依据，也是药品生产和临床用药水平的重要标志。对保证药品质量，保障人民用药的安全、有效和维护人民健康起着极其重要的作用。

一、中国药典沿革及国外药典

（一）中国药典沿革

《中华人民共和国药典》简称《中国药典》，其英文名称是 Chinese Pharmacopeia（缩写为 Ch. P）。其括号内注明是哪一年版，如最新版药典可表示为《中国药典》（2005 年版）。《中国药典》由国家药典委员会编制、

1949 年 10 月 1 日中华人民共和国成立后，中国政府于 1950 年成立了第一届中国药典编纂委员会。第一部《中国药典》（1953 年版）由卫生部编印发行。1953 年版药典共收载药品 531 种，其中化学药 215 种，植物药与油脂类 65 种，动物药 13 种，抗生素 2 种，生物制品 25 种，各类制剂 211 种。药典出版后，于 1957 年出版了《中国药典》（1953 年版）第一增补本。

1955 年，中国药典编纂委员会改名为中国药典委员会。1965 年 1 月 26 日，经国务院批准，卫生部公布了《中国药典》（1963 年版）。1963 年版药典共收载药品 1310 种，分一、二两部，各有凡例和有关的附录。一部记载中

医常用的中药材 46 种和中药成方制剂 197 种；二部收载化学药品 667 种。此外，一部记载药品的"功能与主治"，二部增加了药品的"作用与用途"。

1966 年后，由于"文革动乱"影响，中国药典委员会工作陷于停顿，1972 年药典委员会恢复。1979 年 10 月 4 日，卫生部颁布《中国药典》（1977 年版），并自 1980 年 1 月 1 日起执行。1977 年版药典分一、二两部，共收载药品 1925 种。一部收载中草药材（包括少数民族药材）、中草药提取物、植物油脂以及一些单味药材制剂等 882 种，成方制剂（包括少数民族药成方）270 种，共 1152 种；二部收载化学药品、生物制品等 773 种。

《中国药典》（1985 年版）于 1985 年 9 月出版，于 1986 年 4 月 1 日起执行。这版药典分一、二两部，共收载药品 1489 种。一部收载中药材、植物油脂以及单味制剂 506 种，中药成方 207 种，共 713 种；二部收载化学药品、生物制品等 776 种。1985 年 7 月 1 日《中华人民共和国药品管理法》正式执行，其中规定"药品必须符合国家药品标准或者省、自治区、直辖市药品标准"。并明确规定"国务院卫生行政部门颁布的《中华人民共和国药典》和药品标准为国家药品标准"。"国务院卫生行政部门的药典委员会，负责组织国家药品标准的制定和修订"。进一步确定了药品标准的法定性质和药典委员会的任务。1987 年 11 月出版了《中国药典》（1985 年版）增补本，新增品种 23 种，修订品种 172 种，附录 21 项。1988 年 10 月正式出版了第一部《中国药典》（1985 年版）英文版，同年还出版了药典二部注释选编。

1990 年 12 月 3 日，卫生部颁布了《中国药典》（1990 年版），并自 1991 年 7 月 1 日起执行。这版药典分一、二两部，共收藏品种 1751 种，一部收载 784 种，其中中药材、植物油脂等 509 种，中药成方及单味制剂 275 种；二部收载化学药品、生物制品等 967 种。与 1985 年版相比，一部新增 80 种，二部新增 213 种；1985 年版收载而本版删去的品种共 25 种；对药品名称，根据实际情况作了适当的修订。药典二部品种项下规定的"作用与用途"和"用法与用量"，分别改为"类别"和"剂量"。另外编著了《临床用药须知》一书，以指导临床用药。有关品种的红外光吸收图谱收入《药品红外光谱集》另行出版，该版药典附录内不再刊印。

1994 年卫生部批准颁布《中国药典》（1995 年版），并自 1996 年 4 月 1

日起执行。这版药典仍分一、二两部，收载药品共计 2375 种。一部收载 920 种，其中中药材、植物油脂等 522 种，中药成方及单味制剂 398 种；二部收载化学药、抗生素、生化药、放射性药品、生物制品及辅料等 1455 种。与 1990 年版相比，一部新增品种 142 种，二部新增品种 499 种。二部药品外文名称改用英文名，取消拉丁名；中文名称只收载药品法定通用名称，不再列副名。编制出版了《药品红外光谱集》第一卷（1995 年版）。《临床用药须知》一书经修订，随《中国药典》（1995 年版）同时出版，经卫生部批准，其中的"适应症"和"剂量"部分作为药政和生产部门宣传使用和管理药品的依据。还于 1992 年、1993 年先后编制出版了《中国药典》（1990 年版）第一、第二增补本，二部注释和一部注释选编，《中药彩色图集》和《中药薄层色谱彩色图集》以及《中国药品通用名称》等标准方面的配套丛书。《中国药典》（1990 年版）英文版也于 1993 年 7 月出版发行。

《中国药典》（2005 年版）于 2005 年 1 月出版发行，2005 年 7 月 1 日正式执行。2005 年版药典分一、二、三部，一共收载药品 3214 种，其中一部收载 116 种，二部收载 1967 种，三部收载 101 种。一、二、三部共新增品种 525 种，修订品种 1032 种。本版药典的附录作了较大幅度的改进和提高，一部所增附录 12 个，修订附录 48 个；二部所增附录 13 个，修订附录 65 个，三部所增附录 62 个，修订附录 78 个。新增附录中，制剂通则增加的有植入剂、冲洗剂、灌肠剂、涂剂、涂膜剂等，二部片剂通则项下增加了可溶片、阴道泡腾片；通用检测方法增加了制药用水中总有机碳测定法、可见异物检查法、质谱法、贴剂黏附力测定法、过敏反应检查法、降钙素生物测定法和生长激素生物测定法等。此外，结合现代技术和现实情况，对一些附录进行了较大的修订，如农药残留测定法中增订了对 12 种有机磷和 3 种拟除虫菊酯类农药的测定方法；不溶性微粒检查法中增订了小容量注射剂的检查；薄层色谱法中增加了系统使用性试验；无菌检查法由培养 7 天修订为培养 14 天。指导原则中，修订了原料药与药物制剂稳定性指导原则，缓释、控释和迟释制剂指导原则等，使之与实际的研究和生产情况更趋一致；并增加药物引湿性试验指导原则和近红外分光光度法指导原则等，这些指导原则虽不作为法定要求，但对考察药品质量、规范质量要求和统一药品标准将起到指导作用。

现代分析技术在本版药典中得到进一步广泛应用。一部采用薄层色语法作鉴别的品种已达 1523 种，收载含量测定的品种 45 种；二部采用高效液相色谱法有 848 种（次），较 2000 年版增加 566 种（次），用细菌内毒素方法取代热源方法的品种有 73 种；增订溶出度和含量均匀度检查的品种分别为 93 种和 37 种。

至此，我国已经先后出版了八版药典（1953、1963、1977、1985、1990、1995、2000 和 2005 年版药典）和若干种药品的部颁标准。

（二）国外药典

随着我国与世界各国药品贸易逐渐增多，了解其他国家的药典是很必要的。目前世界上有 38 个国家编制了药典，其中在药物分析工作中参考较多的、有代表性的为《美国药典》《英国药典》和《日本药局方》。下面就以这几国药典的内容作简要介绍。

1. 美国药典

《美国药典》简称 USP。由美国政府所属的美国药典委员会编辑出版，USP 于 1820 年出第一版，1950 年以后每 5 年出一次修订版。其最新版本是第 28 版（2005 年版），第 23 版合并出版。《美国药典》版与版之间也出版增补本，以不断补充、更新 USP-NF 内容。

新版《美国药典》自 2005 年 1 月 1 日执行。该药典由凡例（Notices）、正文（Monographs）、附录（General Chapter，Reagents，Tables）、索引（Index）等内容组成。该药典凡例是为解释和使用美国药典的标准、检查、检定和其他规格提供简要的基本指导，避免在全书中重复说明。当"凡例"与正文各论规定不一致时，使用了"除另有规定外"，则应优先考虑该各论的规定。否则，"凡例"与药典的正文各论或附录一样具有法定约束力。正文部分共收载了三千多个药物品种（制剂），各品种按英文字母的顺序先后排列。根据品种和剂型的不同，每一品种项下分别列有：品名（英文名）、有机药物的结构式、分子式与分子量、来源或有机药物的化学名称、化学文摘（CA）登录号、含量或效价规定、包装和贮藏、参比物质要求、鉴别、物理常数、检查、含量或效价测定等。附录包括制剂通则和一般检验测定方法、试药和试液等。最后为索引。

自 2002 起，USP-NF 将原来的每五年一版改为每年出一个新版本，每两版之间的增补本也由原来 10 本减少为 2 本。考虑到亚洲地区药物工业迅速增长的特点，《美国药典》于 2002 年 1 月 1 日首次同步发行了《美国药典》亚洲版。

2．英国药典

《英国药典》，简称 BP。由英国药典委员会编辑出版，该委员会也是欧洲药典委员会的主要成员。《英国药典》出版周期不定，最新版本是 2005 年版，于 2005 年 8 月 26 日出版发行。《英国药典》版与版之间的增补用 Addendum 表示，如 British Pharmacopeia 1998 Addendum 1999。

3．日本药局方

《日本药局方》的英文缩写为 JP，最新版本为第十四改正版[JP（14）]《日本药局方》由一部和二部组成，共一册。第一部收载有凡例、制剂总则、一般试验方法和医药品各论。制剂共 27 种，包括有气雾剂、液体制剂和溶液剂、浸膏、配剂、胶囊剂、颗粒剂和丸剂等，一般试验法项下列出了各类测定方法。第二部收载有通则、生药总则、制剂总则、一般试验方法和医药品各论、药品红外光谱集，一般信息，最后有索引。《日本药局方》的索引包括药物的日本名索引、英文名索引和拉丁名索引三种。其中拉丁名索引用于生药品种。第一部和第二部中均有红外光谱附图。

《日本药局方》"医药品各论"中药品的质量标准，原料药正文项下依次列出了日文名、英文名、结构式、分子式和分子量、性状、鉴别、检查、含量测定和贮法（保存条件和容器），少量品种列出了有效期限；制剂正文项下为日文名、英文名、含量限度、制法、性状、鉴别、检查、含量测定。

二、中国药典的结构和各部分的主要内容

《中国药典》（2005 年版）于 2005 年 1 月出版发行，2005 年 7 月 1 日起正式执行。本版药典分一、二、三部，一部收载药材及饮片、植物油脂和提取物、成方制剂和单方制剂等。二部收载化学药品、抗生素、生化药品、

放射性药品以及药用辅料等；三部收载生物制品，首次将《中国生物制品规程》并入药典。《中国药典》（2005年版）由凡例、正文、附录和索引等四部分组成。本章重点介绍ChP（2005）二部的主要内容。

（一）凡例

"凡例"是解释和使用《中国药典》正确进行质量检定的基本原则，并把与本文品种、附录及质量检定有关的共性问题加以规定，避免在全书中重复说明。"凡例"中的有关规定具有法定的约束力。并规定：凡例中采用"除另有规定外"这一修饰语，表示存在与凡例有关规定不一致时，在正文品种中另作规定。"凡例"是药典的重要组成部分。现版药典对"凡例"的编排是按内容归类整理的，并冠以标题，便于查阅和使用。标题包括：名称及编排、标准规定、生物制品、检验方法和限度、残留溶剂、标准品、对照品、计量、精确度、试药、试液、指示剂、动物试验及包装、标签共十一类，二十八项。

（二）正文

《中国药典》正文为所收载的药品或制制剂的质量标准。正文品种按中文药品名称笔画顺序排列，同笔画数的字按起笔笔形的顺序排列；原料药在前，单方制剂在后；生物制品集中编排。药品质量标准的内涵包括三个方面：真伪、纯度、品质优良度，每一品种项下根据品种和剂型的不同，药品的质量标准的内容一般应包括以下诸项：（1）品名（包括中文名、汉语拼音名与英文名）；（2）有机药物的结构式；（3）分子式与分子量；（4）来源或有机药物的化学名称；（5）含量或效价规定；（6）处方；（7）制法；（8）性状；（9）鉴别；（10）检查；（11）含量或效价测定；（12）类别；（13）规格；（14）贮藏；（15）制剂等。同一原料药由于其制剂给药用途不同，需有不同的质量要求时，应在有关项目中予以注明。

（三）附录

1. 附录组成

《中国药典》附录记载了制剂通则、生物制品通则、通用检测方法、放射性药品检定法、生物检定统计法、试药和试纸、溶液的配制、制药用水、灭菌法、原子量表、药品质量标准分析方法验证、药物制剂人体生物利用度和生物等效性试验指导原则、药物稳定性试验指导原则、缓释、控释制剂指导原则、微囊、微球与脂质体制剂指导原则和细菌内毒素检查法应用指导原则。《中国药典》附录中收载的指导原则，是为执行药典、考察药品质量所制定的指导性规定，不作法定标准。

制剂通则中收载有片剂、注射剂、栓剂、胶囊剂、软膏剂、眼膏剂等二十一种制剂。在每一种剂型项下，有对该剂型的基本要求和常规的检查项目。除另有规定外各类制剂均应符合制剂通则项下有关的各项规定。

通用检测方法包括一般鉴别试验、分光光度法、色语法、物理常数测定法、特殊物质和基团的测定方法，一般杂质检查法以及制剂的一些常规检查方法等。

附录中采用"除另有规定外"这一修饰语、表示存在与附录有关规定不一致的情况时，在正文品种中另作规定。

2. 附录内容举例　以《中国药典》二部附录为例。如附录 XV A 为"试药"。试药是指在本版药典（二部）中供各项试验用的试剂，但不包括各种色谱用的吸附剂、载体与填充剂。除生化试剂与指示剂外，一般常用化学试剂分为基准试剂、优级纯、分析纯与化学纯 4 个等级，选用时可参考下列原则：

（1）标定滴定液用基准试剂；

（2）制备滴定液可采用分析纯或化学纯试剂，但不经标定直接称重计算浓度者，则应采用基准试剂；

（3）制备杂质限度检查用的标准溶液，采用优级纯或分析纯试剂

（4）制备试液与缓冲液等可采用分析纯或化学纯试剂。

（四）索引

《中国药典》（2005 年版）中除了中文品名目次是按汉语笔画顺序排列外，书末分列有中文名索引（按汉语拼音顺序排列）和英文名索引（按英文字母顺序排列）者检索。

第二节 药品质量标准的主要内容

一、药品的定义名称

20世纪以来，各国政府为加强药品的监督管理，均在该国的药品法、药事法中，规定了药品的定义，以明确管理对象。我国《药品管理法》中关于药品的定义是："药品：指用于预防、治疗、诊断人的疾病，有目的地调节人的生理功能并规定有适应症或者功能与主治、用法和用量的物质，包括中药材、中药饮片、中成药、化学原料药及其制剂、抗生素、生化药品、放射性药品、血清、疫苗、血液制品和诊断药品等。"上述定义包含以下要点。

第一，使用目的和使用方法是区别药品与食品、毒品等其他物质的基本点。没有任何物质其本质就是药品，只有当人们为了防治疾病，遵照医嘱或说明书，按照一定方法和数量使用该物质，达到治疗或预防或诊断人的某种疾病时，或能有目的的调节某些生理功能时，才称它为药品。而食品或毒品的使用目的显然与药品不同，使用方法也不同。

第二，我国法律上明确规定传统药（中药材、中药饮片、中成药）和现代药（化学药品等）均是药品，这和一些西方国家不完全相同。这一规定有利于继承、整理、提高和发扬中医药文化，更有效地开发利用医药资源为现代医疗保健服务。这一定义反映了对21世纪药品研究开发方向的高瞻远瞩。

第三，明确了《药品管理法》管理的是人用药品。这一点和日本、美国、英国等许多国家的药事法、药品法对药品的定义不同，他们的药品定义包括了人用药和兽用药。

二、名称

《中国药典》（2005年版）二部正文品种收载的中文药品名称是按照《中国药品通用名称》推荐的名称及其命名原则命名，药典收载的中文药品名称均为法定名称；英文名除另有规定外，均采用国际非专利药名（INN）；有机药物化学名称应根据中国化学会编撰的《有机化学命名原则》命名，母体的选定应与美国《化学文摘》系统一致。

新药名称的制订，可按世界卫生组织（WHO）编订的国际非专利药品名称命名，命名确定后，再译成中文正式品名。外文名根据需要也可制订一个新的词干。新药名称制定的原则，具体如下：

1. 药品名称应科学、明确、简短（一般以 2~4 个字为宜）；同类药物应尽量用已确定的词干命名，使之体现系统性。药品名称经国家药品监督管理部门批准，即为法定药品名称（通用名称）。

2. 避免采用可能给患者以暗示的有关药理学、治疗学或病理学的药品名称。

3. 外文名（拉丁名或英文名）应尽量采用世界卫生组织编订的国际非专利名，以便国际交流。INN 是世界卫生组织出版的不定期刊物，主要是推荐和介绍非专利药品名（包括英、拉、法、俄和西班牙等五国文字的名称），也介绍几个发达国家药典或有关资料的名称，并介绍命名的词干、词根等名称，制订新药的名称时可以参考。该书仅介绍主要有效部位结构的名称，对盐类应加上成盐的基团名称，按中国药典写法命名。例如去氧麻黄碱，INN 的拉丁名 Metamfetaminum，如该品为盐酸盐时，则应命名为 Metamfetamini Hydrochloridum。

4. 中文名尽量与外文名相对应，既音对应、意对应或音意对应，一般以音对应为主中文正式品名，应先查阅卫生部药典委员会编订的《药名词汇》中列出的一些药物基团的通用词干，如已收载，应采用，如未收载，则再按要求制定。

5. 化学名应根据科学出版社 1984 年出版的中国化学会编的《化学命名原则》，并参考国际理论和应用化学联合会 1979 年公布的有机化学命名原则命名，以上如有新版，应按新版命名。

6. 无机化学药品，如化学名常用且较简单，应采用化学名；如化学名不常用，用通俗名，如：盐酸、硼砂；酸式盐以"氢"标示，如：碳酸氢钠，不用"重"字碱式盐避免用"次"字，如：碱式硝酸铋，不用"次硝酸铋"。

7. 有机化学药品，其化学名较简短者，可采用化学名，如：苯甲酸；已习用的通俗名，如符合药用情况，可尽量采用，如：糖精钠、甘油等；化学名较冗长者，可根据实际情况，采用下列方法命名，一般以音译法为主。

8. 天然药物提取物，其外文名根据其植物来源命名者，中文名可结合其植物属种名命名。

9. 盐类药品，酸名列前，盐基列后。

10. 酯类药品，可直接命名为 XX 酯，拉丁文词尾用-atum，英文词尾用-ate。

11. 季铵类药品，一般将氯、溴置于铵前。

12. 放射性药品在药品名称中的核素后，加直角方括号注明核素符号及其质量数。

13. 对于沿用已久的药名，一般不得轻易变动；如必须改动，应将原用名作为副名过渡，以免造成混乱。

14. 药品可用专用的商品名。药品商品名，无论是外文名或中文译名，均不得作为药品通用名。

15. 药名中的基团关系，尽可能采用通用的词干加以体现。

三、性状

药品的性状是药品质量的重要表征之一。《中国药典》（2005 年版）在性状项下记载药品的外观、臭、味、溶解度以及理化常数等。现分别讨论如下。

（一）外观与臭味

外观性状是对药品的色泽和外表的感官规定。由于药典对本项目没有严格的检测方法和判断标准，因此仅用文字对正常的外观性状作一般性的描述。如水杨酸的外观性状被描述为：白色细微的针状结晶或白色结晶性粉末；无臭或几乎无臭，味微甜，后转不适；水溶液显酸性反应。有的药品外观性状可因生产条件的不同而有差异。只要这些差异不影响质量和疗效，一般是允许的。遇有对药品的晶型、细度或溶液的颜色需作严格控制时，应在检查项下另作具体规定。另外，凡药品有引湿、风化、遇光变质等贮藏条件有关的性质，也应择要记述，并与"贮藏"项相呼应。如盐酸金霉素的外观性状被描述为：金黄色或黄色结晶；无臭，味苦；遇光色渐变暗。

臭应是指药品本身所固有的，如二巯基丁二钠有类似蒜的特臭，但不包括因混有不应有的残留有机溶剂而带入的异臭。药品如出现不应有的异臭时，就说明其质量有问题具有特殊味觉的药品，必须加以记述，如盐酸金霉素"味苦"，硫酸亚铁"味咸、涩"。但毒、剧、麻药则不作"味"的记述，如盐酸吗啡为"白色针状结晶或结晶性粉末，无臭"，此处对"味"不作记述。

（二）理化常数

理化常数系指溶解度、熔点、凝点、比旋度、晶型、吸收系数、馏程、折光率、黏度、相对密度、酸值、碘值、羟值、皂化值等。理化常数是指该化合物固有的理化常数，故应用精制品测出，而不是用临床用药品来测定。精制品应说明精制方法和纯度，并列出实验数据。但在质量标准中规定的理化常数，则是用临床用药品测得订出。理化常数的测定结果对药品具有鉴别意义，同时也反映药品的纯度，是评价药品质量的主要指标之一。

理化常数测定时要严格按照现行版中国药典或国外药典的凡例或附录中有关规定的方法和要求进行实验。不同药品的质量标准中采用不同的理化常数控制质量，主要根据不同药品的具体情况而定。有关主要理化常数测定时通常选用的方法及对方法的要求、注意事项等，现概述如下。

1. 溶解度

溶解度是药品的一种物理性质。《中国药典》（2005年版）正文品种项下选用的部分溶剂及其在溶剂中的溶解性能，可供精制或制备溶液时参考；对在特定溶剂中的溶解性能需做质量控制时，应在该药品检查项下另做具体规定。

药品的溶解度在出现明显异常时，应作进一步研究和说明。例如，有机碱的盐，若在成盐工艺中加入的酸量不足，则会影响其在水中的溶解度。药品的晶型不同及所含结晶水不同时也会影响其溶解度。

溶解度测定法 难确称取（或量取）供试品一定量，加入一定量的溶剂在 25±2℃．每隔 5min 振摇 30s，30min 内观察溶解情况。一般看不到溶质颗粒或液滴时，即认为已完全溶解。易于溶解的样品，取样可在 1～3g 之间；贵重药品及剧药可适当减量，可用逐渐加入溶剂的方法，溶剂品种也应适当减少，但至少要作水、酸、碱、乙醇等溶剂。一般常用的溶剂有水、乙醇、乙醚、三氯甲烷、无机酸和碱等。

2. 熔点

熔点是多数固体有机药物的重要物理常数。《中国药典》测定熔点的方法有三种。第一法：用于测定易粉碎的固体药品；第二法：用于测定不易粉碎的固体药品（如脂肪、脂肪酸、石蜡、羊毛脂等）；第三法：用于测定凡士林或其他类似物质。并规定：各品种项下未注明时，均系指第一法。测定熔点的鉴别手段简单而可靠，可反映其纯度情况。

3. 凝点

凝点是指一种物质照《中国药典》方法测定，由液体凝结为固体时，在短时间内停留不变的最高温度。某些药品具有一定的凝点；纯度变更，凝点也随之改变。测定凝点可以区别或检查药品的纯杂程度。注意：有的药品在一般冷却条件下不易凝固，需另用少量供试品在较低温度使凝固后，取少量作为母晶加到供试品中，方能测定其凝点。例如，尼可刹米的凝点为 22～24℃。但需在约-10℃时才能够较快凝固，一般冷却条件下不易凝固，故本品的凝点测定，宜用在供试品中加入少量母晶的方法。测定时，也可将规定的凝点视作近似凝点，先使内管中供试品的温度较近似凝点约低 5℃，依法装妥，再置于较近似凝点约低 5℃的冷却液中，加入少量母晶，搅拌至供试品开始凝结。

4. 比旋度

比旋度是手性物质特有的物理常数，取决于手性物质的分子结构特征。测定比旋度可以区别或检查某些药品的纯杂程度，也可用于测定含量。测定旋光度时，用读数至 0.01°并经过检定的旋光计。《中国药典》采用钠光谱的 D 线（589.3nm）测定旋光度，除另有规定外，测定管长度为 1dn（如使用其他管长，应进行换算），测定温度为 20℃。测得供试品的旋光度后，通过计算，即得供试品的比旋度。

5.晶型

晶型为药物的重要特性,收载于正文各品种的质量标准的性状项下。1965年后一些国家药典对无味氯霉素混悬液中的原料晶型定为无效晶型 A 不得超过 10%,《中国药典》(2005 年版)亦用红外光谱法进行检查。同一种药物,由于其晶胞的大小和形状的不同,结晶结构不同,而出现多晶现象,它对药品质量与临床药效的影响,20 世纪 50 年代末即被人们注意。不同晶型的药物其生物利用度有时有很大差异。

例如无味氯霉素有 A 型、B 型、C 型和无定型 4 种晶型,其中 A 型属于稳定型,它在肠道内很难被酯酶水解,所以很难被吸收,溶出速度缓慢,为非活性型 o。B 型属于亚稳定型,易被酯酶水解,溶出速度比 A 型快,易被体内吸收,血浓度几乎为 A 型的 7 倍,为活性型。C 型为不稳定型,它可以转化为 A 型,溶出速度介于 A、B 型之间,一般也称为非活性型。但生产时 B 型产物中或多或少地存在着 A 型,因此必须要测定产品中 A 型的限量。值得注意的是:我国 1975 年以前,国内生产的无味氯霉素原料均为无效晶型 A,这是值得吸取的教训。为此,研制的新药如系固体化合物,除水溶性高者外,一般均应作 X—射线衍射图。国家规定创新药必须每批作 X—射线衍射图,其余类新药尽量每批作 X—射线衍射图,以确定所报新药的晶型归属。对已知不同晶型的药品生物利用度不同者,应规定晶型并列入质量标准中,以保证药品质量。

四、鉴别

药物的鉴别试验通常是指采用正文质量标准中鉴别项下规定的试验方法证明已知药物的真伪,而不是对未知物进行定性分析;对于原料药,还应结合性状项下的外观和物理常数进行确认。《中国药典》中药物的鉴别方法、特点及选择的基本原则如下:

1. 化学法

常用的化学方法有:呈色法、沉淀法、呈现荧光法、生成气体法物制备法、特殊焰色法等。《中国药典》(2005 年版)采用化学法鉴别举例如下:

(1)硫酸阿托品的显色法鉴别

取供试品约 10mg，加发烟硝酸 5 滴，置水浴上蒸干，得黄色的残渣，放冷，加乙醇 2～3 滴湿润，加固体氢氧化钾 1 小粒，即显深紫色。

（2）苯甲酸钠的沉淀法鉴别

取本品约 0.5g，加水 10ml 溶解后，作为供试品溶液。取供试品的中性溶液，加三氯化铁试液，即生成赭色沉淀；再加稀盐醋，变为白色沉淀。

（3）青霉素钠的焰色法鉴别

取铂丝，用盐酸湿润后，蘸取供试品，在无色火焰中燃烧，火焰即显鲜黄色。

（4）地西泮的呈现荧光法鉴别

取本品约 10mg，加硫酸 3ml，振摇使溶解，在紫外灯（365nm）下检视，显绿色荧光。

2．理化常数测定法

常用的理化常数测定法有：溶解度、熔点、比旋度、收系数、馏程、凝点、折光率、黏度及相对密度等常数的测定。

《中国药典》（2005 年版）收载的采用理化常数测定法鉴别那可丁原料药举例如下：

（1）晶型

本品为白色结晶性粉末或有光泽的棱柱状结晶。

（2）溶解度

本品在三氯甲烷中易溶，在苯中略溶，在乙醇或乙醚中微溶，在水中几乎不溶。

（3）熔点

本品的熔点为 174～177℃。

3．仪器分析法

常用的仪器分析法有：紫外光谱法、红外光谱法、气相色谱法、薄层色谱法等。《中国药典》（2005 年版）中采用的仪器分析法鉴别的示例如下：

（1）烟酰胺的紫外光谱法鉴别

取本品,加水制成每 1ml 中含 20μg 的溶液,照分光光度法测定,在 262nm 的波长处有最大吸收，在 245nm 的波长处有最小吸收，在 245nm 波长处的吸光度与 262nm 波长处的吸光度的比值应为 0.63～0.67。

(2) 琥乙红霉素的红外光谱法鉴别

本品的红外光吸收图谱应与琥乙红霉素标准品的图谱一致。如发现在 1260cm^{-1} 处的吸收峰与标准品的图谱不一致时，可取本品适量，溶于无水乙醇中，在水浴上蒸干，置五氧化二磷干燥器中减压干燥后测定。

(3) 琥乙红霉京的薄层色谱法鉴别

取本品与琥乙红霉素标准品，分别加丙酮制成每 1ml 中各含 4mg 的溶液。照薄层色谱法试验，吸取上述两种溶液各 10μl，分别点于同一硅胶 G 薄层板上，以三氯甲烷-乙醇-15％醋酸铵溶液（85：15：1）为展开剂，临用时用氨溶液调节 PH 至 7.0，展开后，在空气中干燥，喷以显色液（取对甲氧基苯甲醛 0.5ml，加冰醋酸 10ml、甲醇 85ml、硫酸 5ml，混合，即得），置 110℃加热至出现斑点。供试品所显主斑点的颜色和位置应与标准品的主斑点相同。

(4) 醋酸氟轻松软膏的高效液相色谱法鉴别　在含量测定项下记录的色谱图中，供试品峰的保留时间应与对照品蜂的保留时间一致。

4．生物检定法

《中国药典》（2005 年版）中收载的胰岛素采用生物检定法鉴别。

胰岛素的生物检定法鉴别　取本品适量，加用酸调节至 PH 为 2.5～3.0 的水制成每 1ml 中含 5 单位的溶液。在 20～30℃条件下，取体重 20～24g 的小鼠发生惊厥。立即给惊厥的小鼠腹腔注射 10％葡萄糖注射液 1ml，应能使惊厥停止。

五、检查

《中国药典》（2005 年版）规定检查项下包括有效性、均一性、纯度要求与安全性四个方面；对于规定中的各种杂质检查项目，系指该药品在按既定工艺进行生产和正常贮藏过程中可能含有或产生并需要控制的杂质；改变生产工艺时需考虑增修订有关项目。并规定：各类制剂，除另有规定外，均应符合各制剂通则项下有关的各项规定。其装量除附录已作规定外，按最低装量检查法检查，应符合规定。

药品的有效性，是以动物试验为基础，以临床疗效来评价的。药品的均一性，主要指制剂含量的均匀性，溶出度或释放度的均一性，装量差异及生物利用度的均一性。安全性包括：热原检查、毒性试验、刺激性试验、过敏试验、升压或降压物质检查等。药品的纯度要求主要是指对各类杂质的检查及主药的含量测定。有关杂质检查的内容与方法讨论如下：

（一）杂质检查的内容

1. 一般杂质的检查

一般杂质是指在自然界中分布较广泛，在多种药物的生产和贮藏过程中容易引入的杂质。包括氯化物、硫酸盐、铁盐、砷盐、铵盐、重金属、溶液颜色、澄清度、水分、干燥失重、炽灼残渣、易炭化物、有机溶剂残留量等项目的检查。一般杂质检查方法收载在《中国药典》的附录中。

2. 特殊杂质的检查

特殊杂质是指在个别药物的生产和贮藏过程中引入的杂质。如阿司匹林中的游离水杨酸的检查及醋酸地塞米松中硒的检查。特殊杂质的检查方法收载在《中国药典》正文各药品的质量标准中。

特殊杂质检查方法有显色法、沉淀法、容量分析法、旋光度法、紫外分光光度法、薄层色谱法和高效液相色谱法等。

（二）杂质检查方法的基本要求

对杂志检查方法的基本要求是：方法要专属、灵敏、试验条件要经过最佳化选择。对于色谱法，还要求方法具有较强的分离能力。即将供试品用强酸、强碱、光照、加热进行处理，然后，在既定的色谱条件下进行样品的分离，以考察色谱法的有效性。

（三）确定杂质检查及其限度的基本原则

1. 针对性

对一般杂质的检查，针对剂型及生产工艺来考察有关项目。对特殊杂质或有关物质的检查,也是要针对生产工艺及贮藏过程确定杂质的种类、数量及其限度。对毒性较大的杂质如砷盐、氰化物等要严格控制。

2.合理性

在药物研究过程中,对检查项目应尽可能全面考察,考查项目的设定要合理。杂质的限度确定也是非常重要的,既不能太低,影响药品质量,太高生产上难以达到,要根据具体情况确定。

六、含量测定

《中国药典》中含量测定项下规定的试验方法,用于测定原料及制剂中有效成分的含量,一般可采取化学、仪器或生物测定方法。药品的含量是评价药品质量、保证药品疗效的重要手段。含量测定必须在鉴别无误、杂质检查合格的基础上进行。可用于药品含量测定的方法有许多种。如何选用合适的方法,对方法的可靠性如何评价及对药品含量的限度如何确定等问题都是我们应考虑的。现讨论如下。

(一)药品含量测定常用的法定方法及其特点

1. 容量分析法

《中国药典》(2005 年版)中采用的容量分析法有非水溶液滴定法(含电位滴定法)、酸碱滴定法、银量法、碘量法、亚硝酸钠法、络合滴定法、氮测定法、双相滴定法、高锰酸钾法、溴酸钾法、碘酸钾法及高碘酸钾法。这类方法的专属性不高,但具有准确度较高、精密度好、仪器设备简单、操作简便、快速等优点,故广泛用于原料药的含量测定。如在《中国药典》(2005 年版)中氯氮草原料药和地西泮原料药都是采用非水滴定法测定含量,阿司匹林原料药采用酸碱滴定法测定含量。

阿司匹林含量测定 取本品约 0.4g,精密称定,加中性乙醇(对酚酞指示液显中性)20ml 溶解后,加酚酞指示液 3 滴,用氢氧化钠滴定液(0.1mol/L)滴定。每1ml 氢氧化钠滴定液(0.1mol/L)相当于 18.02mg 的 $C_9H_8O_4$。

2.重量分析法

本法属经典的分析方法。本法的优点是准确度高、精密度好。但缺点是操作较繁，需时较长，样品用量较多，故在药典中应用较少。但有些药品，如磺溴酞钠及其注射液中硫的含量测定，《中国药典》（2005年版）仍选用重量法。

磺溴酞钠中硫的测定　取本品约0.2g，精密称定，照氧瓶燃烧法进行有机破坏，选用1000ml燃烧瓶，以浓过氧化氢溶液0.5ml与水30ml为吸收液，使生成的烟雾完全吸入吸收液后，加盐酸2ml，用水稀释至200ml，煮沸，不断搅拌，缓缓加入热氯化钡试液约20ml，至不再发生沉淀，置水浴上加热30min，静置1h，用无灰滤纸滤过，沉淀用水分次洗涤至洗液不再显氯化物的反应，干燥并炽灼至恒重，残渣重量经用空白试验校正后，与0.1374相乘，即得供试品中含硫（S）的重量。

3.分光光度法

（1）紫外分光光度法　本法具有准确度较高、精密度较好、操作简便、快速等优点。主要用于原料药、单方制剂的含量测定，以及含量均匀度与溶出度的检查。在《中国药典》（2005年版）中，地西泮片、醋酸地塞米松片及氯氮片等均是采用紫外分光光度法测定含量。这些药品的含量测定在后面章节相应内容都有介绍。

（2）荧光分析法　本法不如紫外分光光度法应用广泛，但方法的专属性比UV法强，灵敏度高，故在《中国药典》（2005年版）中有些药品如：利血平片的含量测定仍选用荧光分析法。

利血平片的含量测定　避光操作。取本品20片，如为糖衣片应除去包衣，精密称定，研细，精密称取适量（约相当于利血平0.5mg），置100ml棕色量瓶中，加热水10ml，摇匀后，加三氯甲烷10ml，振摇，用乙醇定量稀释至刻度，摇匀，滤过，精密量取续滤液，用乙醇定量稀释成每1ml含利血平2μl的溶液，作为供试品溶液；另精密称取利血平对照品10mg，置100ml棕色量瓶中，加三氯甲烷10ml溶解后，再用乙醇稀释至刻度，摇匀，作为对照品溶液。精密量取对照品溶液与供试品溶液各5ml，分别置于试管中，加五氧化二矾试液2.0ml，激烈振摇后，在30℃放置1时，照荧光分析法（附录ⅣE），在激发光波长 400m，发射光波长 500nm 处测定荧光强度，计算，即得。

（3）原子吸收分光光度法　本法的专属性较强、灵敏度较高。当含有金属元素的药物没有更为简便、可靠的定量方法时，可选用本法。《中国药典》（2005 年版）采用本法测定含量的有：复方乳酸钠葡萄糖注射液及乳酸钠林格注射液等。

如复方乳酸钠葡萄糖注射液中氯化钾的测定采用原子吸收分光光度法。

对照品溶液的制备　取经 130℃干燥 2h 的氯化钾，精密称定，加水制成每 1ml 中含氯化钾 15 μg 的溶液，即得。

供试品溶液的制备　精密且取本品 10ml，置 100ml 量瓶中，加水稀释至刻度，摇匀，精密量取 10ml，置 100ml 量瓶中，加水稀释至刻度，摇匀，即得。

测定法　精密量取对照品溶液 15.0ml、20.0ml 与 25.0ml，分别置 100ml 量瓶中，各精密加下述溶液[取乳酸钠 0.31g，氯化钠 0.60g，氯化钙 0.02g 及无水葡萄糖 5.0g，置 100ml 量瓶中，加水溶解并稀释至刻度]10ml，加水稀释至刻度，摇匀。取上述各溶液及供试品溶液，照原子吸收分光光度法，在 767nm 的波长处测定，计算，即得。

（二）选择含量测定法的基本原则

1. 原料药（西药）的含量测定应首选容量分析法。滴定终点的确定，应用适宜的电化学方法确定等当点的变色域。如果无合适的容量分析法可选用时，可考虑采用重量法。如果两类方法均不适合时，可考虑用紫外分光光度法、色语法或其他方法。

2. 制剂的含量测定应首选色谱法。《中国药典》在色谱法中使用率最高的是删法，而 GC 法、TLC 法则应用较少。如果辅料不干扰测定，也可选用 UV 法或比色法。对于复方制剂常用 HPLC 或 GC 法。

3. 对于酶类药品应首选酶分析法，抗生素类药品应首选 GPLC 法及微生物检定法，放射性药品应首选放射性药品检定法等等。

4. 在其他方法均不适合时，可考虑使用计算分光光度法。例如《中国药典》（2005 年版）中维生素 A 及其制剂的含量测定均采用了三点校正法。使

用该法时,对样品的
预处理及允许使用该法的条件都作了详细规定。

5. 对于有些药品,如疫苗类、血液制品类等,因为没有合适的含量测定方法,故对于这类药品,应参照《中国生物制品规程》的有关规定进行检定及试验。

七、类别

《中国药典》(2005 年版)中药品类别系按药的主要作用与主要用途或学科的归属划分,不排除在临床实践的基础上作其他类别药物使用。如阿司匹林的类别属于解热、消炎镇痛药,青霉素钠的类别属于抗生素类药,肾上腺素的类别属于肾上腺素受体激动药。

八、贮藏

《中国药典》(2005 年版)中有关贮藏项下的规定,系对药品贮存与保管的基本要求,在中国药典凡例中收载。

药品的贮藏条件,包括:是否需要避光,是否需要低温贮藏,是否需要密封或严封等,以及药品在一定条件下贮藏时间的长短,即有效期的长短都是通过药品稳定性试验来确定的。稳定性试验的目的是考察原料药或药物制剂在温度、湿度、光线的影响下随时间变化的规律,为药品的生产、包装、贮存、运输条件提供科学依据,同时通过试验确定药品的有效期。

第三节 药品质量控制的法令性文件

一、药品非临床研究质量管理规范

《药品非临床研究质量管理规定》，是药品非临床研究质量管理的基本准则。非临床研究系指为了评价药品安全性，在实验室条件下，用实验系统进行的各种毒性试验，包括单次给药的毒性试验、生殖毒性试验、致突变试验、致癌试验、各种刺激性试验、依赖性试验及与评价药品安全性有关的其他毒性试验；实验系统指用于毒性试验的动物、植物、微生物和细胞等。我国现行的《药品非临床研究质量管理规范》（1999年版）正是为提高药品非临床研究的质量，确保实验资料的真实性、完整性和可靠性，保障人民用药安全，根据《中华人民共和国药品管理法》而制订的，主要适用于为申请药品注册而进行的非临床研究。

二、药品生产质量管理规范

《药品生产质量管理规范》是药品生产和质量管理的基本准则。为了进一步规范药品生产领域的生产行为，用科学、合理、规范化的条件和方法保证所生产的药品质量，尽量减少人为因素对产品质量的影响，GMP应运而生。它在国际上已被大多数政府、制药企业及专家一致认为是制药企业进行质量管理优良的、必备的制度。我国医药行业在20世纪80年代制定了符合我国国情的GMP。我国现行的《药品生产质量管理规范》（1998年版）适用于药品制剂生产的全过程及原料药生产中影响成品质量的关键工序。包括总则、机构和人员、厂房与设施、设备、物料、卫生、验证、文件、生产管理、质量管理、产品销售与回收、投诉与不良反应报告、自检及附则，共计14章88条。其中质量管理一章明确规定药品生产企业的质量管理部门应负责药品生产过程的质量管理和检验。主要职责为制定和修订物料、中间产品和成品的内控标准和检验操作规程，制定取样和留样制度；制定检验用设备、仪器、试剂、试液、标准品（或对照品）、滴定液、培养基、实验动物管理办法；对物料、中间产品和成品进行取样、检验、留样，并出具检验报告；评价原料、中间产品及成品的质量稳定性，为确定物料贮存期、药品有效期提供数据等等，规定十分具体和明确。

三、药品经营质量管理规范

《药品经营质量管理规范》是药品经营企业质量管理的基本准则。药品经营过程的质量管理，是药品生产管理的延伸，也是药品使用质量管理的前提和保证。GSP 是为了确保药品在经营过程中的合格品质，保证用户、消费者合法权益和人民用药安全有效而制定的。我国现行的《药品经营质量管理规范》（2000 年版）适用于中华人民共和国境内经营药品的专营或兼营企业，主要对药品批发企业、药品零售企业的质量要求分别做了详细阐述和解释，对药品的购进、储运、销售等环节实行质量管理做出了具体规定。

四、药品临床试验管理规范

《药品临床试验管理规范》是药品临床试验管理的基本准则。我国现行的《药品临床试验管理规范》（GCP）已于 1999 年 9 月 1 日由国家药品监督管理局颁布。药品临床试验是药品在人体进行的安全性与疗效的评价。药品临床试验管理规范是临床试验全过程（包括方案设计、组织、实施、监查、稽查、记录、分析总结和报告）的标准规定。为保证药品临床试验结果科学可靠，保护受试者合法权益并保障其安全，药品临床试验应遵循 GCP 的原则，这是药品临床试验过程规范的重要保证。凡药品进行各期临床试验，包括人体生物利用度或生物等效件试验均须按此规范执行。GLP，GMP，GSP，GCP 四个科学管理规范的执行，适应了新形势要求，加强了药品全面质量控制，有利于加速我国医药产业的发展，提高我国药业国际竞争力，提高效益，使药品研制、生产、经营、使用和管理等活动在法律的保护和制约下健康地发展。除了药品研究、生产、供应和临床各环节的科学管理外，有关药品检验工作本身质量管理更应重视；《分析质量管理》即用于检验分析结果的质量。

第九章 药物分析概况

第一节 药物分析的性质、任务与发展

一、药物分析的性质

药物分析是研究药品及其制剂的组成、理化性质、真伪鉴别、质量检查及成分测定的原理和方法的一门应用学科，是药学科学领域的重要组成部分之一。药物分析研究的对象是药物，它包括化学结构已经明确的天然药物和合成药物及其制剂，也包括合成药物的原料、中间体和副产物，还包括各种制剂的赋形剂和附加剂，以及药物的降解产物、体内代谢产物、中药及生化药物的指标性成分等等。药物分析的主要研究内容是检测药物的性状、鉴定药物的真伪、检查药物的质量和测定药物的含量。药物分析的方法主要是化学分析法、仪器分析法和生物化学法，也涉及物理常数测定法等。

二、药物分析的任务

药物分析的主要任务是根据药品生产质量管理规范、药品经营质量管理规范以及药品临床试验管理规范的有关规定，在药品的研制、生产、供应、贮藏、调配以及临床使用过程中都必须经过严格的分析检验，全面控制药品质量，保证用药的安全、合理、有效。药物从研制开始，药物分析工作就与生产单位紧密配合，开展药物及其制剂从原料到生产过程中的各个环节的质量控制。包括：严格控制原料药及中间体的质量；发现影响药品质量的主要工艺，从而优化生产工艺条件，促进生产和提高质量；严格考察药品稳定性．确定药品的有效期

等。在药品的经营管理方面,注意药物在贮藏过程中的质量与稳定性考察,以便完善科学合理的贮藏条件和管理办法,保证药品质量。更应重视的是,药品质量的优劣和临床用药是否合理直接影 g6r 临床征象和临床疗效,所以开展临床药物监测工作至关重要,监测体内药物的吸收、分布、代谢和排泄过程,可用于研究药物的作用特性和作用机理、制订个体化给药方案,以及病人对药物治疗依从性等方面的评估,更好地指导临床用药,减少药物的毒副作用,提高药品使用质量。从方法学的角度来看,不断改进和提高药物分析技术,创立新的药物分析方法,也是药物分析的任务。因此,药品质量的全面控制不是某一个单位或部门的工作,所涉及的整个内容也不是一门课程可以独立完成的,药品质量的全面控制是一项涉及多方面、多学科的综合性工作。

三、药物分析的发展

面对我国已加入世界贸易组织的新形势,药品标准的国际化要求我国现行的国家药品标准必须不断提高;天然产物或中药活性成分化学结构的确定,必须采用多种结构分析方法,进行综合的波谱解析;要研制能参与国际市场竞争的中草药新药和新制剂,以及生产高质量和稳定可靠的原料,要求对原料和成品有科学可控的质量标准,运用指纹图谱技术能够提高中成药饮片、中药材以及中成药质量标准的可控性;对于中成药质量的评价更应运用现代分离分析技术和计算机技术;另外,现代生物技术所研制的生化药物和基因工程药物可能合有与化学合成药物产品中杂质不同的有害物质,在检测方法上,大都采用适合于肽、蛋白质、多糖等大分子化合物的现代色谱、光谱综合方法。因此,摆在药物分析学科和药物分析工作者面前的迫切任务,不再仅仅是静态的常规检验,而要运用现代的分析方法和技术,深入到工艺流程、反应历程、生物体内代谢过程和综合评价的动态分析监控中,尤其是仪器分析和计算机技术的迅猛发展,推进了将一种分离手段和一种鉴定方法结合组成的多种联用分析技术的诞生,集分离与鉴定于一体,提高了方法的灵敏度、准确度以及对复杂未知物的分辨能力,从而要求药物分析工作者应及时掌握新方法和新技术,不断学习,不断探索,适时选用各种分析方法与技术,促使药物质量研究达到新的水平。

第二节 药物分析的效能指标

药品质量标准分析方法验证的目的是证明采用的方法适合于相应的检测要求，在起草药品质量标准时，分析方法需经验证；在药物生产方法变更、制剂的组分变更、原分析方法进行修订时，质量标准分析方法也需进行验证。方法验证过程和结果均应记载在药品标准起草或修订说明中。

需验证的分析项目有：鉴别试验、杂质定量或限度检查、原料药或制剂中有效成分含量测定，以及制剂中其他成分（如降解产物、防腐剂等）的测定。药品溶出度、释放度等功能检查中，其溶出量等测试方法也应作必要的验证。

验证的内容有：准确度、精密度（包括重复性、中间精密度和重现性）、专属性、定量限、线性、范围和耐用性。

一、定量限（测定限）

定量限是指样品中被测物能被定量测定的最低量，其测定结果应具一定准确度和精密度。杂质和降解产物的定量方法研究时应确定定量限。

常用信噪比法确定定量限。一般以 S/N=10 的相应浓度或注入仪器的量进行确定。

二、专属性（选择性）

专属性系指在其他成分（如杂质、降解产物、辅料等）可能存在的情况下，该方法能准确测定出被测物的特性；反映该方法对混合试样中的被测组分准确而专属的测定能力。鉴别反应、杂质检查及含量测定方法均应考察其专属性。如方法不够专属，应采用多个方法予以补充。

（一）鉴别反应的专属性

应能与可能共存的物质或结构相似的化合物区分；不含被测成分的样品，以及结构相似或组分中的有关化合物，均应呈负反应。

（二）含量测定和杂质测定的专属性

当采用的是色谱法或其他分离方法时，应附代表性图谱，以说明专属性。图中应标明诸成分的位置，色谱法中的分离度应符合要求。在杂质可以获得的情况下，对于含量测定，试样中可加入杂质或辅料，考察测定结果是否受干扰，并可与未加杂质或辅料的试样比较测定结果；对于杂质测定，也可向试样中加入一定量的杂质，考察杂质能否得到分离。在杂质或降解产物不能获得的情况下，可将合有杂质或降解产物的试样进行测定，与另一个经验证的或药典方法比较结果。

三、线性

线性是指在设计范围内，测试结果与试样中被测组分浓度直接呈正比关系的程度。在药物分析中，不少检测结果和样品中被测组分的浓度有线性关系，理论上有线性关系的两个量，由于受实验条件以及其他因素的影响，是否有线性关系以及线性方程中的两个参数（斜率和截距）还需要通过实验来确定。

四、范围

范围系指用能达到一定精密度、准确度和线性的测试方法适用的高低限浓度或量的区间。

范围应根据分析方法的具体应用以及线性、准确度、精密度结果和要求确定。原料药和制剂含量测定，范围应为测试浓度的80%～120%；制剂含量均匀度检查，范围应为测试浓度的70%～130%；根据剂型特点，如气雾剂、喷雾剂，范围可适当放宽，溶出度或释放度中的溶出量测定，范围应为限度的±20%；杂质测定应为被测杂质限度的50%～120%。

五、耐用性

耐用性系指在测定条件有小的变动时，测定结果不受影响的承受程度境因素的变化对分析方法的影响程度，为常规检验提供依据。

典型的变动因素有被测溶液的稳定性、样品提取次数和时间、流动相的组成和pH值、不同厂牌或不同批号的同类型的色谱柱或固定相或担体、柱温、流动相的流速、进样口和检测器温度等。经试验，应说明小的变动能否通过设计的系统适用性试验，以确保方法有效。如果测试条件要求苛刻，应在方法中写明。

第三节 药物分析的统计学知识

药品检验中测定的数据,由于受分析方法、测量仪器、所用试剂以及分析工作者的主观因素等方面的影响,使得测量结果不可能与真实值完全一致。客观上存在的不可避免的误差使得任何测定都不可能绝对难确。在一定条件下,测量结果只能接近真实值,而不能达到真实值。

因此,在实际工作中必须对实验结果的可靠性作出合理的判断并予以正确表达。

误差是测量值对真实值的偏离。误差越小,测量的准确性越高。

误差按计算方法的不同可分为绝对误差和相对误差,按来源的不同可分偶然误差和系统误差。

一、绝对误差和相对误差

1.绝对误差

绝对误差是测量值与真实值之差。若以 x 代表测量值,μ 代表真实值,则绝对误差 δ 为:$\delta = x - \mu$。

绝对误差可以是正值,也可以是负值。且以测量值的单位为单位。测量值越接近真实值,绝对误差越小;反之,越大。

真实值是一个可以接近而不可达到的理论值。工作中常把纯化学试剂的理论含量作为真实值,或把有经验的人用最可靠的方法对试样进行多次测定所得的平均结果作为真实值(这种试样称为标准试样),实际上这些真实值也都带有一定的误差。

2.相对误差

相对误差是以真实值的大小为基础表示的误差值,没有单位。相对误差反映误差在测量结果中所占的比例,因此,分析工作者更常使用。

以下式表示：

$$\text{相对误差} = \frac{\text{绝对误差}}{\text{真实值}} \times 100\% \approx \frac{\delta}{\mu} \times 100\% = \frac{x-\mu}{\mu} \times 100\%$$

二、系统误差和偶然误差

1.系统误差　系统误差也叫可定误差，是由某种确定的原因引起的误差。一般有固定的方向（正或负）和大小，重复测定时重复出现。

根据误差来源，又可把系统误差分为方法误差、仪器误差、试剂误差以及操作误差。

（1）方法误差

由于分析方法本身不完善或选用不当所造成的误差称为方法误差。如重量分析中的沉淀溶解、共沉淀、沉淀分解、挥发等因素造成的误差；容量分析中的滴定反应不完全、干扰离子的影响、指示剂不合适、其他副反应的发生以及标准溶液本身的误差等原因造成的误差。可用对照品或标准品作对照试验，以求得方法误差的大小。对误差较大的分析方法必须寻找新的方法加以改正。

（2）试剂误差

由于试剂不纯或不符合要求而造成的误差称为试剂误差。可以更换试剂来克服，也可用空白试验的方法测知误差的大小并加以校正。

（3）仪器误差

由于仪器未经校准而造成的误差称为仪器误差。所用仪器应预先校准，如天平的灵敏度、砝码的准确度、容量仪器的刻度、分光光度计的波长等。另一简便有效的办法是测定中始终使用同一仪器，来抵消仪器误差。例如，称取供试品或沉淀的重量的（通常是两次重量之差），只改变小砝码而不改变大砝码，则大砝码的误差可以相抵消；在分光光度法测定中使用同一比色杯测定标准溶液及供试品溶液的吸光度，可以抵消比色杯的误差。

（4）操作误差

由于分析者操作不符合要求造成的误差叫做操作误差。如分析者对滴定终点颜色改变的判断能力不够高，总是偏深或偏浅；或读取滴定管刻度的习惯不当，总是偏高或者偏低等。操作误差可以通过对照试验或者经过有经验的分析人员校正而减免。在操作误差中有一部分属于偶然误差。

2.偶然误差

偶然误差也称为不可定误差或随机误差，是由偶然的原因所引起。例如，实验室的温度、湿度以及仪器电压等的偶然变化所造成的误差。偶然误差的大小和正负都不固定，但是，多次测定就会发现绝对值大的误差出现的概率小，绝对值小的误差出现的概率大，正负偶然误差出现的概率大致相等。因此，通过增加平行测定的次数，便可减免偶然误差。也可通过统计方法估计出偶然误差值，并在测定结果中予以正确表达。

第十章 药物的鉴别

第一节 概述

进行药物分析时,首先要对供试品进行鉴别,必须在鉴别无误的情况下,方可再进行检查、含量测定等分析检验工作,否则是没有意义的。它们是顺序关系,均居同样重要的地位。选用鉴别方法的原则,必须准确、灵敏、简便、快速。鉴别主要根据该药物的化学结构以及它的理化性质来进行试验。药物的鉴别试验主要用来证实鉴别对象是否为标签所示的药物,但不能用来鉴别未知物。对于原料药,还应结合性状项下的外观和物理常数进行确认,作为鉴别试验的补充。

一、药物鉴别的主要项目

1. 性状鉴别

药物的性状反映了药物所特有的物理性质,一般包括外观、嗅、味、溶解度以及其他一些物理常数等。

2. 一般性鉴别

药物的一般性鉴别以药物的化学结构、物理化学性质为依据,通过特殊的化学反应来鉴别药物的真伪。对于无机药物,通常根据其组成的阴离子和阳离子的特殊反应来进行;而对有机药物则大部采用典型的官能团反应。

一般鉴别试验只能用来确认单一的化学药物,如为数种化学药物的混合物或有干扰物质存在时,除另有规定外,应不适用。一般鉴别试验囊括的范围广泛,内容丰富,主要有:有机酸盐类(水杨酸盐、枸橼酸盐、乳酸盐、苯甲酸盐、酒石酸盐）；无机金属盐类（钠盐、钾盐、锂盐、钙盐、钡盐、铵盐、镁盐、铁盐、铝盐、锌盐、铜盐、银盐、汞盐、锁盐、铋盐、亚锡盐）；丙二酰脲类；托烷生物碱类；芳香第一胺类；有机氟化物类；无机酸盐类（亚硫酸盐或亚硫酸氢盐、硫酸盐、硝酸盐、硼酸盐、碳酸盐与碳酸氢盐、醋酸盐、磷酸盐、氯化物、溴化物、碘化物）。

还需指出的是，经过一般鉴别试验只能证实是某一类药物，而不能证实具体是哪一种药物。例如，经一般鉴别反应的钾盐试验，只能证实某一药物为钾盐，但不能确认到底是氯化钾、苯甲酸钾，还是其他某一种钾盐药物。要想最后证实被鉴别的物质到底是哪一种药物，必须在一般鉴别试验的基础上，再进行专属鉴别试验。

3. 专属性鉴别

上面提到，要具体证实某一种药物，除了一般性鉴别外，还必须进行药物的专属性鉴别试验。专属鉴别根据药物间化学结构的差异及其所引起的物理化学性质的不同，选用某些特有的灵敏定性反应，来鉴别药物的真伪，是具体证实某一种药物的依据。

综上所述，一般鉴别试验是以某些类别药物的共同化学结构为依据。根据其相同的物理化学性质来进行药物真伪的鉴别，以区别不同类别的药物。而专属鉴别试验，则是在一般鉴别试验的基础上，利用各种药物的化学结构差异，来鉴别药物，以区别同类药物或具有相同化学结构部分的各个药物单体，达到最终确认药物真伪的目的。

二、鉴别反应的选择性

一种试剂只与几种物质起反应，我们把该反应称为选择性反应，该试剂称为选择性试剂。如果一种试剂只与一种物质起反应，则这一反应的选择性最好，称为专属反应或特效反应，该试剂为专属试剂或特效试剂。一种试剂能和多种物质起反应，这种反应的选择性就不好。

例如 NH_4^+ 与 NaOH 作用生成氨气（NH_3），具有特殊气味，并使红色石蕊试纸变蓝,通常认为这是 NH_4^+ 的专属反应。而 K_2CrO_4 与 Pb^{2+} 生成黄色沉淀,但它亦能与 Ba^{2+}、Sr^{2+} 等起作用,也生成黄色沉淀,所以当它们共存时,就不能断定黄色沉淀是不是 $PbCrO_4$ 了,所以该反应的选择性较差。

到目前为止,特效反应并不多,而且所谓的特效反应也并非绝对专一,而是相对于一定条件而言的。比如鉴定 NH_4^+ 的反应如果在热的 NaOH 介质中,CN^- 也可以与其反应放出氨气。当 Ba^{2+}、Sr^{2+} 同时存在时,以 CrO_4^{2-} 检验 Ba^{2+},如果反应在 HAc-NaAc 缓冲溶液中进行,由于溶液的酸度足以使 CrO_4^{2-} 的平衡浓度降低,进而使 $SrCrO_4$ 沉淀不能析出,而 $BaCrO_4$ 的溶解度比 $SrCrO_4$ 小,这时仍能析出沉淀,从而提高了反应的选择性。

分析工作者一方面要努力寻求特效试剂,另一方面还要创造条件,使干扰物质的反应不能发生,这样就有可能使原来选择性比较差的反应的选择性有所改善,甚至变为特效反应。

目前,提高鉴别反应选择性的主要途径有:控制溶液的酸度,加入掩蔽剂,分离干扰物质和附加补充试验等。后者是通过附加一些补充试验的办法,将鉴别物质与干扰物质加以区分。必须指出,在选择鉴别反应时,需要同时考虑反应的灵敏度和选择性,应该在灵敏度能满足要求的条件下,尽量采用选择性高的反应。

三、空白试验和对照试验

在鉴别反应中,选用的鉴别反应的灵敏度都很高,但有时并不能完全保证鉴别的可靠性这是因为:

①溶剂、辅助试剂或器皿等可能引进外来离子,从而被当作试液中存在的离子而鉴定出来。

②试剂失效或反应条件控制不当,而使鉴别反应的现象不明显或得出否定的结果。

对于第一种情况可以通过空白试验来解决。

所谓空白试验就是在鉴别反应的同时,另取一份配制试样溶液用的蒸馏水代替试液,然后以同样的方法进行试验。

空白试验用来检查试剂或蒸馏水中是否含有被鉴别的物质。例如在 HCl 溶液中用 NH_4SCN 鉴别 Fe^{3+} 时得到浅红色溶液,表示有微量铁存在。为了进一步弄清 Fe^{3+} 是否为原试样所有,可另取配制试液的蒸馏水和 HCl 溶液以同样的方法进行实验,如果得到同样的浅红色,说明此微量 Fe^{3+} 并非原试样所有,若得到更浅的红色或者无色,说明试样中确有微量 Fe^{3+}。

对于第二种情况,即当鉴别反应不够明显或现象异常时,往往要作对照试验。

对照试验是用已知溶液代替试液,用同样方法进行的试验,用来检查试剂是否失效或反应条件是否控制准确。例如用 $SnCl_2$ 溶液鉴别 Hg^{2+} 时,未出现黑色沉淀,可认为无 Hg^{2+} 存在。但是考虑到 $SnCl_2$ 溶液容易在空气中被氧化而失效,故取少量已知 Hg^{2+} 溶液,加入 $SnCl_2$ 溶液,如未出现黑色沉淀,说明 $SnCl_2$ 溶液失效,此时应该重新配制溶液。

需要指出的是,在定量分析(如药物含量测定)中也用到空白试验和对照试验。它们用来检验和消除系统误差。与上述相比,其含义不尽相同。

四、鉴别试验的条件

鉴别试验除了要具有能觉察到明显的化学变化或物理特性外,同时还要控制适当的反应条件,以达到鉴别的准确、灵敏、快速、简便等要求。

也就是说，鉴别试验应该是在规定的条件下完成，否则鉴别试验的结果是不可信的。

1. 溶液的浓度

溶液的浓度主要是指被鉴别药物的浓度，但是在鉴别试验中也不能忽视所用各种试剂的浓度。鉴别试验多采用观测沉淀、颜色或各种光学参数的变化，来判定结果，因此药物和有关试剂的浓度都会直接影响上述的各种变化。比如对离子反应的颜色来说，若被检离子的浓度太低，而与试剂作用所产生的颜色太强，则不易鉴别；对沉淀的生成来说，只有溶液中的反应离子浓度的乘积（离子积）超过该沉淀的溶度积时才能发生。因此，只有供试品溶液的浓度达到足够要求时，才能达到预期的效果，故在有些工作中为了提高供试品溶液的浓度常采用将供试品溶液浓缩、蒸干等措施。

2. 溶液的酸碱度

许多鉴别反应都需要在一定酸碱度（一定 PH）下才能进行。如沉淀反应，从酸性溶液中，不可能析出可溶于酸的沉淀；同样在碱性溶液中，不可能析出溶于碱的沉淀；若生成的沉淀产物既可溶于酸又可溶于碱，则只能在中性环境进行沉淀。因此，在鉴别试验时应根据反应物和产物的性质，调节至需要的酸碱度，创造有利于正反应发生的条件，使生成物处于稳定和易于观测的状态。

3. 干扰组分的存在

在鉴别试验中，药物结构中的其他部分或药物制剂中的其他组分也可参加鉴别反应，对鉴别试验结果产生干扰，就会混淆试验结果。这时必须选择专属性更高的鉴别反应来消除干扰或采取分离手段将干扰组分分离。

4. 试验时间

一般来说，有机化合物所产生的化学反应与无机化合物不同，许多无机反应进度很快，其反应为离子反应，它是依靠离子间的静电引力，故结合较迅速。而有机化合物的反应，一般来说都是分子之间的反应，化学反应能否顺利进行，依赖于原有共价键断裂和新价键形成的难易，这些价键的更替需要一定的反应时间和条件，同时有机反应比较复杂，化学反应过程中，有时存在着许多中间阶段，有时还要加催化剂才能进行。因此，使鉴别反应完成，需要一定时间。

五、鉴别方法

目前在药物的一般鉴别试验中，主要采用化学法、光谱法和色语法三种方法。

1. 化学鉴别法

基于供试品所具备的一些特定的化学性质而进行的一级鉴别试验，依据反应环境的不同可分为干法和湿法两大类。

（1）干法：将供试品（待鉴定试样）和适当试剂在规定的温度条件下（一般是高温）进行试验，观测此时所发生的特异现象。

①焰色反应：它是一种最常用的干法，利用某些元素所具有的特异焰色，来鉴别它们是哪一类盐类药物。

焰色反应的具体操作方法如下：取一根装在玻璃棒或玻璃管端的铂丝，将铂丝前端圈成小环。在煤气灯或酒精喷灯的无色火焰中烧铂丝，趁热将铂丝在盐酸中蘸一下，取出再在火焰中烧，重复以上操作，直至灼烧时火焰仍为无色，这说明铂丝已处理洁净。然后用上述洁净的铂丝蘸取供试品粉末或溶液，在无色火焰中燃烧，使火焰显出特殊的颜色。

②加热分解：在适当的温度条件下，加热使供试品分解．生成有特殊气味的气体，也是鉴别试验常用的干法。

（2）湿法：该方法是将供试品和特殊的试剂溶解在适当的溶剂中，在一定条件下进行反应，产生易于观察的变化（如颜色、沉淀、气体、荧光等）。

①显色反应鉴别法：在供试品溶液中加入适当的试剂溶液，在一定条件下进行反应，生成易于观测的有色产物。在鉴别试验中最为常用的显色反应有：

三氯化铁反应：含有酚羟基或水解后能产生酚羟基的物质具有此类反应特性；

异羟肟酸铁反应：多为芳香酸及其酯类、酰胺类；

茚三酮显色反应：含有脂肪氨基的物质；

重氮化-偶合显色反应：含芳伯氨基或能产生芳伯氨基的物质；

氧化还原显色反应及其颜色反应：同一元素的不同价态具有明显差别的颜色，如 W（+5）和 W（+6）。

②基于生成沉淀的鉴别法：在药物鉴别中，可利用的沉淀反应类型主要有以下几类：

与重金属离子的沉淀反应：在一定条件下，药物和重金属离子反应，生成不同形式的沉淀；

与硫氰化铬铵（雷氏盐）的沉淀反应：这类药物多为生物碱及其盐，具有芳香环的有机碱及其盐；

其他沉淀反应。

③基于荧光反应的鉴别法：药物鉴别中常用的荧光发射形式有以下类型：

药物本身可在可见光下发射荧光；

药物溶液加硫酸酸化后，在可见光下发射荧光；

药物和溴反应后，在可见光下发射出荧光；

药物和间苯二酚反应后，发射出荧光，及药物经其他反应后，发射荧光。

④基于生成气体的鉴别法：大多数的胺（或铵）类药物、酰脲类药物以及某些酰胺类药物，强碱处理后，加热可产生氨（胺）气；

化学结构中含硫的药物，经强酸处理后，加热，产生硫化氢气体；

含碘有机药物经火加热，可生成紫色碘蒸气；

含醋酸酯和乙酰胺类药物，经硫酸水解后，加乙醇可产生醋酸乙酯的香味。

2．光谱鉴别法

在药物的光谱鉴别中，主要有紫外光谱鉴别法和红外光谱鉴别法两种。

（1）紫外光谱鉴别法：常用的方法有：

①标准品对照法；

②规定吸收波长法；

③规定吸收波长和相应的吸光度法；

④规定吸收波长和吸收系数法；

⑤规定吸收波长和吸光度比值法。

（2）红外光谱鉴别法：红外光谱法是一种专专属性很强、应用面广（适用于固体、液体、气体样品）的鉴别方法。在用红外光谱进行鉴别试验时，中国药典一般均采用标准图谱对照法，但也有采用对照品法的，如美国药典。

3. 色谱鉴别法

利用不同物质在不同色谱条件下，产生各自的特征色谱行为（保留值或保留时间）来进行鉴别试验。

常用的方法有：

（1）薄层色谱鉴别法：在实际工作中，一般采用对照品（或标准品）比较法，要求供试品斑点的比移值（R_f）应与对照品斑点一致。

（2）高效液相色谱鉴别法：在规定条件下进行高效液相色谱试验，要求供试品和对照品色谱峰的保留时间应一致。含量测定方法为内标法时，可要求供试品溶液和对照品溶液的色谱图中药物峰的保留时间与内标物峰的保留时间比值应相同。

（3）气相色谱鉴别法：方法同高效液相色谱法。

（4）纸色谱鉴别法：纸色语法存在分离效能低、分析时间长等缺点渐被薄层色谱法或其他色谱法所取代。在药物鉴别试验中逐渐被薄层色谱法或其他色谱法所取代。

第二节 方法与原理

一、有机氟化物

取约 7mg 供试品,按照氧瓶燃烧法进行有机破坏,用 20 mL 水和 6.5mL 的 0.01mol/L 氢氧化钠溶液作为吸收液,待燃烧完全后,充分振摇;然后取 2mL 吸收液,依次加 0.5mL 茜素氟蓝试液,12%醋酸钠的稀醋酸溶液 0.2mL,用水稀释至 4mL,再加硝酸亚铈试液 0.5mL,即显蓝紫色;同时做空白对照试验。

二、有机酸盐

1. 水杨酸盐

(1)与三氯化铁反应:取供试品稀溶液,加 1 滴三氯化铁试液,即显紫色。水杨酸盐在中性或弱酸性条件下,和三氯化铁试液生成配位化合物,在中性时呈红色,弱酸性时呈紫色;若在强酸性中,配位化合物即分解,生成游离水杨酸。

本反应极为灵敏,只需取稀溶液进行试验,如取用量大,产生颜色过深时,可加水稀释后观察。

(2)加稀盐酸析出白色沉淀:取供试品溶液,加盐酸,即析出白色水杨酸沉淀;分离,沉淀在醋酸铵溶液中溶解。

水杨酸几乎不溶于水(0℃时溶解度仅为 1g/1500 L),故供试品加酸后会析出游离的水杨酸。由于水杨酸的酸性($K=1.06\times 10^{-3}$,25℃)强于醋酸($K=1.85\times 10^{-5}$,25℃),故析出的水杨酸能与醋酸铵作用生成醋酸,而本身形成铵盐而溶解。另外析出的水杨酸亦可经冷水洗涤、干燥后测定熔点(158~161℃)。

2. 苯甲酸盐

（1）与三氯化铁反应：取供试品的中性溶液，加三氯化铁试液，即生成赭色沉淀，再加稀盐酸，沉淀分解，生成游离的苯甲酸白色沉淀。

（2）加硫酸反应：取供试品置于干燥的试管中，加硫酸后，加热，不炭化，但析出苯甲酸，在试管内壁凝结成白色升华物。

苯甲酸盐在强酸作用下，析出游离苯甲酸，加热可升华并凝结于温度较低的试管上部内壁上。游离苯甲酸升华物也可测定熔点（121~123℃）。

3. 乳酸盐

取 5mL 供试品溶液（约相当于 5mg 乳酸），置于试管中，依次加 1mL 溴试液、0.5 稀硫酸，水浴加热，并用玻棒小心搅拌至颜色褪去，再加 4g 硫酸铵，混合均匀，沿管壁逐滴加入 10%亚硝基铁氰化钠的稀硫酸溶液 0.2mL 和 1mL 浓氨水，溶液将分成两层。此反应可能为乳酸盐经溴氧化而成乙醛，然后呈亚硝基铁氰化钠与乙醛的反应，在放置 30 min 内，两液层的接界面处出现一暗绿色的环。

4. 枸橼酸盐

（1）取 2mL 供试品溶液（约相当于 10 mg 枸橼酸），加数滴稀硫酸，加热至沸腾，再加数滴高锰酸钾试液，振摇，紫色即消失；溶液分成两份，一份中加 1 滴硫酸汞试液，另一份中逐滴加入溴试液，均生成白色沉淀。

试验时应控制高锰酸钾的用量。若加入高锰酸钾过多，丙酮二羧酸可被进一步氧化成二氧化碳和水，因而加硫酸汞和温水后均得不到正反应。进行五溴丙酮反应时，应边振摇边滴加溴水，如溴水加入量过大或速度过快，则沉淀吸附溴而呈黄色。所取供试品量较少时只产生浑浊。

（2）取约 5mg 供试品，加 5mL 的吡啶—醋酐（3:1），振摇，即生成黄色到红色或紫红色溶液。

5. 酒石酸盐

（1）银镜反应：取供试品的中性溶液，置洁净的试管中，加数滴氨制硝酸银试液，水浴加热，银即游离并附在管的内壁形成银镜。

（2）取供试品溶液，用醋酸酸化后，依次加 1 滴硫酸亚铁试液和过氧化氢溶液，待溶液褪色后，用氢氧化钠试液碱化，溶液即显紫色。

本试验必须严格控制条件，过氧化氢、硫酸亚铁和氢氧化钠的量一定要适宜，否则得不到满意的结果或导致试验失败。硫酸亚铁应新制，并对 2mL 供试品溶液仅可加一滴，H_2O_2 量亦需适宜，过少无反应，过多则得不到紫色络合物，而往往得到棕色或棕红色产物。

6. 醋酸盐

（1）取供试品，加硫酸和乙醇后加热，即产生醋酸乙酯的香气。

（2）取供试品的中性溶液，加 1 滴 $FeCl_3$ 试液，溶液呈深红色，加稀盐酸，红色褪去。

（3）取供试品，加硫酸后，加热，即分解产生醋酸的特臭味。醋酸为挥发性的有机酸，其盐类遇不挥发强酸加热即分解产生醋酸的臭味。

三、无机金属盐

1. 锂盐

（1）焰色反应：取铂丝，用盐酸湿润后，蘸取供试品，在无色火焰中燃烧，火焰显胭脂红色。锂的火焰光谱在可见光区有 460.29nm、610.36nm 及 670.78nm 几条主要谱线，其中以 670.78nm 最强，故锂盐的燃烧火焰显胭脂红色。

（2）与碳酸钠反应：取供试品溶液，加氢氧化钠试液碱化后，加入碳酸钠试液，煮沸，即生成白色沉淀；分离，沉淀能在氯化铵试液中溶解。

（3）取适量供试品，加入稀硫酸或可溶性硫酸盐溶液，不生成沉淀（与铝盐区别）。

2. 钠盐

（1）焰色反应：取铂丝，用盐酸湿润后，蘸取供试品，在无色火焰中燃烧，火焰即呈鲜黄色。钠的火焰光谱位于可见光区，有 589.0 nm、589.6nm 主要谱线，故其燃烧火焰显黄色。本焰色反应极为灵敏（最低检出限量为 0.1mg 钠离子）。因此，对所用仪器和试剂要求必须很严格。在检测前应将钨丝烧红，趁热浸入盐酸中，如此反复数次，直至火焰不染黄色后，再蘸取供试品进行测定。只有当强烈的黄色火焰持续数秒钟不退，才能确认为钠盐。

（2）与醋酸氧铀锌反应：取供试品的中性溶液，加醋酸氧铀锌试液，即生成黄色沉淀。

强酸和强碱能使试剂分解，故反应要在中性或醋酸溶液中进行。反应时，醋酸氧铀锌试液要过量，并加入乙醇来降低沉淀的溶解度，必要时，还需用玻璃棒摩擦试管壁，用来破坏过饱和现象，促进黄色沉淀的析出，某些有机酸盐（如水杨酸钠）与醋酸氧铀锌试液也能生成有色配位化合物，故在试验前应对供试品溶液进行处理。其处理方法是，在供试品溶液中加入稀盐酸，过滤，取滤液蒸干，加水溶解后，再进行试验。

3．钾盐

（1）焰色反应：取铂丝，用盐酸湿润后，蘸取供试品，在火焰中燃烧少量钠盐混存时，须隔蓝色玻璃透视，方能辨认。

钾的火焰光谱在可见光区有 766.49nm、769.90 nm 与 404.4nm 几条谱线，其中以 766.49 和 769.90 nm 两条谱线最强。由于人眼在此波长附近敏感度较差，故钾盐的燃烧火焰显紫色。如有钠盐混存，因钠焰灵敏度很高，需透过蓝色玻璃将黄色钠焰滤去。

（2）与四苯硼钠反应：取供试品，加热炽灼，除去可能含有的铵盐，放冷后，加水溶解，再加 0.1％四苯硼钠溶液与醋酸，即生成白色 $K[B(C_6H_5)_4]$ 沉淀。

（3）与高氯酸反应：取供试品的中性浓溶液，加 3 滴高氯酸溶液（1→10），即发生白色浑浊或沉淀，在氢氧化钠试液或浓氨溶液中不溶解。

4．镁盐

（1）取供试品溶液，加氨试液，即生成白色 $Mg(OH)_2$ 沉淀；滴加氯化铵试液，沉淀溶解；再加 1 滴磷酸氢二钠试液，振摇，即生成白色 $MgNH_4PO_4$ 沉淀。沉淀在氨试液中不溶。

（2）取供试品溶液，加氢氧化钠试液，即生成白色沉淀。分离，将沉淀分成两份，一份中加过量的氢氧化钠试液，沉淀不溶；另一份中加碘试液，因沉淀强烈吸附 I^2 而显红棕色。

5．钙盐

（1）焰色反应：取铂丝，用盐酸湿润后，蘸取供试品，在无色火焰中燃烧，火焰即显砖红色。钙的火焰光谱在可见光区有 622nm、554nm、442.67nm 与 602nm 几条主要谱线，其中以 622nm 波长的谱线最强，故钙盐的燃烧火焰显砖红色。

（2）与草酸铵生产白色沉淀：取供试品溶液（1→20），加 2 滴甲基红指示液，用氨试液中和，再滴加盐酸至恰呈酸性，加草酸铵试液，即生成白色 CaC_2O_4 沉淀；分离，沉淀不溶于醋酸，但可溶于盐酸。

6．钡盐

（1）焰色反应：取铂丝，用盐酸湿润后，蘸取供试品，在无色火焰中燃烧，火焰即显黄绿色；通过绿色玻璃透视，火焰显蓝色。

（2）与稀硫酸生成沉淀：取供试品溶液，加稀硫酸，即生成白色 $BaSO_4$ 沉淀；分离，沉淀在盐酸或硝酸中均不溶解，但在浓硝酸或浓盐酸中稍有溶解。

7．亚铁盐

（1）与铁氰化钾反应：取供试品溶液，加快氰化钾试液，即生成深蓝色沉淀，分离，沉淀在稀盐酸中不溶，但加氢氧化钠试液，即分解成棕色沉淀。

反应的检出限量为 $0.1\mu g$，最低浓度为 $2\mu g \bullet mL^{-1}$。

（2）与邻二氮菲反应：中性或弱酸性介质中，取供试品溶液，加数滴 1% 的邻二氮菲（Phen）乙醇溶液，即显深红色。Fe^{2+} 与邻二氮菲（Phen）反应，生成很稳定的红色配合物。反应的检出限量为 $0.025\mu g$，最低浓度为 $0.5\mu g \bullet mL^{-1}$。

8．铁盐

与亚铁氰化钾反应：取供试品溶液，加亚铁氰化钾试液，即生成深蓝色普鲁士蓝沉淀，分离，沉淀在稀盐酸中不溶，但加氢氧化钠试液，即分解成

棕色 $Fe(OH)_3$ 沉淀。另外浓的强酸也能使沉淀溶解，因此鉴定要在中性或微酸性环境中进行。反应的检出限量为 0.05 μg，最低浓度为 1 $\mu g \bullet mL^{-1}$。

9. 铜盐

（1）与亚铁氰化钾反应：取供试品溶液，加亚铁氰化钾试液，即显红棕色或生成红棕色沉淀。沉淀不荣誉稀酸，但溶于氨水，与碱作用时被分解成 $Cu(OH)_2$。反应的检出限量为 0.02 μg。

（2）与氨反应：取供试品溶液，滴加氨试液，即生成淡蓝色沉淀；再加过量的氨试液，沉淀即溶解，生成深蓝色溶液。

10. 银盐

（1）与稀 HCL 反应

取供试品溶液，加稀盐酸，即生成白色凝乳状沉淀。沉淀溶解于稀氨水，形成 $[Ag(NH_3)_2]^+$ 络离子，向所得的 $[Ag(NH_3)_2]Cl$ 溶液中加入 HNO_3，则重新得到白色 AgCl 沉淀。反应的检出限量为 0.5 μg。

（2）与铬酸钾反应

取供试品的中性溶液，加铬酸钾试液，即生成砖红色沉淀。沉淀能在硝酸中溶解，也可和氨试液作用生成 $[Ag(NH_3)_2]^+$ 而溶解，但不溶于酸性较弱的醋酸。

11. 锌盐

（1）与硫酸铜—硫氰酸汞铵反应

取供试品溶液，以稀硫酸酸化，加 1 滴 0.1%硫酸铜试液及数滴硫氰酸汞铵 $[(NH_4)_2Hg(SCN)_4]$ 试液，即生成紫色沉淀（沉淀在酸性溶液中生成，若在碱性溶液中则可能生成 HgO 黄色沉淀）。

12. 亚汞盐

（1）与 OH^- 反应：取供试品，加氨试液或氢氧化钠试液，即变为黑色。

(2)与碘化钾反应：取供试品，加 KI 溶液，振摇，即生成黄绿色 Hg_2I_2 沉淀，瞬间变为灰绿色，并逐渐转变为灰黑色。灰绿色是黄色变为黑色过程中的中间产物。

13．汞盐

(1)与 OH^- 反应：取供试品溶液，加氢氧化钠试液，即生成黄色沉淀。

(2)与碘化钾反应：取供试品的中性溶液，加 KI 试液，即生成猩红色 HgI_2 沉淀，沉淀能在过量碘化钾试液中溶解；再以氢氧化钠碱化，加铵盐即生成红棕色沉淀。

14．铝盐

(1)与 NaOH 反应：取供试品溶液，加氢氧化钠试液，即生成白色胶状氢氧化铝沉淀；继续滴加氢氧化钠试液时（PH 值超过 10），沉淀将溶解。

(2)与茜素磺酸钠反应：取供试品溶液，加氨试液至生成白色胶状沉淀，滴加数滴茜素磺酸钠指示液，沉淀即显樱红色。茜素磺酸钠在氨性或碱性溶液中为紫色，在醋酸溶液中为黄色，在 pH 为 5～5.5 介质中与 Al^{3+} 反应生成红色配合物沉淀。反应的检出限量为 0.15 μg。

15．亚锡盐

取 1 滴供试品的水溶液，点于磷钼酸铵试纸上，试纸应显蓝色。亚锡盐和三氯化锑一样，不但能将可溶性的磷钼酸铵盐还原，而且也能使不溶性的磷钼酸盐还原，生成一种钼的低价氧化物的胶体分散混合物，即钼蓝。

16．铵盐

(1)与碱作用：NH_4^+ 与碱作用生成 NH_3，加热可促进其挥发，生成的氮气可在气室中用红色石蕊试纸，pH 试纸，浸过奈斯特试剂或硝酸亚汞试液的试纸试验。氨气可使石蕊试纸或 pH 试纸显出碱性颜色。使奈斯特试纸出现红棕色斑点，使硝酸亚汞试纸显黑色。

(2)与奈斯特试剂反应：取供试品溶液，加碱性碘化汞钾试液 1 滴，即生成红棕色沉淀。NH_4^+ 与奈斯特试剂在碱性介质中反应，NH_4^+ 浓度大时产生红棕色沉淀，NH_4^+ 浓度小时溶液仅变为棕色或黄色。

17．锑盐

（1）与硫代硫酸钠反应：取供试品溶液，用醋酸酸化，置水浴上加热，趁热加数滴硫代硫酸钠试液，逐渐生成橙红色沉淀。酸化溶液时，也可用盐酸，然后再加水稀释至恰有白色沉淀浑浊发生，即为所需酸度。由于不易控制，所以一般采用醋酸。

（2）与 H_2S 反应：取供试品溶液，加盐酸成酸性后，通硫化氢气体，即生成橙色沉淀；分离，沉淀在硫化铵溶液或硫化钠溶液中，出于生成硫锑酸盐和亚硫锑酸盐而溶解。

18．铋盐

（1）与碘化钾反应：取供试品溶液，滴加碘化钾试液，生成暗棕色沉淀，继续滴加过量碘化钾溶液，沉淀溶解，得到红棕色溶液，加水稀释，则生成橙色沉淀。

四、无机酸盐类

1．磷酸盐

（1）取供试品的中性溶液，加硝酸银试液，即生成浅黄色沉淀；分离，沉淀在氨试液或稀硝酸中均易溶解。

（2）取供试品溶液，加氯化铵镁试液，即生成白色结晶性沉淀。

（3）取供试品溶液，加钼酸铵试液与硝酸后，加热即生成黄色沉淀；分离，沉淀能在氨试液中溶解。

2．碳酸盐与碳酸氢盐

（1）遇酸放出 CO_2：取供试品溶液，加稀酸，即泡沸，产生二氧化碳气体，导入氢氧化钙试液中，即生成白色沉淀。碳酸盐或碳酸氢盐，加稀酸即游离为碳酸，碳酸不稳定，在水溶液中 99% 的碳酸以 CO_2 的形式存在，其溶解度仅约 0.04mol/L 故有 CO_2 放出。

（2）与硫酸镁反应：取供试品溶液，加硫酸镁试液，如为碳酸盐溶液，即生成白色沉淀；如为碳酸氢盐溶液，须煮沸，始生成白色沉淀。

（3）酚酞指示剂法：取供试品溶液，加酚酞指示液，如为碳酸盐溶液，即显深红色；如为碳酸氢盐溶液，不变色或仅显微红色。因酚酞指示剂的变色范围为 8.3~10.0，当 pH 在 8.3 以上时，即变为酯式结构，呈红色。0.1mol 的碳酸钠溶液（pH＝11.6）对酚酞显碱性反应，故显深红色；碳酸氢钠溶液（PH＝8.3）只显微碱性，故显微红色。

3．碘化物

（1）与硝酸银反应：取供试品溶液，加硝酸银试液，即生成黄色凝乳状沉淀硝酸或氨试液中均不溶解。

（2）与氯水反应：取供试品溶液，加少量的氯水，碘即游离层显紫色；如加淀粉指示液，溶液显蓝色。

4．溴化物

（1）与硝酸银生成沉淀：取供试品溶液，加硝酸银试液，即生成淡黄色凝乳状沉淀；分离，沉淀能在氨试液中微溶，在硝酸中几乎不溶解。

（2）与氯水反应：取供试品溶液，滴加氯水少氯仿层显黄色，量多则显红棕色。

5．氯化物

（1）与硝酸银反应：取供试品溶液，加硝酸使成酸性后，加硝酸银试液，即生成白色凝乳状 AgCl 沉淀；分离，沉淀加氨试液即溶解，再加硝酸，沉淀复生成。如供试品为生物碱或其他有机碱的盐酸盐，须先加氨试液使成碱性，将析出的沉淀过滤除去后再取滤液进行试验。

此沉淀需分离后再加氨水溶解，因 AgCl 是在硝酸酸性溶液中析出的，溶液酸度很强，如不分离直接加氨水则需氨水量很大。

（2）取少量供试品，置试管中，加等量的二氧化锰，混匀，加硫酸润湿，缓缓加热，即产生氯气，能使湿润的碘化钾淀粉试纸显蓝色。

6．硝酸盐

（1）取供试品溶液，置试管中，加等量的硫酸，注意混合，冷却后，沿管壁加硫酸亚铁试液使成两液层，接界面显棕色。

（2）与铜反应：取供试品溶液，加硫酸与铜丝（或铜屑），加热，即产生红棕色的 NO_2 蒸气。

（3）取供试品溶液，滴加高锰酸钾试液，紫色不应褪去（与亚硝酸盐区别）。

7．硫酸盐

（1）与氯化钡反应：取供试品溶液，加氯化钡试液，即生成白色 Bbs04 沉淀；分离，沉淀在盐酸或硝酸中均不溶解。

（2）与醋酸铅反应：取供试品溶液，加醋酸铅试液，即生成白色 Bbs04 沉淀；分离，沉淀在醋酸铵试液或氢氧化钠试液中溶解。

（3）取供试品溶液，加盐酸，不生成白色沉淀（与硫代硫酸盐区别）。

8．亚硫酸盐或亚硫酸氢盐

（1）与盐酸反应生成二氧化硫气体：取供试品，加盐酸，即产生二氧化硫的气体，有刺激性特臭，并能使硝酸亚汞试液湿润的滤纸显黑色。若为硫代硫酸盐，遇酸也可分解放出 SO_2 而显相同反应，但放出 SO_2 的同时有白色沉沉淀产生，以资区别。

（2）与碘反应：取供试品溶液，滴加碘试液，碘的颜色即消退。

9．硼酸盐

（1）取供试品溶液，加盐酸成酸性后，能使姜黄试纸变为棕红色，放置干燥，颜色即变深，用氨试液湿润，即变为绿黑色。姜黄试纸遇盐酸酸化的硼酸盐溶液，干燥后即产生硼配合物而显棕红色，用氨试液湿润，生成玫瑰青苷。硼酸盐量少时为蓝色。

（2）取供试品，加硫酸，混合后，加甲醇，点火燃烧，即发生边缘带绿色的火焰。硼酸甲酯具挥发性，点火燃烧，火焰呈绿色。检出灵敏度为 0.2mg。

五、丙二酰脲类

1. 与硝酸银试液生成沉淀

取约 0.1g 供试品，加约 1mL 碳酸钠试液与 10mL 水，振摇 2min，过滤，滤液中逐滴加入硝酸银试液，即发生白色沉淀，振摇，沉淀即溶解，继续滴加过量的硝酸银试液，沉淀不再溶解。

这类化合物在适当的碱性溶液中与硝酸银试液作用，先生成可溶性的一银盐，继而生成不溶性的二银盐白色沉淀，溶液中应无过多的碳酸钠，否则生成碳酸银沉淀干扰反应。

2. 与铜吡啶试液反应

取约 50 mg 供试品，加 5mL 吡啶溶液（1→10），溶解后，加 1mL，铜吡啶试液，即显紫色或生成紫色沉淀，丙二酰脲类分子与铜盐作用能产生类似双缩脲的颜色反应。

六、芳香第一胺类

取约 50 mg 供试品，加 1mL 稀盐酸，必要时缓缓煮沸使溶解，放冷，依次加数滴 0.1mol/L 的亚硝酸钠溶液，供试品不同，生成由橙黄到猩红色沉淀。芳香第一胺类均能重氮化后偶合成偶氮染料而显色。

七、托烷生物碱类

取约 10 mg 供试品，加 5 滴发烟硝酸，置水浴上蒸干，得黄色的残渣，放冷，加 2～3 滴乙醇湿润，再加一小粒固体氢氧化钾，即显深紫色。托烷生物碱类均具有莨菪结构，能发生 Vitali 反应而显紫色。

若供试品量少，则形成的紫色不明显，可加入氢氧化钾颗粒少许，即在氢氧化钾表面显深紫色。后马托品具莨菪醇结构而不具莨菪酸结构，无此反应，故可区别。

第十一章 药事管理

第一节 药事管理概述

"药事"一词源于我国古代医药管理用语，19世纪成为日本药品管理法律用语。20世纪80年代，"药事管理""药事管理学科"成为我国高等教育课程和专业名称，专业教学计划用语；并用于机构名称、药学社团名称、药学期刊名称等，广泛使用于高等药学教育、医药卫生行政管理、药品管理立法、司法活动中。

一、药事及药事管理的含义

（一）药事

我国古代已使用"药事"一词。据《册府元龟》记载："北齐门下省尚药局，有典御药二人，传御药二人，尚药监四人，总御药之事。"反映当时的药事是政府尚药局主管的与皇帝用药有关的事项。

以后药事词语传至日本，至今已成为日本药品管理法定用语，该国的药品管理法为《药事法》。1948年的日本《药事法》第2条第1项有关"药事"的定义是："与医药品、用具及化妆品的制造、调剂、销售、配方相关的事项。"现行药事法未对药事专门定义，根据日本药剂师会编写的《药事法令用语注解》释义说明：药事的概念源于药学、药事卫生和药剂师职能，但不是药学技术方面的；药事的对象包括药品、类药品、化妆品、麻醉药品、精神药品、大麻等；药事的事项包括：调剂、药品制造、保存、管理、试验、鉴定、销售、配方、食品卫生和法医化学鉴定等有关事项；并说明药事的概念将随药学的发展有所变化。

我国药事一词虽不是法律用语,但在药学界是常用词。药事是指与药品有关的事,需明确的是"有关"的范围。根据《中华人民共和国药品管理法》的适用范围、管理对象和内容,以及《中共中央、国务院关于卫生改革与发展的决定》中加强药品管理的陈述,"药事"的含义是:药事是指与药品的研制、生产、流通、使用、价格、广告、信息、监督等活动有关的事。根据国家药物政策内容,药事还包括:保证和控制药品质量,公平分配药品,合理用药,基本药物目录等有关的事项。"药事"是一个动态用词,其范围将根据国家有关药品管理的法规、政策、规范、准则等而定。另一方面也要考虑使用"药事"所说明的内容。例如20世纪50年代,我国高等药学院校曾开设"药事组织"课程,该课程"药事"的内容包括:药品药学发展历史、药品生产、供应、鉴定及药学教育等有关事项。

(二) 药事管理

1. 由来　美国的"pharmacy administration"这个词语在1985年以前,在我国曾被译为"药房管理"、"药学行政"、"药政"等。1985年,自华西医科大学药学院将该词译为药事管理,并成立药事管理教研室,正式给药学各专业本科生开设《药事管理学》必修课程后,"药事管理"很快被公认并广泛使用。1986年中国药学会成立"药事管理"分科学会。1987年国家教育部决定将"药事管理"列入药学专业必修课,同年卫生部决定在华西医科大学、浙江医科大学、大连市成立3个药事管理培训中心,1987年《中国药事》杂志发行,1988年卫生部药政局组织编写的《药事管理学》出版发行,1989年《医院药剂管理办法》规定,医院成立"药事管理委员会"。从上述事项可看出,自1985年以来"药事管理"已被政府、学术界、社团、新闻出版各方面正式使用。

2. 药事管理的含义　药事管理系指药事行政,即药事的治理、管理和执行事务。一般来说,行政可以概括为两方面,一是以政府为核心的公共部门行政,又称公共行政;另一方面是私部门(如企业)行政。公共部门与私部门是两种不同类型的组织和实体。公共部门即公共组织,泛指不以营利为目的，服务大众，提高公共利益为宗旨的组织。从狭义上来看，乃是行使行政权，达成公共目的的组织。公共组织是以追求公共利益为其价值取向，它的活动受法律法规的限制并具法律的权威性。它的本质是政治性组织，受到高度的公共监督，它的行动必定发生在具有政治涵义的环境中，它的行为具有强制性。私部门是对公共部门相对而言，而不完全指所有制。私部门组织的权威很大程度取决于其在市场上的竞争力，具有相对充分的管理自主权，大都以利润为导向、以顾客为导向。消费者在购买私部门产品（服务）时可以自由选择，私部门组织提供的产品和服务具有排他性，价格具有竞争性。公共组织与私部门组织虽然有区别，但是其管理活动有许多共同之处或相似的地方，它们都需要政策管理，都要涉及内部资源整合及管理，都要处理和管理外部关系等等。许多科学的管理方法、技术都可以改进后运用于各自的管理之中。

  药事管理包括药事公共行政和药事部门行政。药事公共行政是国家政府的行政机关，运用管理学、政治学、经济学、法学等多学科理论和方法，依据国家的政策、法律，运用法定权力，为实现国家制定的医药卫生工作的社会目标，对药事进行有效治理的管理活动。药事公共行政在我国称药政管理或药品监督管理。其主要内容包括：制定和执行国家药物政策与药事法律、法规、规章；建立健全药事管理体制与药品监督管理机构；药师、药学人员、药品监督管理人力资源管理；药事信息资源管理；绩效管理以及建立药业道德秩序等。

  药事私部门管理即药事单位的管理，主要包括医药生产、经营企业管理、医疗机构药房管理等。医药企业是经济组织，强调资金、成本、利润、市场竞争。由于药品的特殊性，医药企业必须把药品和药品生产经营全过程的质量管理放在首位，把社会效益放在首位。

二、药事管理的重要性

  药品是防病治病的物质，是卫生保健的重要资源，它与人们的健康和生命有密切关系，对人类的生存繁衍有重大作用。古今中外的政府和公众，对药品的研制、生产、经营、使用、价格、宣传、检验诸事项的管理都很重视,可以说药事管理一直受到国家、社会、公众的关注。当前从医药卫生事业来看,药事管理的重要性表现在以下方面。

(一) 实现人人享有卫生保健,必须加强药事管理

第二次世界大战以后,卫生保健的政治、社会和国际意义急剧提升,世界卫生组织(WHO)明确指出"享受健康是每一个人的基本权利,不因种族、宗教、政治信仰、经济或政治状况而异。"维护和增进入民的健康成为国家极为重要的职能和立法依据,许多国家都把它写进了宪法。卫生服务制度发生了巨大变化,前苏联等国家实行全民免费医疗服务;英国实行国家卫生服务制度,卫生经费98%由政府资助;美国实行老人(65岁以上)医疗照顾项目,和穷人医疗救助项目;日本实行全民医疗保险制和老人免费医疗。发展中国家也都采取了各种措施改革医疗服务,例如新中国成立后,开始在干部和职工中实行公费医疗、劳保医疗;20世纪末进行改革,实行城镇职工基本医疗保险制度和新型农村合作医疗制度。在卫生事业发展的同时,出现了公平性问题。发达国家、地区与发展中国家、地区,中心城市和边远地区,富人与穷人,所享有的卫生服务有很大差别,即使在工业发达、经济富裕的国家,仍有许多民众缺医少药。1977年世界卫生大会提出了使全世界各国人民在2000年达到人人享有卫生保健的目标。

另一方面,世界各国卫生服务制度虽然不完全相同,但都面临一个严重问题——医疗费用急剧增长,卫生经费所占GNP的百分比急剧上升。例如英国的卫生经费,1949年为4.0亿英镑,占GNP的又9%,1980年达119亿英镑,占CNP的6.1%。美国的卫生经费,1960年为270亿美元,占GNP的5.3%,1980年为2179亿美元,占GNP的9.6%。各国的医疗费用也不断上升,开始还比较缓慢,到20世纪60年代后期各种免费医疗服务增多后,医疗费用直线上升。例如1978年至1979年间,医疗费成倍增长,其中美国1.03倍,英国1.031倍,法国1.09倍,日本为1.17倍。如何使卫生保健既能满足人们的需要,又较少增加国家财政压力,成为各国政府行政中的大事。

享有卫生保健的公平性问题,以及医疗费用上升的问题都涉及药品生

产、供应、使用的政策、管理等诸多药事管理的问题。WHO 总结有关国家经验，向各国推荐制定和实施国家药物政策、制定基本药物目录的措施，并制定了药品采购管理规范，以及 GPPP 操作原则，制定了《医药品促销道德标准》《药品促销的国际伦理标准》等。WHO 及各国政府所采取的药事管理措施，对人人享有卫生保健起了重要的推动作用。

（二）加强药事管理，保证人们用药安全有效

药品是人们用以防病治病、康复保健的特殊商品，它既是商品又不同于一般商品。它与其他商品一样．遵循市场经济规律，但是它又直接关系到每一个人的心身健康和生命安危，关系到千家万户的幸福、富裕，涉及社会的稳定和发展。

药品的真伪和质量的优劣，一般消费者难以辨识，必须有专门技术人员和经认证的机构，使用符合要求的仪器设备，科学方法，进行理化、药理、毒理研究和临床试验，制定药品质量标准；或按照已颁布的法定药品标准进行检验才能作出评价和鉴定。许多药品还带上市后监测和再评价才能发现其毒副反应。

药品可以防治疾病，但又有不同程度的毒副反应。因此，管理有方，用之得当就能治病救人，增进健康，造福人类；反之，失之管理，使用不合理，少则导致药源性疾病，大则造成社会问题，甚至祸国殃民。另一方面，由于药品对人们健康的重要关系，民间曾流传黄金有价药无价的说法，所以药品易被不法分子作为牟取暴利的工具，进行以假充真、以劣充优、制售假劣药的违法犯罪活动，对广大人民群众生命安全造成严重威胁。这就决定了各国政府采用行政的、法律的方法，对药品研究开发、生产、销售、广告、价格和使用严格管理。20 世纪以来，各国普遍进行药事管理立法，制定了一系列药事法律法规，可以说药品是受法律控制严格的商品，药事管理是依法管药。其目的就是为了保证人们用药安全、有效、经济，维护人们身心健康。

（三）加强药事管理，增强本国医药经济在全球的竞争力

制药工业始于 19 世纪，当时陆续发现的一些特效药和 20 世纪发现的抗

生素，并可以规模化生产，从而使过去严重危害人类健康的许多疾病，发病率及危害性都大大降低。有力地促进了医学发展。制药工业还担负了新药研制的重组，其重大社会效益、高额经济效益和持续快速发展，使其成为各国经济领域的重要组成部分。国际药品贸易也一直是竞争激烈的市场，在全球化中令人瞩目。

制药工业和药品市场具有一般工业的共性，但更具有自身的特点。它属于卫生保健工业，品种多质量要求高、受法律控制严格。药品研究开发、生产、经营应以社会效益为最高原则，坚持质量第一，必须处理好社会效益与经济效益、质量与数量的关系。20 世纪，政府对药品质量的监督管理实践，以及药品生产经营企业管理实践，形成了一系列质量管理规范，经立法成为药事管理法规，如 GLP、GCP、GMP、GSP、CPPP、GAP 等。这些法规被人们称为 GXP，意味着药品从研制至上市后监测处理全过程的质量管理，包括建立质量体系、质量策划、质量控制、质量保证和质量改进。这些法规体现了药事行政与医药企业管理融合的现代公共管理的特征。

经济全球化中药业的竞争十分激烈，制药工业竞争的焦点是质量和新药，是企业与企业之间的竞争。20 世纪中后期，竞争更为激烈，企业与企业之间的竞争逐渐成为国与国之间卫生保健及药事管理的竞争；质量与新药的竞争也逐渐转移为质量管理的竞争，新药的质量和药学服务的竞争，药业道德秩序的竞争。21世纪赋予药事管理更重要的历史重任。

第二节 药事管理学科的发展、性质和内容

19世纪后期，制药工业相药品贸易蓬勃发展，药学科学和药学实践日益受社会、经济、法律、教育、公众心理等因素的影响，药品的作用也更加受到经济、文化、管理等非专业技术因索的制约。随着医药经济全球化发展，国家的药事行政和医药企业管理的内容、措施日益增多并自成体系。药事管理开始列入高等药学教育内容，逐渐形成药学科学的一支新兴分支学科。

一、各国药事管理学科发展概况

药事管理成为高等药学教育的一门独立学科，是长期实践经验的积累和教学、科研工作的发展。

（一）药事管理学科的法定地位

1910年，美国药学教师协会颁发全美药学教育大纲第一版，将商业药学列入基本科目。1916年，美国药学教师协会与国家药房委员会协会联合组成的"问题与考试委员会"建议将药学院系教师和药师考试分为6个领域，即：物理与化学；制剂与调剂；植物与生药学；生理与药理学；微生物与免疫学；商业与法律药学。此建议被采纳，旨在药学界明确了商业与法律药学的学术地位，以后该学科发展为药事管理学科。

1924年，前苏联全国药学教育代表大会明确提出："药事组织学是药学科学的重要组成部分，是高、中等药学教育的必修专业课。"

上述事件是药事管理学科产生的标志，反映了药事管理学科在药学教育中的法定地位。

（二）美国药事管理学科的发展及影响

美国药事管理学科一直处于领先地位，对各国药学界影响较大在美国的

发展具有代表性。

1. 商业与法律药学为主的阶段（20世纪初至30年代）

20世纪初，美国的药师也是药商，他们在药房制药并直接卖给顾客或医师。因此最初的药学教育，除专业课外，还必须教给药学生如何做生意，如何经营药店。美国药学教育大纲第一版至第三版，商业与法律药学科目开设的课程有：商业药学、药物法学、簿记。商业药学课的学时在第三版大纲中增至125学时，内容主要包括：票据、药品推销、商品信息、药品广告、药店布置和管理等。除课堂讲授外学生还要到药店实习卖药。

2. 药物经济学为主阶段（20世纪30～50年代）

20世纪20年代中叶后，制药工业、医药经济的发展，对零售药房和药师的任务有较大影响。同时管理科学、经济学、市场学等学科不断与商业与法律药学相互交叉、渗透。该学科的教学研究内容发生了变化。于1928年美国药学教育委员会将该学科改名为"药物经济学"。美国药学教育大纲第四版（1932年）、第五版（1942年）中，属该学科的课程有：经济学、药品市场、零售药房管理、药物法学、会计原理、广告和促销等。

3. 药事管理学科阶段（20世纪50～90年代）

1951年美国药学院协会同意将药物经济学改名为药事管理，并经美国药学教育资格委员会同意使用"the discipline of pharmacy administration"。50年代，全美药事管理学教师会上制定的各课程大纲，反映了药事管理学科仍然是以研究零售药房的建立、管理和运作为主，60年代药事管理学教师组逐渐强调社会经济对药师、药房提出的新任务。1978年AACP文件指出："现代课程中药房管理已不是特别重要。"80年代各高校药事管理学科的教学科研重点，从药房的经营管理转向卫生保健系统药事管理；从教药学生如何做生意，转向教学生如何保证病人平等地获得安全、有效、价格可承受的药品，并保证药物治疗的合理。所开设的课程变化很大，主要有卫生保健组织、药师交流、药学实践中的社会经济学、社会药学、药品法、心理学导论、文献评价等。

4. 社会与管理科学阶段（20世纪90年代至现在）

1993年从AACP同意将药事管理学科改名为"社会与管理科学"。该学科领域包括社会的、行为的、经济的和管理的科学。90年代许多药学院系该学科的名称仍使用药事管理学。2005年 ACCP 社会和管理科学组在一份"通讯"中,将社会和管理科学的报告分为 5 个基本领域,它们是:商业管理、交流、药学保健、药物经济和结果研究、综合/社会。90年代末该学科研究生开设的课程除统计学和研究方法外,属该学科专业课的还有:经济学、公共卫生政策、管理学、市场学、商业管理、药学保健、信息学、交流沟通、卫生法等。

(三)前苏联的药事组织学

从 20 世纪 20 年代至 1990 年前苏联解体,前苏联药学分支学科药事组织学,教学研究主要方面是药事的公共行政管理,是国家对药事的行政管理活动。药事组织的教学内容包括:药学史,药事行政体系和机构,药事机关和企业的管理原则、组织原则和管理方法,药房管理和药物制剂质量检查。在前苏联设立有中央和地方各级药事组织研究所、室,主要研究国家对药事的管理活动。当时各社会主义国家的药学教育,均设立了药事组织学科,开展了药事组织学的教学和研究活动。

东欧国家在 20 世纪 90 年代前,药学教育中普遍开设药事组织学,内容与前苏联的相同。如年代后,该学科更名为社会药学和药事组织,增加了社会药学方面的内容。

(四)日本和欧洲国家的社会药学

1. 日本的社会药学

日本药学教育的课程设置由日本教育委员会制定。1982年教育委员会制定的《药学教育有关标准及实施办法》中,药学学科领域的划分是:有机化学;物理化学;生物学;制药学;医疗药学;卫生药学;应用药学等 7 个学科。

每一学科领域包括多门课程,药事管理学科课程分散在各学科中。在应用药学学科有:药事关系法律、药学概论、医药情报科学、医药品总论等;在制药学学科中有品质管理学;在医疗药学学科中有医院药学概论、医药品管理学、药品管理学等。日本官方文件中的应用药学实际是药事管理学，在日本药学界称为社会药学，并办有社会药学杂志。但从高等药学院系开设的课程来看，几乎没有社会药学课程，而是药事管理学科课程。

2. 欧洲国家的社会药学

20 世纪 80 年代前，欧洲许多国家的药学教育，开设的药事管理学科课程主要是药品法课，其他课程很少，但很强调从药房实习中获得管理和经营药房的能力。

例如，法国的课堂教学阶段只开设有药事法规课，在最后一年分为社会药房、工业药学、生物药学等三个专门化。这一阶段各专门化分别开设有关的药事管理学科课程。80 年代后期欧洲药学界兴起社会药学热潮，丹麦、挪威、瑞典等北欧国家的大学药学院，多设置社会药学教学组。英国有的大学没有药学政策和实践系，有的开设社会药学课程，有的在药学实践中开设社会药学课程。

欧洲各国药学教育开设的社会药学课程，主要有药品法和药学伦理，卫生保健政策和组织、药物利用、药物经济学、药品市场、交流学、药房管理、药物信息等。社会药学所开设课程和药事管理学科的课程基本一致，研究重点和美国药事管理学科大同小异。

（五）中国的药事管理学科的发展

我国高等药学教育建立药事管理学科体系，大体经历了两个阶段。第一个阶段 20 世纪 30～60 年代，主要是间断引进英美和前苏联课程；第二阶段 20 世纪 80 年代至现在，从我国药事管理实际出发，借鉴国外经验，建立了符合我国药业在全球化中发展需求的药事管理学科体系。表反映了我国高等药学教育中有关药事管理学科发展的重要事件。

二十多年来我国药事管理学科有长足发展，全国 400 多所高校药学各专业普遍开设了药事管理学及相关课程；部分高校招收了硕士、博士研究生，药事管理师资队伍人数增多，学历提高，更年轻化；药事管理学科的教材、专著、论文等无论数量或质量都有所提高。药事管理学科已成为中国高等药学教育的重要组成部分，药学教育的基本科目。

时 间	单 位	事 项
1930~1949 年	齐鲁大学	开设《药房管理》课程
	华西协合大学	《药物管理与药学伦理》课程
1954~1963 年	国家高教部	药学专业指导性教学计划开设《药事组织》
1955 年	第二军医大学	开设《药材供应管理学》,成立药材供应学教学组
1982 年、1983 年	中国药大、沈阳药大	建立医药企业管理专业
	第二军医大学	招收药物情报方向硕士研究生
1985 年	华西医大	药学各专业开设《药事管理学》课程 54 学时,成立药事管理教研室
1987 年	国家教委	决定《药事管理学》列为药学专业必修课
1988 年	卫生部药政局	共同编写教学参考书《药事管理学》由人民卫生出版社出版发行
	华西医大药学院	
	上海卫生局药政处	
1990 年	国务院学位委员会药学学科评议组	同意华西医大在药剂专业中招收药事管理方向硕士研究生

时 间	单 位	事 项
1991 年	华西医大药学院	招收药事管理方向硕士研究生
1993 年	卫生部教材评审委员会、人民卫生出版社	编写规划教材《药事管理学》(第一版)
1994 年 11 月	国家医药管理局科教司	在成都召开首届药事管理学科发展研讨会,23 所院校到会,成立全国医药院校药事管理学科协作组
1995 年	人事部	决定《药事管理与法规》列为执业药师资格考试的科目
	国家医药管理局	
2000 年	沈阳药大	招收药事管理方向博士生
2004 年	国家教育部批准中国药大	试办药事管理专业(本科)
2006 年	人民卫生出版社	药事管理、市场营销专业六种教材※出版发行

※六种教材名称是《医药市场营销学》、《医院药事管理》、《药物经济学》、《药物信息应用》、《国际医药贸易》、《医药消费者行为学》

二、药事管理学科的性质、定义

药事管理学科虽然是药学科学的二级学科,但它与药学科学其他二级学科有较大差异,在很大程度上具有社会科学性质,其研究问题也不相同。

(一)药事管理不同于药学其他学科

药事管理学科与药学其他学科的研究目标一致,都是研究为防治疾病、计划生育、康复保健提供药品、药物信息和药学服务，以增进人们的健康。但是它们研究的角度、所应用基础理论、研究方向、研究方法和研究成果等，却有所不同，可从以下几个方面说明。

1. 关于药品的定义及分类　药事管理学科从社会、心理、传统、管理及法律方向进行研究。如历史及现在，社会与个人如何看待药品及其作用；处方及其应用的社会、心理、行为分析；处方药与非处方药、基本药物、现代药与传统药等的分类。

药学其他学科主要从理化性质、药理、病理生理方向进行研究。如某物质的成分、化学结构、药理作用、治疗适应症；化学分类、药理分类。

2. 关于新药的研究和药品生产　药事管理学科从药品研究与开发管理、质量管理、法律控制、经营管理、市场营销、社会问题、资源合理利用等方向进行研究。

药学其他学科从药物的提取分离、合成、组合、制剂、吸收、分布、代谢、机理、工艺、质量分析、检验等方面进行研究。

3. 关于影响药品作用的因素　药事管理学科从病人心理、社会经济条件、用药管理等社会、经济、管理方向进行研究。

药学其他学科从物理、化学、生物学、生物药学（如生物利用度、药代动力学）方向进行研究。

4. 关于药品的效用评价　药事管理学科从人们的健康权利、生命质量、对医疗的满意程度、人均期望寿命、社会经济发展水平等社会、心理、经济方向进行研究。

药学其他学科从治疗效果、毒副作用、药物不良反应等生理学、病理学效应方向进行研究。

（二）药事管理学科的性质、定义

药学实践具有多元性，在药学实践中包含专业的或临床方面的，也包含非专业技术的行政管理和商业性活动。50年代药事管理有关研究称这是药学的双重性，即专业性和商业性。药事管理学科研究的是药学非专业技术、非临床方面，对它的性质、定义目前还没有统一的说法。以下是美国药学界有关专家的论述。

美国药学会的药学教育特别工作组报告中陈述"为了有效地进行工作，药师必须掌握影响保健系统的社会和经济基本因素。药事管理学的知识（包括管理、市场、与职业有关的法律与伦理、保健系统等）对药学生非常重要。"Smith and Knapp 认为药事管理学是研究"药品使用的社会经济的因素"。

Manasse and Rucker 提出比较清楚的定义："药事管理是药学的二级学科，它的研究和教育集中于应用社会学、行为科学、行政管理和法学，研究药学实践中完成专业服务的环境性质与影响。"这一定义包含以下要点：第一，药事管理学是药学科学法定组成部分，它与物理药学、药理学、药物化学、临床药学同样重要。第二，药事管理学是应用性很强的科学，其理论基础来自社会学、心理学、经济学、管理学与法学，这和扎根于化学、物理学、生物学、生理学与工程学的药学其他分支科学不同。第三，构成药事管理学基本原理的应用性取决于：①实践自身的要素和性质；②与药学实践相关的各种变化形式。第四，药师在社会药房、医疗机构药房、药厂、药品批发公司、药物研究所等部门中的职能不同，但药事管理学研究的是，药学毕业生工作的所有领域中有关药品和药事管理方面的共性问题，而不受工作性质的限制。

《药事管理学科的历史发展》书中的定义是"药事管理学是一个知识领域，它具有社会科学的性质，它与行政的、经济的、政策的、行为的、分配的、法律的和经营管理的功能、原理和实践密切相关；它涉及生产、分配、专业和辅助机构和人员；涉及满足合理用药的需要；满足向消费者（病人、处方者、调配者）和保健行业的药房提供药学和信息服务。"

明尼苏达大学药学院对社会与管理药学的介绍是："与现在的以强调药物的合成、分离、吸收、分布、代谢、机制、活性物质等方面的药学二级学科相比，社会与管理药学研究的是药学的另外一个系统。它研究药师、病人、其他医药卫生人员的相互关系、表现、行为、报酬、服务和教育；研究这一系统与环境的关系。"

Sonofman 的定义是："不是药剂、不是药化、不是药理、不是临床的，社会与管理药学提出社会药学系统，包括药学教育、人们的行为、社会交往和药品消费。"

我们认为药事管理学科是应用社会学、法学、经济学、管理与行为科学等多学科理论与方法，研究"药事"的管理活动及其规律的学科体系，它是一个学科整合的交叉学科群，是以解决公众用药问题为导向的应用学科。对药事管理学科性质的理解上，应突出以下内容：

- 药事管理学科是药学的二级学科；是一个知识领域；但不同于药剂、药化、药理等学科，具有社会科学性质；
- 应用多学科理论和方法；
- 研究药品研制、生产、经营、使用中非专业技术性方面；
- 研究环境因素（政治、社会、经济、法律、技术、伦理）和管理因素（管理者理念、管理职能、管理者水平）与使用药品防病治病、维护人们健康之间的关系，以实现卫生的社会目标。

三、药事管理学科的研究内容

药事管理学科是一个知识领域，它涉及社会的、经济的、法律的、管理的和行为科学各门学科，它的研究范围和内容，在不同历史时期、不同国家和地区的药学实践者，从不同角度或不同层次去理解和实践，处于动态状况。根据药事管理学科的历史发展和世界各国研究动向，我们认为当前药事管理学科研究的主要内容有以下几方面。

（一）国家药事行政

1. 国家药物政策研究　这是许多国家政府有关部门研究的重点问题。当前国家药物政策研究的热点是：①能给需要者供应国家基本药物，其价格是可承受的；②保证向公众提供安全、有效、优质的药品；②医生、药师、护士与病人共同努力改善处方与调剂实践，促进合理用药。

2. 药事管理立法和依法管药的研究　制定药事管理法律、行政法规、规章和规范，建立健全药事管理法律体系，一直是各国十分关注的问题。由于国体政体和社会、经济的差异，各国在这方面的研究重点有所不同。发展中国家通常把研究重点放在与国际接轨的课题研究，以及保证与国家药物政策的贯彻实施相应的药事管理立法研究。

3.药品监督管理体制和机构的研究　20世纪70年代以后，世界范围内的大规模政府再造，促使人们重新认识和评价政府的角色和职能。在药事行政管理中政府应该干什么、不该干什么，政府在医药经济的作为如何，是否应该管制或者在多大程度上管制，是否应将其中一些移交给市场部门。药品监督管理与国家卫生行政是什么关系，政府各部门在药事行政管理方面职权如何划分，如何协调、统一。这方面有许多新课题吸引药事管理人员、学者、教师去研究。

4．药品质量监督管理　国家对药品质量进行监督管理，以保证人们用药安全、有效，这是国家药事行政最古老的研究方面。从有国家开始到现在，药品质量监督管理始终是国家药事行政的主要内容，也是药事管理学科教学科研的重要方面。国家对药品质量的监督管理，积累了丰富经验，大量行之有效的管理办法，各国已通过立法，成为药品管理法律法规。当前发展中国家在这方面的研究重点是：①理解消化国外行之有效的药品质量管理办法，结合国情使之成为对本国行之有效的措施或法规；②对传统药质量的监督管理；③对贫困地区农村农民用药质量的监督管理和保证等。

（二）社会和行为药学

社会和行为药学研究，是各国药事管理学科研究中的热点。它应用社会学和行为科学的原理和方法，研究药学实践中人的行为，推动药师和医生、护士的交流，药师和病人互动，促进合理用药。社会和行为药学研究对象，通常包括：①当事人，病人、消费者、家庭、公众、团体等；②开业者，有药师、医生及医生助理、护士；③其他保健人员；④学术界的教师、学生。它的研究内容有特征、特性和行为两方面，特征一般包括：民族、性别、年龄、国籍、社会经济状况、职业、健康状况；宗教；社团、教育背景、政治倾向等。行为一般包括：学识、认识的陈述、情感态度、信仰、价值观、决断、交流技术和手段、倾听、行为、结果等。例如，研究老年与药物治疗；病人对药师的看法；药物治疗的依从性；药师对职业的认识、看法和信心；药师对职位的满意度等。

(三)药物经济学

药学经济的研究范围比较广泛,它运用经济学、会计学的基本原理和方法,研究药品研究开发、生产、经营、使用过程的经济问题,解决以最少的人、财、物投入,取得好的经济效益和优质药品、优良药学服务的问题。投资、成本、市场、定价、销售是研究的主要问题。

20世纪80年后,药物经济学研究成为药学经济方面的亮点。药物经济学研究最初集中于药物治疗方案的经济学评价,随着研究的深入,药物经济学研究不仅用于区分、衡量相比较不同的药疗计划、服务和治疗的成本、风险和收益;而且应用于评价医疗保险报销药物目录,评价处方药、非处方药的决策;还应用于新药研究开发决策和新药审批决定。药物经济学研究是应用经济学原理和方法来提高药物资源的配置效率,促进合理用药,控制药品费用增长,并为药品营销决策、新药研究开发决策、药品政策决策提供依据。药物经济学的评价方法有:最小成本法;成本-效益分析;成本-效果分析;成本效用分析等几种。

(四)药事部门管理

在药事管理学科发展中,各国对管理的教学研究侧重有所不同。美国家一直把零售药房管理作为重点,中国比较重视医药企业管理,除开设课程外的高等药科学校还举办了医药企业管理专业。

1. 药房管理　药房管理分为零售药房管理和医疗机构药房管理。零售药房管理研究内容包括:①零售药房的组织形式、类型;②选择地址分析;③财务分析;④库存控制;⑤定价;⑥销售、广告、促销;⑦临床药学工作,包括药历、咨询、与病人和顾客交流沟通,用药指导、不良反应监测报告等;⑧人员管理等。医疗机构药房管理侧重于:处方管理体系、单位剂量调配体系、药房质量保证和控制体系的建立与维持;采购、库存控制、调剂与制剂管理;药物利用评价;药品信息和信息资源管理等。

2. 医药企业管理　医药企业管理的研究重点是,医药企业的特点,现代科学管理理论与方法应用于医药企业的结合点,在医药经济全球化中如何加强本国医药企业竞争力,保持持续发展。

(五)药品信息和信息资源管理

人类已进入了信息时代和信息社会,信息技术正改变着世界的一切。在药事管理领域,药品信息及信息资源的管理已成为一个越来越重要的领域。药事管理活动对信息的依赖,使得接收和使用信息的能力显得至关重要,日益成为药事管理学科教学和研究的重要方面。

四、药事管理学科研究向纵深发展

20世纪50年代以后,药品、药学事业和药事管理实践产生巨大发展变化,所取得的成就超过历史任何时期,药事管理学科的研究十分活跃,学科体系日趋完善,主要反映在以下方面。

(一)从研究有形商品——药品,发展到无形商品——药学服务

20世纪(以下相同)60年代以前,药事管理学科研究是以有形商品为核心展开的。现代药事管理学科研究除继续重视药品管理外,无形商品管理已备受关注,进入研究范围。无形商品又称为广义的服务商品,药学无形商品可统称为药学服务,如药物信息评价及咨询服务、药物治疗方案设计、临床药学服务、卫生保健系统评价等。随着医药卫生科技和模式的发展变化,社会生活方式和观念的变化,药学服务范围不断扩大。将药学服务包括到药事管理学科研究领域,可以更好地为病人服务,可以应用药事管理学科的原理与方法,提高药学服务质量、效率、效果,确定药学服务的报酬,推动药学事业的发展。

(二)重视和研究合理利用药品资源

70年代以来,社会的卫生保健经费成倍增长,政府和人民已感到难以承受。另一方面,新药研究开发的难度和投资与日俱增,以及药物滥用日益严重。为此,合理利用药品资源,合理用药,用药经济分析和生命质量研究,药物利用评价等,成为近几年药事管理学科研究热点,重要内容。

（三）理论联系实际，研究成果付诸实施促进了药事管理标准化、法制化、科学化发展

半个世纪以来，许多药事管理的重要措施、法规、制度，都是从事药事管理活动的药师、管理人员、专家教授的研究成果。

（四）重视研究方法，科研水平不断提高

药事管理学科在很大程度上具有社会科学性质，其研究方法亦不同于药物化学、药剂学等学科，而采用社会研究方法。由于其研究对象常涉及药品，故十分重视引入自然科学研究方法中"量化"方法。20世纪80年代以来，部分国家的高等药学教育计划增设药学软科学研究方法课程和药学文献评价课程，药事管理研究生课程增加数门统计学。使药学生既掌握自然科学方法在药学中应用的能力，又熟悉社会研究方法在药学中的应用。

第三节 药事管理学科与《药事管理学》课程

一、药事管理学科课程体系

药事管理学科的应用性很强,由于各个时期、各国各地区药学事业及其管理的差异,在药学学士学位教育中开设的药事管理学科课程有所不同。目前国内外药学院开设课程名称很多,按其基本内容性质,概括为以下几类。

(一)法学和伦理学类

国内外药学院校普遍开设了《药事法学》或《药事法与伦理》课程。该课程的基本内容是,本国的法律体系机构,药品管理法,药师法,控制物品管制国际公约及本国法规,医疗卫生有关法规以及药师职业道德规范。

(二)管理学类

管理学课程是指,运用管理学基本理论知识和方法,研究其对象系统(药房、制药公司等)管理过程活动的规律。目前,国内外药学院校开设的这类课程主要有以下几种。

1.《药房管理学》包括《社会药房管理学》和《医院(医疗机构)药房管理学》。在美国这门课程的名称多种,从主要选用教材《药房管理的原理和方法》《医疗机构药学实践手册》《医院药房》来看,是对药房提供药品、药学服务、药品信息服务的各项业务活动中,管理职能(计划、组织、人事、领导、控制)的分析研究。

2.《医药企业管理》 中国部分药学院校开设了医药企业管理专业,1999年合并入工商管理专业。开设有《医药生产企业管理》《药品生产质量管理》《医药商业企业管理》等课程。

3.《药事组织》 前苏联及东欧国家的药学院,普遍开设了药事组织课程,内容侧重于药事机构单位的行政管理。

4. 《药品质量管理》日本和中国的部分药学院校开设有此课。

（三）经济学类

由于药品的商品属性，早期药事管理学源于商业药学。以后开设的药房会计学、药物市场学、药物经济学、医药贸易及国际医药贸易等课程，均属经济学类课程。主要研究药品、药事的经济活动，基本属微观经济学范畴。

1. 《药物市场营销学》该课程应用市场学的原理和方法，研究药物的有效供给与需求关系，即在药物品种、数量、质量、价格、时间和空间等方面，如何使药物供应与病人、处方者的需求相适应的规律。

2. 《药物经济学》药物经济学包括宏观和微观两部分。宏观药物经济学主要是研究社会医疗花费与国家经济的关系，药厂、医院及药房的费用、利润等，分析单位是国家、卫生保健系统、医疗机构。微观药物经济学分析单位是每一位病人，主要研究在一定标准前提下，使用什么药物治疗方案效果、效益、效率员好，最省钱，怎样才能提高生命质量等。

（四）社会和行为科学类

社会和行为科学方面的课程是临床药学兴起后发展起来的。主要研究药学实践环境、人（药师、病人、其他医务人员）与药物治疗合理性关系的规律。其研究方面有使用药品过程中药师、医护人员、病人的心理与行为，以及交流沟通；药房在卫生保健系统中的使命、任务、活动；环境（历史、文化、社会、经济、政策和法律等）因素分析，环境因素与药物治疗合理性关系分析。

开设的课程有《药学的社会与行为》《药学交流学》《卫生保健组织》《药物社会经济学》等，大多数课程是为药学博士（Pharm. D）学位学生开设的。

（五）研究方法学类

20世纪80年代，美国高等药学院校给研究生和本科生开设了研究方法类课程。据1998年美国一份关于社会与管理学科研究生课程概况介绍，96％的药学院开设研究方法课，100%的药学院开始统计学。研究方法和统计学的内容包括：研究设计、可靠度、效度研究概况、样本、统计描述、X^2分布、回归、因数分析、研究质量和分析等。我国有的高校给临床药学专业学生开设了《药学社会研究方法》和统计学。

（六）信息科学类

有关药物信息的获取、整理利评价、应用，是药房管理课程的重要内容。美国 Pharm．D 学生开设了《药品信息和科学文献评价》。日本部分高校开设了《医药品情报学》。中国个别药学院设置了医药情报学专业。从总体来看，信息科学类课程正在发展中。

上述 6 大类多门课程构成了药事管理学科的学科体系。

二、《药事管理学》教材的结构和特点

药事管理学科包括的课程很多，在国外高等药学教学计划中，没有单独的药事管理学这门课程，普遍开设的课程是《药事法》。美国的 Pharm．D 学位学制 6 年，开设药事管理学科的课程有：药事法学、药学概论、卫生保健组织、药学研究方法、药学文献评价、药学交流等。而我国药学教育学制仅 4 年，基础课比重大，目前普遍开设多门药事管理学科课程还不现实，也不可能采用国外教材。

1985 年华西医大药事管理教研室在组建药事管理学课程，编写《药事管理学》教材时，"考虑了该门课程所探讨的知识和研究范围应是有所控制的。所编写的教材，以国家对药学事业的宏观管理、对药品的监督管理为主要研究对象，以药事管理的几个方面为初次分类骨架。具体内容分为总论和各论，经过三年的教学实践表明，上述内容是学生必须了解掌握的知识。"这是 1988 发表的"药事管理学的兴起和发展"一文中，陈述的我国 80 年代药事管理教材的思路。经过 20 余年的教学、科研实践、药事管理学教材的构架和内容，不断调整、修正、充实、更新。现将本书的结构及特点介绍一下。

（一）本书的结构

《药事管理学》以药事管理功能过程分类，以药品管理法为核心，以保证药品和药学服务质量与合理用药为重点：

《药事管理学》由药学概论、药事法规和药事部门管理三部分构成。

第一部分是药学概论，包括：绪论；国家药物政策和药品监督管理；药学、药师和药学职业道德；药事组织。

第二部分药事法律法规，包括：药品管理立法；药品注册管理；特殊管理的药品；中药管理；药品信息管理。

第三部分是药事部门管理，包括：制药工业和药品生产质量管理；药品市场营销和药品流通管理；医疗机构药事管理；医药知识产权保护。

（二）本书的特点

1. 具有"导论"性质　《药事管理学》教材未包括药事管理学科的全部内容，但不同于该学科的其他课程，具有导论性特点。涉及药事管理多方面，而未逐渐深入阐述。

2. 反映交叉学科的特征　《药事管理学》应用社会学、法学、管理学的基本概念、理论和方法阐述药事管理活动。例如从社会学角度阐述药物供应，说明什么是药物的可获得性、易获得性，说明健康资源——药品分配的公平性。

3. 体现全球医药文化、药事管理交流融合的内容和趋势　《药事管理学》以世界医药文化和药事管理为背景，阐述我国药事管理历史发展、成就、立法、政策、制度、规范、方法措施等等。发掘我国与世界其他民族医药文化、医药管理共同的价值观，弘扬民族文化精华，拓宽学生的全球化视野。

4. 突出以公共利益为导向　《药事管理学》以药事公共行政为主，阐明政府具有促进和实现人人享有卫生保健的义务和责任，药事管理立法、执法都应突出公众利益。药师和药学人员必须把为公众的健康提供药品和药学服务放在首位。

5. 内容以符合药学生培养目标为依据　药事管理范围广泛，本书内容取舍原则，首先是适应执业药师资格考试要求；第二是药学实践各部门各岗位药师共同要求的基本知识、理论和方法；第三是突出概念、观点和方法，使学生掌握"举一反三"，学会药事管理的逻辑思维和思想方法。

三、学习研究药事管理学科的目的和意义

（一）学习和研究药事管理学科的目的

从药事管理学科的历史发展来看，20世纪初高等药学教育将该学科课程列为必修课，药师国家考试必考科目，其目的是：教会药学生如何做药品生意，如何建立和经营管理药房。随着社会经济的发展，药学的规模、地位、任务都发生了巨大变化。药事管理活动也日益频繁，它的范围和内容，与20世纪初期相比已很不相同。药事管理活动涉及多方面，包括政府、制药工业、医药商业，医疗机构、进出口贸易、科学研究部门、药学人员培养相继续教育、药学社团。药事管理水平直接关系医药卫生事业的发展，影响卫生工作社会目标的实现，涉及维护人的健康权，以及构建和谐社会等大事。自20世纪80年代以来，药事管理学科建设和实践水平的提高，在我国越来越受到各方密切关注。但和经济发达国家比较，在教育、研究和实践各方面还处于开创阶段。从我国现阶段的实际情况出发，学习和研究药事管理学科的目的是：

1.改变药学生知识结构，增强适应职业的能力，提高综合素质。

2.提高药事行政水平，完善国家药物政策和药事管理法律体系，建立适合中国国的药事行政管理体制，实现中国药事行政管理科学化、法制化、现代化。

3.增强医药经济在全球化进程中的竞争力，保证药品质量安全、有效、经济合理利用药物资源，合理用药。

（二）学习药事管理学科的意义

1.促进药学教育适应药学社会任务的需要　"社会任务是与社会地位、身份相连的被期望的行为。"通过长期观察和科学研究认为，"药学有两个同样被关注而又不同的任务，即专业任务和商业任务。"药学的社会任务构成了药学职业。随着社会的发展，药学的专业任务和商业任务的外延内涵都有很大扩展。药学商业任务的含义已不仅仅是做药品生意，它覆盖了药事行政

管理、药业经营管理、药事法律、药事公共关系、药品资源配置、药品质量管理、药物临床应用管理等。

药学的两种社会任务，要求从事药业的药师具有双重的功能，因为"群体具有某些功能才可能构成人们对它的某些行为的期望。""功能是任务的基础，任务是功能所反映出的行为。"这就是在高等药学教育中开设药事管理学科课程的根据，通过该学科的学习使学生具备全面完成药学"社会"任务的功能。当今社会处于科学、技术、信息、管理并驾齐驱的时代，学习药事管理学科显得尤为重要。

2. 药学教育改革与发展的要求　19世纪中叶后，高等药学教育逐渐形成不同层次、不同专业、不同教育形式的体系，成为具有培养药师为主的高级药学人才，促进药学科技发展、为社会提供服务等功能的系统。20世纪50年代后，高等药学教育呈现综合化、大众化、终身化、国际化趋势。当今世界诸强在医药经济和卫生事业的竞争中，培养高级医药人才的教育竞争也很突出。21世纪我国高等药学教育快速发展，药学院系数和在校药学本科生人数已居世界首位，进入大众高等教育阶段。在快速发展的同时，如何保证药学教育质量，实现药学教育培养目标，提高人才综合素质，成为当前药学教育改革与发展的关键。

影响药学教育质量的各种因素有：教学内容陈旧，脱离当前社会需求；重自然科学知识、技能传授，轻人文和社会科学传授；重智能素质培养，轻道德素质、心理素质培养是重要原因。药事管理学科各类课程是社会学、经济学、法学、管理和行为科学、心理学等科学的原理和方法在药学中的应用。学习药事管理学科，将改变当前药学教育模式造成的知识和技能缺陷，帮助学生具有有效的思维、表达交流思想、判断和鉴别价值的能力，使个人和社会的需要协调发展，成为一个认真负责，对社会有用的高级药学人才。

第四节 药事管理研究特征与方法类型

研究（reserch）是人类的一种活动，是用严密的方法探求事理，以期获得一正确的结果、发现新的事实、理论或法则。科学研究方法不同于其他了解事物方法的基本特征，在于其系统性、客观性。人类以研究的过程探求知识，解决问题，推动社会改革和进步，是因为研究具有"解释"、"预测"与"控制"的功能。

一、药事管理研究性质及特征

（一）药事管理学科研究具有社会科学性质

药事管理研究属于社会科学性质、主要是探讨与药事有关的人们的行为和社会现象的系统知识。药事管理研究虽然也具有自然科学研究的客观性、系统性、实证性、验证型及复制性等特征，但因研究对象以"人"及"社会"为主，故其研究环境与条件、研究结果的解释程度等，均与以"物"及"自然"为主的自然科学研究有所差别。主要表现在：复制性低、因素复杂、间接测量、普遍性低、误差较大等几方面。另一方面药事管理与社会科学中的其他学科的研究亦有差别。

（二）药事管理研究特征

1. 结合性

药事管理的对象既有物——药品，也有人——药师及有关人员，药事管理学科不是完全的人文学科，而是自然科学与社会科学交叉渗透的边缘学科。为此，研究者必须具有药学和相关社会科学理论知识和技术的基础，药事管理研究要从药学事业整体为出发点。

2. 规范性

药事管理研究的目的在于确定药事活动规律的逻辑和持续模式，制定符合社会规律的规范,包括法律的、伦理道德的、管理的规范,并观察这些规范的影响。当规范随时间推移而改变时,研究者可以观察并解释这些变化,预测变化方向、方式,提出修改、修订意见。

3. 实用性

药事管理研究的结果,主要导向是应用,包括政策建议、标准和规范的方案、可行性报告、市场调查报告、现状分析等,目的是推动药事活动的发展与进步。当然并不因此而忽视理论导向的研究。

4. 开放性

因药事管理研究内容具有多样性,故其研究人员的学术背景也颇为复杂。参加研究工作的人员有教师、公务员、药厂经理、药商、药学工程技术人员;专业有药学的、经济的、行政或工商管理的、法律的。药事管理研究的开放性,或许不利于学科的学术研究的主动性、独特性,但却是促进药事管理学术研究发展的一种动力。

二、药事管理研究过程与步骤

(一)药事管理研究流程

药事管理研究的过程大致遵循一般问题解决的心路历程,从问题的感觉或发现开始,确定问题后着手收集资料,寻找答案。在整个过程中,大体可分为 5 个阶段:即界定研究问题;构思方法与设计;收集实证性资料;分析资料;撰写研究报告。将这些工作依次排列,可以画成图以反映研究流程,见图。

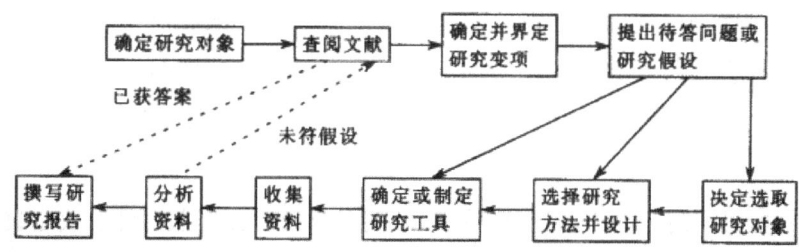

(二) 药事管理研究步骤

依据上述流程图所示,药事管理研究可分为 10 个步骤。但 10 个步骤并非都是一个接一个按顺序进行,经常有相互影响,从实际出发作出调整的情况。但了解此 10 个步骤对初学者构思研究框架计划,将有所裨益。

1. 确定研究问题

问题是研究的核心,也是研究行动的起点。研究问题来源于:①药事活动中的疑难问题或热门问题,亟待解决办法;②接受委托进行研究;③基于个人兴趣或求知欲。无论研究动机如何,均须确定问题的性质与重点,并用适当的文字准确表述研究题目。

2. 查阅相关文献资料

确定研究问题及研究目的后,必须查阅、研究与题目有关的文献资料,并进行整理归纳。以了解在研究问题范围内,有哪些相关的理论,已有哪些研究发现,使用了哪些研究方法,哪些方面尚无定论,或无人探讨等情况。根据文献研究结果来建立研究框架。

3. 提出待答问题或研究假设

一般来说,描述性研究、概况或状况或探索性研究,以提出待答问题为宜。而相关性研究、因果性研究或验证性研究,则以提出研究假设较为适合。无论是提出待答问题或假设,均应符合研究目的。

4. 确定并界定研究变项

研究行动是以变项为基本单位,故研究者应确定研究问题中所包括的主要变项。进一步要将各个变项作适当定义。

5. 决定并选取研究对象

药事管理研究对象通常是与药事活动有关的个人、群体、组织、社会产品或社会实体及其行为的产品。研究者在进行收集资料之前,必须确定研究结果将推论解释的"总体",并决定如何抽取"样本"。

6. 选择研究方法并进行设计安排

根据研究问题的性质,结合研究目的,以及研究对象,然后决定收集资料的方法。并且进一步将研究对象、研究工具以及实施程序作出规划安排。

7. 选择或编制研究工具

药事管理研究不能用天平、显微镜、分光光度计、湿度计等仪器作为研究工具。常用调查研究、实地观察等方法来收集资料。故需编制调查表、观察量表等。

8. 收集资料

药事管理研究收集资料的方法主要有：调查研究，实验方法，实地研究方法，内容分析方法，现存统计资料分析，历史—比较分析方法，评价研究方法等。

9. 资料分析

应用各种研究工具所收集的资料是"原始资料"，必须作进一步的整理与分析，使能表述其意义。如果是"量的研究"，应选择适当的统计方法。如果是"质的研究"，也要将原始资料整理后再作适当的描述或阐述。

10. 撰写研究报告

如何将研究的结果、结论公诸于众，以发挥传播知识或解决方案的功用，就有赖于研究报告了。研究报告的内容大致包括标题、摘要、绪论、文献探讨、研究方法、研究结果与讨论、研究结论与建议、附注及参考文献等 9 个方面。

三、药事管理研究方法类型

药事管理研究的类型，可以依据研究目的分类，区分为"基本研究"、"应用研究"、"评价研究"、"行动研究"4 类。也可以按研究环境分类，以及依据研究结果来分类。此处将介绍研究方法类型。常用的研究方法很多，综合学者有关主张，归纳为：历史研究、描述研究、相关研究、事后回顾研究和实验研究等几类。

（一）历史研究

历史研究的主要目的是了解过去事件，明确当前事件的背景，解释其中因果关系，进而预测未来发展趋势。例如探讨我国药品监督管理的起源与发展;探讨世界药师法立法的背景与演变。也可以结合当前药事管理的论题,作历史的追溯与分析。例如以药品流通管理、药品广告管理、药品价格管理等为题材,应用历史研究方法,探本溯源,了解其发展背景及发展轨迹,对未来可能的发展的预测将有所帮助。

历史研究最主要的工作是历史资料的收集、鉴别、解释。史料的收集与鉴别往往比研究设计更为重要。由于历史研究只能在已存的文献、史料中寻找证据,故其应用价值及结论的普遍性上受到限制。

(二)描述性研究

描述性研究的方法旨在描述或说明变项的特质,是描述、说明、解释现存条件的性质与特质,弄清情况,掌握事实,了解真相,即描述"是什么"。例如药品市场调查旨在对购买或将购买的某类、某品种药品的消费倾向进行描述。

描述研究的应用范围很广,收集资料的方法也很多。按其描述对象、描述程序或工具的差异,可以进一步分为概况研究个案研究(状况研究)、发展研究。

1. 概况研究和个案研究 概况和个案研究的目的是,集中研究特定社会单位(个人、一组人、某机构、某一社会等)的背景、现状和环境的相互关系。例如中国制药工业现状分析,华北制药厂现状分析。前者为概况研究,后者为个案研究。概况和个案研究作为进行大量调查研究的背景材料很有用,这类研究能开拓思路,可能成为有效假设的依据,并提供阐述一般化统计结果的实例。概况研究与个案研究的区别在于:

(1)概况研究侧重于通过很多样本单位,研究少数变量。大量变量研究少数样本单位。而个案研究侧重于通过大量变量研究少数样本单位。

(2)概况研究可以围绕一个完整的生命周期或选定的部分研究,它可以集中于特定因素或事物整体。个案研究是对某特定社会单位进行深入调查研究,得到对此社会一个全面完整的写照。

(3)个案研究因局限于个别单位,代表性差,并易受研究者的主观性影响。

2. 发展研究

发展研究是研究随着时间的演变,事物或人物的形成和(或)变化的模式和顺序。例如。探讨药学教育的发展，了解不同时期药学教育的课程设置，以及教学内容、教学安排，进而归纳其发展模式，就是一项发展性研究。

发展性研究又分为：纵向发展研究、横向发展研究和发展趋势研究。

发展性研究具有以下特点：

（1）发展研究集中研究在一定时间内（几个月、几年、几十年）的变化和发展，研究变化、成长的模式（方式）是什么，它们的方向、速度、顺序及影响的因素等问题。

（2）在纵向发展研究中，由于随着时间演变而变化的取样问题比较复杂，增加了研究难度。由于选择性因素的影响，可能导致不客观，有倾向。即使从稳定的总体中取样本以避免偏见的影响，亦应注意该总体中有未认识到的倾向性。另外，纵向研究不能用于本身没有连续性问题的研究。同时要求这种研究在一定时间内人、财、物的投入是稳定的。

（3）横向性发展研究通常包括的对象更多，但比纵向研究较少描述形成因素（纵向研究是唯一直接研究人类发展的方法）。横向研究虽然花费少，比较快，但受限于横断取样的样本不同，进行比较就很困难。

（4）发展趋势研究易受无法预测的因素影响，一般来说，长期预测往往是一种教育性的猜想，短期预测比较可靠，有效。

（三）相关研究

相关研究是应用统计方法，分析一群体中两个或两个以上变项之间关系或关联。对关系或关联的了解作为预测的基础。例如，研究合理用药与发挥药师专业作用之间的关系，这种研究其实要说明"什么关系"，这是和描述性研究不同之处，但相关研究常常要使用描述研究的方法。

相互关系研究的特征是：第一，复杂的变量恰如其分，以及（或者）不适宜用实验的方法和控制处理。第二，可以衡量在实际中同时存在的数个变量的相互关系。第三，拿捏相互关系的程度优于通过实验设计"是否有结果"来证实全部问题或否定问题。第四，这种研究的局限为：①它仅仅确认什么伴随什么，而不确定原因和相互关系结果；②不如实验性方法精确，因为它实施时较少控制独立的变量；③它可能确立谬误的关系形式或因素，这些形式或因素可能有少许或不可靠或无效;④这些关系形式常常是任意和模棱两可的;⑥它是一种笼统处理问题研究方法,对从多方面来源的数据易出现采用不够严谨,并忽视确切的解释。

(四) 事后回顾研究

事后回顾研究又称原因比较研究。原因比较研究是通过观察现在的结果和追溯似乎可能的原因的材料,调查可能的原因和结果的关系。此方法与在控制条件下收集数据的实验方法对比,称为可能的因果关系的研究。原因比较研究性质是"事后的",这是指在有关的所有事件已发生后收集材料,调查者随后取一个或多个结果(依赖变量)并通过对过去的追溯去核查材料,找出原因、关系和意义。例如,通过药政管理机构已有材料,研究假劣药案发生的各种原因,并分析比较各种因素之间的关系。

(五) 实验研究

实验研究的目的是研究原因和结果的关系,即研究分析"为什么"。它通过探讨经过"处理"的实验组与未接受处理的对照组比较分析,研究因果关系。所谓"处理"是指采取了某项措施,例如为了提高药师水平,采取继续教育的措施。实验研究方法实用于概念和命题相对有限的、定义明确的研究课题以及假设检验课题。社会科学家是在社会事件的一般过程中进行实验研究,而不在实验室。实验研究与原因比较研究,都是调查分析因果关系。但实验研究是在控制变量的情况下,进行比较分析,结果比较准确。而原因比较研究没有控制变量,是在事情发生后追溯现象,分析找出原因,准确性较前者差。

无论是自然科学或社会科学的实验研究,包括以下主要环节:①明确自变量因变量;②选取实验组与对照组;③进行事前测量与事后测量。

实验研究方法实施中有以下要求:第一,提出假设,例如大学生参加军训可以增强纪律性;第二,明确自变量、因变量,并分别作出定义;第三,选定测量因变量的指标及测量方法;第四,确定实验组、对照组的抽样方法(样本数及抽取样本的方法);第五,选定哪种实验设计,应根据研究目的与要求,以及主客观条件的可能。实验方法的优点是，可以控制自变量，可以重复，因果关系的结论较准确。它在药事管理研究中应用的弱点在于其人为性质，往往不能代表现实的社会过程，容易失真。

（六）调查研究

调查研究既是一种研究方法，也是一种最常用的收集资料的方法。作为一种研究方法，调查研究是以特定群体为对象，应用问卷访问测量或其他工具，经由系统化程序，收集有关群体的资料及信息，借此了解该群体的普遍特征。调查研究是收集第一手数据用以描述一个难以直接观察的大总体的最佳方法。调查研究方法的一般特征是准确性较低，而可靠性较高。调查研究方法广泛应用于描述研究、解释研究和探索研究。调查研究有两种基本类型，即普查和样本调查。药事管理研究常用的是样本调查。样本调查中抽样方法是其基本步骤，抽样设计对研究结果影响很大。样本大小，抽样方式和判断标准，是样本设计的关键环节。

问卷是收集调查数据的重要方法，包括自填式问卷、访问调查问卷。问卷格式，答案格式、后续性问题、问题矩阵、提问顺序、答问指南等，是设计问卷时应充分考虑的几个方面。邮寄的自填式问卷的回收率对样本的代表性有直接影响，一般来说，50％的回收率是可以用来分析和报告的起码比例。

第十二章 国家药物政策与药品监督管理

第一节 药品

一、药品的定义

20世纪以来,各国政府为加强药品的监督管理,均在该国的药品法、药事法中规定了药品的定义,以明确管理对象。我国《药品管理法》中关于药品的定义是:"药品:指用于预防、治疗、诊断人的疾病,有目的地调节人的生理功能并规定有适应症或者功能与主治、用法和用量的物质,包括中药材、中药饮片、中成药、化学原料药及其制剂抗生素、生化药品、放射性药品、血清、疫苗、血液制品和诊断药品等。"上述定义包含以下要点。

第一,使用目的和使用方法是区别药品与食品、毒品等其他物质的基本点。没有任何物质其本质就是药品,只有当人们为了防治疾病,遵照医嘱或说明书,按照一定方程和数量使用该物质,达到治疗或预防或诊断人的某种疾病时,或能有目的的调节某些生理功能时,才称它为药品。而食品或毒品的使用目的显然与药品不同,使用方法也不同。

第二,我国法律上明确规定传统药(中药材、中药饮片、中成药)和现代药(化学药品等)均是药品,这和一些西方国家不完全相同。这一规定有利于继承、整理、提高和发扬中医药文化,更有效地开发利用医药资源为现代医疗保健服务。这一定义反映了对21世纪药品研究开发方向的高瞻远瞩。

第三,明确了《药品管理法》管理的是人用药品。这一点和日本、美国、英国等许多国家的药事法、药品法对药品的定义不同,他们的药品定义包括了人用药和兽用药。

第四，确定了以"药品"作为药物、原料药、制剂、药材、成药、中药、西药、医药等用语的总称。"药品"一词与美国的 drugs 英国的 medicines、日本的"医奖品"同义。在《药品管理法》英译本中，药品的对应英文是"drugs"。

二、药品管理的分类

药品的分类方法很多，这里介绍的是药品管理法律、法规中有关药品分类管理的类别。

（一）现代药与传统药

《药品管理法》中规定："国家发展现代药和传统药。"

1.现代药（modern medicines） "现代药"一般是指 19 世纪以来发展起来的化学药品、抗生素、生化药品、放射性药品、血清、疫苗、血液制品等。其特点是用现代医学的理论和方法筛选确定其药效，并按照现代医学理论用以防治疾病。一般是用合成、分离提取、化学修饰、生物技术等方法制取的物质，结构基本清楚，有控制质量的标准和方法。现代药发展很快，已有数万品种。因为这类药最初在西方国家发展起来，后传入我国，又称西药。

2.传统药（traditional medicines） "传统药"一般是指历史上流传下来的药物，主要是动、植物和矿物药，又称天然药物。我国的传统药又称中药。中药治病的经验和理论，如性味、归经、功效、应用、用法、用量、禁忌，都是在中医辨证理论的指导下，根据药物的性能组合在方剂中使用。中药最本质的特点是在中医理论指导下应用，中医药是一个整体。中药不仅历史悠久，至今仍是我国人民防治疾病不可缺少的药物，而且在世界各国影响很大。

（二）处方药与非处方药

《药品管理法》第 37 条明确"国家对药品实行处方药与非处方药分类管理制度。"分类管理的目的是有效地加强药品监督管理，保障人民用药安全有效，合理利用医疗卫生与药品资源，推动基本医疗保险制度的建立，提高人们自我保健意识。药品分类是根据安全有效、使用方便的原则，依其品种、规格、适应症、剂量及给药途径不同，分别按处方药和非处方药进行管理。

1. 处方药的定义　处方药（Prescription drugs）是指"凭执业医师和执业助理医师处方方可购买、调配和使用的药品。"

其他国家处方药法定使用名称有：英国成 prescription-only medicine，即 POM 美国称 legend drugs；日本称"医疗用医药品"。

2. 非处方药定义　非处方药（nonprescription drugs, over-the-counter drugs, OTC drugs）是指"由国务院药品监督管理部门公布的，不需要凭执业医师和执业助理医师处方，消费者可以自行判断、购买和使用的药品"。"根据药品的安全性，非处方药分为甲、乙两类。"

其他国家非处方药法定使用名称有：英国的非处方药分为两大类，一类是必须在注册药房卖的，称 pharmacy medicine，[P]；一类可在任何商店卖的，称 general sales list medicines，GSL medicines。美国常称为 OTC drugs。加拿大称 proprietary medicines，GP，译作大众药。日本称"一般用医药品"。

西方国家文献中常用的一些药品名称易与处方药、非处方药混淆，说明于下。

①proprietary drugs——专卖药，美国在实行处方药与非处方药分类管理以前，所有药品均可不凭医生处方自由购买，药商为了获得专卖权对药品成分保密，故有 proprietary drugs 后被划为非处方药。日本将其译为"大众药"，成为非处方药的用语，如目前"世界非处方药生产联合会（The World Federation of Proproetary Medicine Manufactures，WFPMM）"，便用此语为非处方药。有的国家或地区组织使用它时又有其他定义。②generic drugs——仿制药品，既有处方药也有非处方药。③ethica drugs——处方药。

（三）新药、首次在中国销售的药品、医疗机构制剂

新药（new drugs）"是指未曾在中国境内上市销售的药品。""已上市药品改变剂型、改变给药途径的，按照新药管理。"

首次在中国销售的药品（drugs to be marketed in china for the first time）是指"国内或国外药品生产企业第一次在中国销售的药品，包括不同药品产企业生产的相同品种。

医疗机构制剂（pharmaceutical preparations dispensed by medical institution）是指"医疗机构根据本单位临床需要经批准而配制、自用的固定处方制剂。"医疗机构制剂不得上市销售。

（四）国家基本药物、基本医疗保险药品目录、特殊管理的药品

1. 国家基本药物（national essential drugs）

1975 年 WHO 向会员国建议，根据其国家的卫生需求选择并以合理的价格采购质量合格的基本药物。WHO 对基本药物的定义是："基本药物就是那些能够满足大部分人口卫生保健需求的药物。因此，在任何时候都应当能够以充足的数量和合适的剂型提供应用。"WHO 还提出了基本药物示范目录。

2. 基本医疗保险药品目录（简称《药品目录》）

为了保障城镇职工基本医疗保险用药，合理控制药品费用，规范基本医疗保险用药范围管理，由国家社会劳动保障部组织制定并发布国家《基本医疗保险药品目录》。纳入《药品目录》的药品是有国家药品标准的品种和进口药品，并符合"临床必需、安全有效、价格合理、使用方便，市场能保证供应"的原则。

《药品目录》所列药品包括西药、中成药、中药饮片。西药和中成药列基本医疗保险准予支付的药品目录，采用通用名称并标明剂型。中药饮片基本医疗保险不予支付的药品目录。《药品目录》分为"甲类目录"和"乙类目录"。纳入"甲类目录"的药品是临床治疗必须，使用广泛，疗效好，同类药品中价格低的药品。纳入"乙类目录"的药品是可供临床治疗选择使用，疗效好，同类药品中比"甲类目录"药品价格略高的药品。"甲类目录"由国家统一制定，各地不得调整。"乙类目录"由国家制定，各地（省级）可适当调整。

3.特殊管理的药品（the drugs of special control）

国家对麻醉药品（nacrotic drugs）、精神药品（psychotropic substance）、医疗用毒性药品（medicinal toxic drugs）、放射性药品（radioactive pharmaceuticals）实行特殊管理。这 4 类药品被称为特殊管理的药品。

三、药品的质量特性和商品特征

(一) 药品质量特性

质量特性（quality characteristic）是指"产品、过程或体系与要求有关的固有特性"。特性是指"可区分的特征"。"特性可以是固有的或赋予的"。药品的法律定义规定了药品必须满足的需求，药品的质量特性是指药品与满足预防、治疗、诊断人的疾病，有目的地调节人的生理功能的要求有关的固有特性。药品（原料药及其制剂）的质量特性包括有效性、安全性、稳定性、均一性等方面。

1. 有效性　药品的有效性，是指在规定的适应症、用法和用量的条件下，能满足预防、治疗、诊断人的疾病，有目的地调节人的生理功能的要求。有效性是药品的固有特性，若对防治疾病没有效，则不能成为药品。但必须在一定前提条件下，即有一定的适应症和用法、用量。世界上不存在治百病的药品。

有效性的表示方式，在我国应明确用于预防、治疗、诊断、缓解或者辅助治疗某种疾病或症状。在国外对治疗采用"完全缓解""部分缓解""稳定"来区别。

2. 安全性　药品的安全性，是指按规定的适应症和用法、用量使用药品后，人体产生毒副反应的程度。大多数药品均有不同程度的毒副反应，因此，只有在用量有效性大于毒副反应，或可解除、缓解毒副作用的情况下才使用某种药品。假如某物质对防治、诊断疾病有效，但是对人体有致癌、致畸、致突变的严重损害，甚至致死，则不能作为药品。

3. 稳定性　药品的稳定性，是指在规定的条件下保持其有效性和安全性的能力。这里所指的规定条件一般是指规定的有效期内，以及生产、贮存、运输和使用的要求。假如某物质虽然具有防治、诊断疾病的有效性和安全性，但极易变质，不稳定，则至少不能作为商品药。

4. 均一性　药品的均一性，是指药物制剂的每一单位产品都符合有效性、安全性的规定要求。药物制剂的单位产品，如一片药、一支注射剂、一瓶酊水糖浆、一包冲剂等。原料药品的单位产品，如一箱药、一袋药、一桶药。由于人们用药剂量一般与药品的单位产品有密切关系，特别是有效成分在单位产品中含量很少的药品，若不均一，则可能等于未用药，或用量过大而中毒、甚至致死。均一性是在制药过程中形成的固有特性。

（二）药品是特殊商品

在一定的历史阶段，药品是一种商品，与其他商品一样，人们需使用药品时，将由自己或有关单位付钱去购买。但是药品与其他商品相比有明显的特征，即可以作为标志的显著特点，主要的有以下方面。

1. **生命关联性** 药品与其他消费品比较，其不同之处首先要强调的是，药品是与人们的生命相关联的物质。药品的使用目的是预防、治疗、诊断人的疾病，有目的地调节人的生理功能，它是维持人们生命与健康的物质。各种药品有各不相同的适应症，以及用法用量，若没有对症下药，或用法用量不适当，均会影响人的健康，甚至危及生命。而其他商品没有这种与人的生命直接的相关性，故生命关联性是药品的基本商品特征。

2. **高质量性** 由于药品与人们的生命有直接关系，确保药品质量尤为重要。药品的纯度、稳定性、均一性与药品的使用价值有密切关系，杂质、异物混入药品，可出现异常生理现象、毒副作用、药品不良反应，甚至中毒。药品这一商品只有合格品与不合格品的区分，而没有顶级品与等外品的划分。法定的国家药品标准是判断和保证药品质量的标准，是划分药品合格与不合格的法定依据。

药品的高质量性还反映在，国家对药品的研制、生产、流通、使用实行严格的质量监督管理，推行 GLP、GCP、GMP、GSP、GDP、GPP 等质量规范。故药品的生产成本较高。

3. **公共福利性** 药品防治疾病、维护人们健康的商品使用价值，具有社会福利性质，假如药品的价格太高，将使药品的使用价值受到限制。无论什么性质的医药企业都应担负起为人类健康服务的社会职责。人类的疾病种类繁多，为此治疗疾病的药品品种也很多，但每种药品的需求量却有限，这就导致药品的成本较高。作为商品的药品，其成本较高而客观上又不得高定价，医药企业、医疗机构应认清药品的公共福利性，将此作为自己应尽的社会责任。

国家为了保证人们能买到质量合格、价格适宜的药品，对基本医疗保险药品目录中的药品实行政府定价，并对药品广告进行审查管理。不由市场竞争自由定价，以及对药品促销手段广告的管理，都是药品的公共福利性特征的体现。

4. 高度的专业性　药品这一商品要发挥预防、治疗、诊断人们疾病，维护人们健康的作用，必须通过合格的医师、药师指导作用才能得以实现，这和其他商品有很大的不同。药品说明书有许多专业术语，未受过医药专业教育的营业员不能正确理解和解释。处方药必须通过执业医师处方才能购买，零售处方药和甲类非处方药的药房，必须配备执业药师。药品的研究和开发更是需要多学科高级专家合作才能进行。为此制药工业被称为高科技产业，药品被称为指导性商品。药品和其他商品不同的又一特征是高度专业性。

5. 品种多、产量有限　有资料报道人类疾病有 10 万种以上，因此客观需要多种药品来防治疾病。人类疾病随自然环境（地域、季节、气候等）和社会环境的影响有所变动，但在一定的历史时期，各种疾病的发病率有一定规律，因此所需的药品也有限，即市场需求基本上无弹性，是由发病率来决定的。多品种、产量有限是药品与其他商品不同之处，个别罕见病种，仅需极少数药品，但也应研制生产，这种药称为"orphan drugs"。

四、药品的来源和发展

（一）药品的来源

药从何处来？简单地说药品来自天然的和合成的物质。人类最初的药物都来自自然界，现在还在使用的药物有很多是很久以前就有的，例如，鸦片在公元前1500多年就已列入著名的《伊伯氏纸草本》上。

今天仍有许多药品来自自然界，来自动物、植物和矿物。人们希望从自然界获得更多的药物，特别是从植物中。当然现代药中有许多药物是合成的，它们中有些是有计划地合成防治疾病的药品，而有些则是进行其他化学工作偶然发现的。有人列出新的治疗药物的各种来源：①民间传统的医药；②同源科学如有机化学的发展；③生物化学的发展；④酶抑制物；⑤偶然发现的；⑥天然产物探索；⑦现有药品的修饰；⑧生物技术的发展；⑨化学和生物学的计划项目；⑩随机筛选。

二次世界大战后，国际上许多新药都是由跨国制药公司有计划研制的，制药工业担起了药物治疗革命的重担。有人说半个世纪来药物治疗的进展相当于以往全部的历史。因此，现代研制新药的过程和方法引起人们极大的关注。我国不仅颁布了药品注册管理办法，并由国家有关部门主持制订新药研制规划、计划，针对我国人民健康和疾病情况有目的研制新药，并对研制给予投资支持。

药品的来源从人们盲目的探索，进入有目的、有计划、有组织、有投资、多学科的合作，并有严格的管理办法的开发，是人类征服自然、防治疾病的一大突破，标志着人类社会的进步。

（二）药品的发展

1. 成功地研究开发了大批新药　20世纪初期，新药606、914的研制成功，奠定了化学治疗理论的基础，20世纪30~40年代，磺胺和青霉素的研究开发成功，标志着化学治疗药物发展的里程碑。据报道，仅1935~1946年间就合成了约5500种磺胺类化合物供临床试验。在20世纪后半叶，治疗各种疾病的大批新药上市，化学药物治疗成为医疗保健的重要手段。

医药界常以新化合物实体的数目来表示新药研究开发的进展。据统计1961~1993年世界各国共上市新化合实体新药2031个，平均每年61.5个。20世纪九十年代以来，每年有40个左右NCEs投产上市。其他各类新药的品种数千千万万，难以统计。

2. 继承、整理、提高、发挥传统医药的工作有很大进展　在化学治疗药物突飞猛进发展的20世纪中叶，一些国家、地区、专业人员对传统医药学持轻视、忽视甚至反对态度。而许多不发达国家、地区的人民仍主要依靠传统医药防治疾病。以我国为首的一些国家坚持现代医药学与传统医药学结合，有计划地整理、提高传统医药，使之更好地为人们医疗保健服务。经近半个世纪的实践证明，我国的方针是正确的。自80年代以来，用现代科学技术的成就，发掘、整理、提高传统医药取得显著成果。

3. 制药工业持续较高速度发展，成为重要的高科技、高附加值的工业部门 20世纪以前，人们制药都在药房或作坊，没有制药工业。二次世界大战前后制药厂逐渐发展，而制药工业主要是50年代后迅猛发展起来的。

4. 合理用药已被提到重要议事日程 20世纪70年代以后，新药研究开发速度放慢，因为所需的投资日增，风险越来越大。从新化合实体新药研究开发上市的年平均数来看，仍年代为83.2个，70年代为62.6个，80年代为48.5个，90年代为39～44个。进入80年代后，人们评价药物的"思维结构"发生了显著变化，合理用药日益受到重视。WHO早在70年代便提出合理用药标准，主要内容是：用适宜的药物，在适宜的时间，以公众能支付的价格保证药品供应，正确地调配处方，在正确的剂量、用药间隔、用药日数下使用药物，确保药物质量安全有效。20多年来，合理用药观点已广泛被接受，开展了大量研究，采取了许多措施。

五、药品和药事的管理

由于药品直接关系到人们生命和健康，间接和直接制约着其他各项事业的发展，因此，从古到今各国政府都十分重视对药品及药事的管理。纵观历史发展，药品和药事的管理大体经历了以下阶段。

（一）古代社会巫医分离后的医药管理

早在欧洲文化发展之前，在古代远、近东国家中，出现了巫医分离，医药知识技术逐渐发展，并有了国家对医药卫生管理的记载。例如，公元前18世纪，古巴比伦汉莫拉比王朝用楔形文颁布的法令中，有两条惩罚医药使人致死致残的条文。公元前11世纪，中国西周王朝建立了六官体制，属天官管的医师为"众医之长，……掌众医之政令，聚毒药以供医事。"中国是建立古代医药管理制度最早的国家之一，并不断充实完善持续两三千年，影响很大。

古代社会医药管理的特点主要有：第一，国家医药管理的目的，最先是保证王公贵族药品供应与用药安全,逐渐扩展为巩固帝王统治,保障战争和防治瘟疫流行的药品供应。第二,管理体制医药合一。第三,以集中的行政管理为主,但已有惩罚误用药于王公贵族,或用假药使人致死等刑律,以及发挥了药品标准作用的医药书籍,用以管理药品质量。

(二)医药分业后药事管理从医药管理中分离出现

公元 5~11 世纪,许多古帝国逐渐衰落,欧洲封建国家先后兴起。13 世纪,欧洲西西里王国的腓特烈二世颁布的一系列卫生法令的规定,药事管理开始从医药管理中分离出来。

13~18 世纪,是药事管理兴起发展的时期,主要表现在:第一,开始了药事管理立法活动。1407 年热地亚那市颁布的《药师法典》,反映了最早的药师职业法定标准。1683 年布鲁日市颁布法律,禁止医生为自己的病人配药,推动医药分业的发展。第二,由政府认可或组织编撰药典,并颁布为国家法定药品标准。1546 年德国出现了西方国家公认的第一部药典之后,制定颁布国家药典逐渐成为药事管理重要职能。第三,药房业务日益发展,逐渐成为药物研制、配方销售,以及早期药学教育重要场所,成为药事管理重点对象。第四,出现由药师、药商组成的行业协会,开展行业管理活动。1617 年,成立伦敦药师协会(英国皇家药学会前身),标志欧洲药学职业的建立,及药事管理范畴的扩展。

(三)现代药品和药事管理的发展

19 世纪以来,药品、药学飞速发展,逐渐形成令人瞩目的药学事业。世界大多数国家先后制定了卫生工作方针和国家药物政策,建立健全了药事管理机构和制度。20 世纪 60 年代,出现了大规模药品和药事管理立法活动,许多国家制定和完善了有关药品和药事管理的法律、法规、规章.形成药事法律体系。80 年代后,联合国和世界卫生组织联合倡导"健康是社会发展的重要目标"。保障基本药品供应,保证药品安全、有效、质量合格,积极推行合理用药,成为药品和药事管理的核心问题,药品和药事管理进入一个新的历史发展时期。

第二节 国家药物政策

国家药物政策是国家政府制定的有关药品研制、生产、经营、使用、监督管理的目标、行动准则、工作策略与方法的指导性文件。有利于政府各部门和社会各界对国家医药工作的目标、策略有全面的行动，达到政府要求。

一、政策与国家药物政策的概念

（一）政策与公共政策

1. 政策　政策在现代汉语中的解释，往往与路线、方针、策略相联系。《辞海》对"政策"的定义是："国家、政党为实现一定历史时期的路线和任务而规定的行动准则。"这一定义实际上包含了四层意思，第一，制定政策的主体是国家与政党；第二，政策存在的基本形式是行动准则；第三，政策的目的是实现路线与任务；第四，政策的时效是一定的历史时期。

国外许多学者也对"政策"下过定义。卡尔·费雷德里奇认为政策是"在某一特定的环境下个人、团体、或政府有计划的活动过程。其用意是利用时机、克服障碍，以实现某个既定目标，或达到某一既定的目的。"这一定义强调政策是朝着既定目标的活动过程，表明政策制定者不仅是政府，还有团体与个人。海因茨·韦里克在所著《管理学》一书中对政策的解释是："政策是计划的一种，是指导或沟通决策思想的全面的陈述或理解。""政策是鼓励酌情处理和主动性的一种手段，但是要把它限制在一定范围内。"这一定义明确政策属于计划的范畴，并说明政策与规则的区别是有限制的酌情处理自由。

2. 公共政策　公共政策与政策的区别就在于公共一词上。可以说凡是为解决社会公共事务中各种问题，所制定的政策都是公共政策。在我国制定公共政策的主体中，最基本、最核心的主体是中国共产党和人民政府。除政府外还有非政府公共组织和民众。药事行政主要讨论的是政府为主体制定的公共政策。

如何定义公共政策,是行政学和政策科学的基础理论研究的问题,中外学者的认识相解释差别很大。我们选择了陈庆云主编的《公共政策分析》一书的定义:"公共政策是政府依据特定时期的目标,通过对社会中各种利益进行选择与整合,在追求有效增进和与公平分配社会利益的过程中所制定的行为准则。"上述定义中的社会利益包括:具有社会分享性的公共利益,具有组织分享性的共同利益和具有私人独享性的个人利益。用包括三种利益在内的社会利益,取代人们常用的公共利益。表示增进和分配的是社会利益,而不是唯一的"公共利益"。公共政策不仅要分配利益,更要增进全社会的利益。例如改革开放初期,为了恢复经济,促进经济的快速增长,政府出台了"让一部分人先富起来"的政策,其目的主要不是表现在利益分配上,更多的是为了增进全社会的利益。

(二)国家药物政策

由于政策、公共政策都没有权威性定义,故很难给国家药物政策作出科学简明的定义。1995年国家药物政策国际会议纪要说:"国家药物政策的目标是在国家卫生政策范围内,保证平等地获得和合理使用优质、价格可承受的安全、有效药物以改善防治效果。"1997年世界卫生组织等出版的《药品供应管理》中说:"国家药物政策是政府给医药界提出的目标、行动准则、工作策略与方法的指导性文件,以利于政府各部门及社会各界对国家医药工作的目标与策略有全面一致的认识,便于协调行动,达到政府要求。"国内一些学者对国家药物政策的解释虽各不相同,但基本精神是一致的。来国家基本药物政策的要点是:

1.国家药物政策是国家根据政治路线制定的医药卫生政策;

2.国家药物政策是为了实现人人享有卫生保健的目标;

3.国家药物政策的目的,是用以保证所有有需求的人群,在任何时间和地点,都能获得质量良好、安全、有效和价格可承受的基本药物,并合理使用这些药物;

4.国家药物政策的本质是公平分配社会医药资源,使贫困人群能获得安全、有效和价格可承受的基本药物,以改善防治疾病效果。同时强调合理用药,使有限的医药资源发挥应有作用,有效增进医药对全社会的利益;

5.发展中国家的国家药物政策基础,是根据国情确定的"基本药物";

6.国家药物政策是综合性的,它涉及药品研制、生产、经营、使用、价格、广告、监督管理等各方面,是药事工作的行为准则,指导性文件;

7.国家药物政策具有统一政府各有关部门认识、协调行动的权威性;

8.国家药物政策是与国际接轨的。

我们对国家药物政策的概念概括如下:"国家药物政策是各国政府根据其政治路线,为实现人人享有卫生保健的目标,达到人们能公平地获得安全、有效和价格可承受的药品,并合理使用的目的,所制定的药品研制、生产、流通、使用、价格、广告、监督等方面的行动准则。"

二、国家药物政策的产生与发展

(一)国家药物政策产生的背景

近百年来,特别是 20 世纪 50 年代后,药品的品种和数量都有很大发展,1951 年全世界药品总产值仅 29 亿美元,至 2005 年全球药品销售额已达 6020 亿美元。药品品种数也大大增加,例如美国处方药有 3 万 5 千种左右,非处方药有 10 万余种。药物治疗革命性进展,对药学实践和医疗卫生工作产生了巨大影响和促进作用,全球人口发病率、死亡率明显下降,人均期望寿命成倍增长,保证了社会稳定发展。但是在发展的同时也出现了很多问题,有的是社会问题,有的是药物治疗本身的问题发展为社会问题。

1. 药品的社会分配问题 药品的需求是因疾病而产生,但因药品是一种商品,与人们的经济情况、购买力发生关系。伴随经济全球化出现的贫富差距拉大,只占世界总人口 20% 的富国,消费了世界总产品的 84%。从药品销售份额来看,北美、欧盟和日本占全球总份额的 85%,其他地区只占 15%,而亚非拉的人口约占世界总人口的 80%。从经济发达国家与发展中国家人均卫生经费和药品消费金额比较,差距十分悬殊。即使在一国之内富人和穷人、城市人口和农村人口之间,药品消费水平差距也很大。WHO 驻华代表贝汉卫博士说:"过去几十年中,尽管全世界药品的生产及消费数量不断增加,但许多国家绝大多数民众获得维系生命所用药品,仍然面临严重短缺。在经济改革和贸易自由化,以及全球贸易协定等一系列政策转变的同时,一些发展中国家的社会公平性出现恶化。"

2.合理用药问题　WHO 的资料表明:全球 1/3 的病人是死于不合理用药,发达国家出现上市药品与药源性疾病/死亡同步上升的情况。药品进入市场后,由于管理不善,竟有 70% 不能得到有效利用。不合理用药严重影响医疗质量,给病人带来痛苦甚至死亡;不合理用药增加治疗费用,造成病人、社会、国家的负担;不合理用药造成很大浪费,使有限的医药资源受损。不合理用药现象,不仅存在于发达国家,在医药资源匮乏的发展中国家或农村,不合理用药也普遍存在。不合理用药问题已成为合理利用有限的医药资源,有效地增进社会利益的问题,从 20 世纪 80 年代开始,合理用药已受到各国政府和医药卫生界的普遍关注。

(二)国际组织的有关决定和建议

1975 年 28 届世界卫生大会提出了"基本药物"计划。20 世纪 80 年代世界进入和平发展阶段,联合国和 WHO 倡导的"健康是社会发展的重要目标",受到参与国的热烈响应,医药保障也随之成为社会发展与稳定的重大课题。1997 年 WHO 指出:"从推动合理用药的政治模式来看,药品不仅是防治疾病的物质和具有内在价值的可上市成果,也是国家政策的工具。药物政策及有关用药问题是有高度政治内涵的领域。" 2000 年经济、社会与文化权益委员会指出,获得基本药物是健康权的组成部分,并提出满足人们健康权的一切形式与各个层次的必要内容。

(三)制定综合性国家药物政策

世界各国都制定有适合国情的国家药物政策。20 世纪中叶以来,有些发展中国家鉴于缺医少药与民众日益增长的基本保健/医疗需求的矛盾越来越严重,药物政策上更多注重提高药品生产与供应水平。70 年代部分发展中国家开始推行基本药物政策。随着药品的发展，发达国家出现上市药品与药源性疾病、药源性死亡同步上升现象，80 年代开始重视合理用药。根据 WHO 建议，综合性国家药物政策体系，是基本药物政策、药品质量保证和合理用药为核心的国家药物政策的逐渐发展。在 WHO 指导下，许多发展中国家开始制定综合性国家药物政策，20 世纪末，已有 30 多个国家由政府批准执行国家药物政策。发达国家在药品供应和与经费上没有明显困难，但也十分注意药价控制、药费分担及合理用药，以提高药品投入的健康产出。澳大利亚在 1992 年制定了国家药物政策并被批准执行。我国自 1978 年以来，在国家药物政策方面已做了大量相关工作，各项政策正在逐步落实。

三、国家药物政策的构成

（一）国家药物政策的目标

各国的国家药物政策的目标大多与基本药物政策一致，主要包括：基本药物的供应、获得和费用支付，以及与之相对应的药物的安全、有效、优质并合理使用。关注以最少资源投入获得最大健康效果，提高药物经济效率。减少进口药品所用外汇，提供医药企业就业岗位，努力发展本国制药工业，发挥国有与民办企业各自的作用，保证医药事业可持续发展。各国制定的国家药物政策目标主要包括以下方面。

1. 基本药物的可供应性、可获得性和费用可承受性

（1）可供应性：是指基本药物供应体系的有效运作，意指凡是防治疾病需要时，不论什么人、不论何时、何地都能及时购买到基本药物。WHO 在实现"人人享有卫生保健"的具体目标中，对"人人都能得到基本药物供应"的解释是："不论在平地或山区在 1 小时内能买到 / 供应基本药物"。

（2）可获得性：是指药品生产企业、药品批发商、零售药房、医院药房能保证基本药物的品种、数量供应；保证提供准确、可靠的药品信息。可获得性还包括"无歧视"，即对病人的民族、性别、年龄、社会地位、经济状况等一视同仁，不歧视。

（3）费用可承受性：是指政府对药品价格的采取的控制办法，特别是对基本药物的价格的控制和管理，以及医疗保障制度中基本药物报销的问题。

2. 保证向公众提供安全、有效、质量合格的药品　当前各国政府多采用法律的、行政的方法加强药品监督管理，建立药品监督管理机构，制定执行药品管理法律法规，禁止无证生产、销售药品，禁止生产、销售假药、劣药、违标药等。

3. 促进合理用药　不合理用药是个全球性问题。合理用药必须有医生、药师、病人、家属各方统一认识，通力合作；合理用药涉及科学技术、专业人员水平、管理、经济、文化等各方面问题。

（二）国家药物政策的内容

WHO 提出的国家药物政策的主要内容有以下 8 方面：

1. **立法与监督框架**　包括药品管理立法与规章条例的制定与实施；设立药品监督管理部门；进行药品注册管理；制定药品质量保证措施；开展药品上市后监督；加强药品流通监督。

2. **药品选择**　包括制定和实施药品基本原则、遴选过程、遴选标准，促进基本药物目录的推广与使用，以及传统药物的推广使用。

3. **药品供应**　包括国产药品的生产和供应，建立供应体系，制定药品营销策略和药品替代政策，建立药品采购机制，加强流通监督。

4. **合理用药**　包括提供客观的、准确的药品信息；医务人员合理用药的保证措施；促进消费者合理用药的措施；开展合理用药宣传教育活动。

5. **药物的经济学策略**　包括政府在药品市场中的作用；促进药品市场竞争的措施；建立药品筹资机制（政府筹资，用药者分担费用，健康保险、外援）；制定和执行提高效率与费用效果的措施。

6. **人力资源**　包括发挥卫生系统的作用；药学及相关人力资源开发计划；人员教育、培训与课程设置；建立全国协作网络．加强继续教育。

7. **监测与评价**　包括建立药品监测机构，确定和落实监测内容、程序、方法、指标、责任；定期评价监测指标，开展监测与评价研究。

8. 国际技术合作　包括药品研究、生产、销售应用等环节的国际交流与技术合作。

上述 8 点反映了国家药物政策的综合性、系统性，它包含了药事工作各方面，并与卫生工作紧密相关。它涉及社会利益调整，具有高度政治内涵与科技含量。经济是它的基础，在公平分配医药资源过程中，个人、社会、国家共同负担医疗用药费用，仍是各国普遍采用办法。国家药物政策不是简单的救济措施，而是综合治理药品生产、流通、分配、使用、监管的方案。

四、基本药物与基本药物目录

国家药物政策的重要基础是基本药物与基本药物目录，许多国家是在实施基本药物政策的基础上，发展国家药物政策。

（一）基本药物的概念

面对昂贵的新药不断上世，药品消费日益增加，卫生资源使用效率低，地区间医疗卫生服务不公平，药害越来越多，人们医药费用负担也越来越重等等问题。WHO 于 1975 年向一些国家推荐制定基本药物做法。于 1977 年正式提出基本药物概念、基本药物示范目录（第一版）和基本药物政策。并将这些作为各个国家药物政策重要组成部分，在全球范围积极推广，得到了广泛响应，取得举世瞩目的成就。

基本药物的概念在实践中不断充实、完善。1975 年，WHO 总干事向 28 届世界卫生大会提交的报告指出，实行基本药物计划的目的是，为了对那些基本的卫生需求不能通过现有的提供系统得到满足的人群，扩大最必需药物的可得性，并使其得到合理应用。这些基本药物的选择将取决于每个国家的卫生需求和卫生服务的组织结构发展 1981 年，WHO 指出基本药物是指能保证绝大多数人获得基本医疗保健所必需的安全有效药物。国家基本药物是各国根据其国情和基本药物政策，用科学方法从各类药物中进选出的，具有代表性的药物。2002 年，WHO 执行委员会报告指出，基本药物是指能满足人们卫生保健需求优先选择的药物，是按照一定的遴选原则，经过认真筛选确定的、数量有限的药物；并在现有医疗保健体系下，人们能获得所需数量的具有合适的剂型、可承受的价格、质量优良、药品信息客观准确的基本药物。综上所述，基本药物的概念从比较抽象到比较具体，其要点是：

1.基本药物是满足绝大多数民众基本医疗卫生需求的最必须的药物；

2.选择哪些药物为基本药物应因地制宜；

3.基本药物应按照遴选原则，认真筛选确定；

4.基本药物数量有限。

（二）基本药物目录

基本药物目录是基本药物的具体体现，1977年，WHO经过广泛咨询后，基本药物进选专家委员会提出了WHO第一个基本药物示范目录（或称第一版）。以后大体2年修订一次，至2002年修订到第12版，选入的药物为300多个品种。现以第9版基本药物示范目录为例，做一简要介绍。1996年的第9版目录共收入药物27类317个品种，其中，单味药物有293种，复方有22种，还有2种用具（避孕套和子宫帽）。

这27类药物是：①麻醉药；②止痛药、退热药、非类固醇性消炎药和痛风治疗药；③抗变态反应药和抗过敏药；④解毒药和其他用于解毒的药物；⑤抗惊厥药；⑥抗感染药；⑦抗偏头痛药；⑧抗肿瘤药和免疫抑制剂；⑨抗帕金森综合征（震颤麻痹综合征）药；⑩影响血液用药；⑪血液制品及血浆代用品；⑫心血管类药；⑬皮肤类药；⑭消毒剂及防腐剂；⑮利尿药；⑯激素类药；其他内分泌药及避孕药；⑰免疫制剂；⑱肌肉松弛药；⑲眼科用药；⑳催产药和抗催产药等。

将哪些药品列入基本药物目录，必须根据各国国情，因为要制定一个全球统一的、普遍适用的目录是行不通的或不可能的。WHO的示范目录应被理解为，是对具有普遍关联性适用性的基本卫生需求所含"共同核心"的初步认定。WHO推荐基本药物示范目录，其目的是指明需要优先考虑的药物需求，意味着在一定情况下，这些药物对于绝大部分人口的卫生保健来说是员需要的，并在任何时候都应能够以足够数量和适当的制剂提供使用。为此，示范目录是为各国制定国家基本药物目录提供一个基础。因基本药物选择是动态、连续的,所以 WHO 的示范目录原则上要 2~3 年修订一次,但变动幅度小。

(三) WHO 对制定基本药物目录的建议

WHO 要求各国因地制宜地制定本国的基本药物目录。1977 年,有十多个国家制定了基本药物清单或规划。1997 年,有 140 多个国家在 WHO 基本药物示范目录的基础上,制定了本国的国家药物目录,1999 年达到 156 个国家,占 WHO 成员国的 81%。获得基本药物的绝对受益人口数也从 1977 年的 21 亿增至 1997 年的 40 亿。

WHO 根据许多国家制定国家基本药物目录的经验,提出以下建议:

(1) 到底把哪些药物确定为基本药物是一项国家责任,也就是说应该由中央政府而不是地方政府来制定基本药物目录。

(2) 大多数国家基本药物目录是分层次的。

(3) 在为大城市和地区医院制定一份全面的、药物品种较多的基本药物目录的同时,应该为社区医疗机构制定一个药物品种数少的基本药物目录。

(4) 一个药物品种数较少的、经认可的药物目录在紧急情况下具有特殊价值,并常常就足以满足初级卫生保健的需要。

(5) 应当任命一个由卫生保健专业人员组成的常务委员会,其首要任务就是提出基本药物目录。

(四) WHO 提出选择基本药物的准则

WHO 提出了选择基本药物的准则,认为被选入基本药物目录的药物应当具有以下条件。

(1) 临床研究可以为其有效性和安全性提供可靠而充分的数据,并在各种医疗环境的应用中得到证实。

(2) 能保证该药物的质量和生物利用度。

(3) 通过储藏和使用效果能确定该药物的稳定性。

(4) 比较价格和可得性,在不同药物进行价格比较时考虑整个治疗费用。

(5) 大多数基本药物都应当是单一化合物制剂,而不是复方制剂。

(6) 应使用国际非专有名称,并应向处方者提供非专有名称和专有名称

（商标名）的混合索引。

WHO还提出了选择药物剂型的标准，并提出定期审查和修订的原则，以及制定、修订的程序。

（五）WHO基本药物政策的推广实施

1.概况

基本药物概念来源于一些发展中国家，并在实践中不断总结完善，发展为综合性国家药物政策的核心内容。WHO正式提出基本药物概念、"目录"、"政策"以来，受到许多国家热烈响应，特别是发展中国家。这些国家50%～90%的药分是由病人支付，大多数处于贫困线以下的人们，由于药品的可获得性和经济的可承受性差，而受到巨大压力。基本药物政策在这些国家中得到较深刻理解和推行，例如津巴布韦、肯尼亚等。发达国家于20世纪60年代后，推行福利性医疗保障制度，也存在医疗费和药费急剧上升，政府负担加重，卫生资源浪费大的问题。这些国家实行处方集制度，其基本精神与基本药物目录不谋而合。

20世纪90年代，许多发展中国家制定了本国的基本药物目录，推行基本药物政策，为解决老百姓缺医少药问题奠定了基础。表是1993～1997年制定和修订国家基本药物目录国家的情况。

区域	具有EDL国家占国家总数%	5年间修订过的国家	联合国或WHO成员国总数
非洲	41(88%)	22	46
美洲	30(83%)	23	36
东地中海	21(95%)	13	22
欧洲	21(41%)	18	51
东南亚	10(100%)	6	10
西太平洋	18(64%)	7	28
总计	141	89	193
百分比	73%	46%	100%

2．发展中国家推行基本药物情况

3．各国基本药物目录不完全相同，有的是分级的，各级医疗机构基本药物目录的药品数目不相同，表是8个国家基本药物目录（医院目录）中的药品数。津巴布韦是实施基本药物政策比较落实的国家，基本药物目录由卫生部制定、定期修订。该国将基本药物分为 4 级，C 级药品供农村医院使用，B 级药品供地区级医院使用，A 级药品供中心或省级医院使用，专家级药品是只能由专家处方的，补充药品必须有基本药物目录指征，且仅专家可处方的药品，该国各级药品修订情况见表。

3. 我国推行基本药物政策情况

我国政府十分重视建立基本药物制度，1979 年卫生部组织制定《国家基本药物目录》，明确指出"国家基本药物"是我国城乡医疗卫生、防病治病、康复、保健、计划生育等，不可缺少的疗效确切、安全可靠、毒副反应清楚、适合国情的首选药物。组织成立了遴选小组，对各省、市、自治区推荐的临床各科用西药 300 多种进行评价，并广泛征求意见。于 1982 年 1 月 18 日，由卫生部会同国家医药管理总局，颁布了我国第 1 个《国家基本药物目录》（西药部分）。该目录是在 WHO 的示范目录基础上制定的，共选人 28 类、278 种药物。

国家	国家医院	省级医院	区级医院	卫生中心	国家	国家医院	省级医院	区级医院	卫生中心
孟加拉	—	280	150	45	几内亚	341	170	102	69
不丹	312	251	202	91	肯尼亚	256	255	223	75
柬埔寨	190	110	71	—	马来西亚	1 048	578	578	136
厄瓜多尔	—	410	370	131	津巴布韦	592	414	337	83

为了实施基本药物目录，卫生部采取了系列措施：①组织医学、药理学、药学专家编写了《国家基本药物》专著；②将目录药物编入卫生部统编的医学和药学的高校教材中；③将目录药物列入公费医疗报销药；④印发《国家基本药物目录》至基层医疗机构和生产、经营、教学、科研、各级卫生行政部门，并组织讨论学习；⑤要求各级医疗机构制定医院、卫生院的"基本药物目录"，并列为考核医疗机构的指标。

通过系列措施，基本药物政策和目录在我国初见成效。1997 年《中共中央、国务院关于卫生改革与发展的决定》，进一步强调："国家建立并完善基本药物制度""对纳入国家基本药物目录和质优价廉的药品，制定鼓励生产流通的政策"。2006 年《中共中央关于构建社会主义和谐社会若干重大问题的决定》,再次强调建立国家基本药物制度。1982 年以后我国国家基本药物目录已多次修订,详见表。

		1版	2版	3版	4版	5版	6版
颁布时间		1982年1月	1996年4月	1998年初	2000年12月	2002年12月	2004年12月
颁布部门*		1	2	2	3	3	4
药物品种总数		278	2 398	2 073	2 019	2 003	2 033
西药	类别	28	26	27		23	23
	品种数	278	699	740	770	759	773
中药	类别	/	21			11	11
	品种数	/	1 699	1 333	1 249	1 244	1 260

*注:1. 卫生部、国家医药管理总局
2. 卫生部、总后卫生部、国家医药管理局、国家中医药管理局
3. 国家药品监督管理局
4. 国家食品药品监督管理局

第三节 药品监督管理

一、药品监督管理的性质和作用

（一）药品监督管理的含义和性质

1. 药品监督管理的含义

药品监督管理又称药政管理，是指国家授权的行政机关，依法对药品、药事组织、药事活动、药品信息进行管理和监督；另一方面也包括司法、检察机关和药事法人和非法人组织、自然人对管理药品的行政机关和公务员的监督。

2. 药品监督管理属于国家行政

国家行政不同于立法、司法，是以组织、执行为其活动方式。行政是国家的基本职能，是统治阶级为了实现自己的意志，依法对国家事务的一种有组织的管理活动，其管理的主体是国家行政机关。

现代"行政"概念已扩大，因为现代社会行政权的扩大，国家机关不同程度地进行一些实质上属于"司法"和"立法"活动。公共组织也不仅是国家机关，而扩展到公共团体、企、事业单位，例如行政主体授权药学社团进行某项监督管理活动。国家行政是以公共利益为导向，依法行使行政权力，以国家强制力保证其职权行使。

3. 药品监督管理的法律性

药品监督管理不同于国家对药品经济发展的管理，而是依据《药品管理法》依法管药的活动，体现了国家意志，由国家强制力作保障。违反、破坏这种法律关系的行为，则要受到法律追究。

4. 药品监督管理的双重性

药品监督管理既包括依法享有国家行政权力的行政机构，依法实施行政管理活动；同时也包括监督主体依法对行政权的监督。对行政权有无监督是现代行政和传统行政的一个重要分水岭。《药品管理法》第八章"药品监督"，第 69 条和第 70 条明确了对药品监督管理部门及其药检所的禁止性规定，第 87 条、第 92 条、第 94 条、第 95 条、第 96 条、第 97 条、第 99 条，明确了监督主体对药品监督管理、药品检验机构违法的行政处罚，以及降职、撤职、开除等行政处分和赔偿的规定，构成犯罪的，依法追究刑事责任。

（二）药品监督管理的作用

1. 保证药品质量

药品是防病治病不可缺少的物质，其质量好坏消费者难以辨别。常有不法分子以假药劣药冒充合格药品；或者不具备生产、销售药品的基本条件，而擅自生产、进口、销售、配制制剂，以牟取暴利。其后果必然是危害人们健康和生命，扰乱社会秩序，影响政府和医疗机构的威信。为此，必须加强政府对药品的监督管理，严惩制售假、劣药和无证生产、销售药品，以及其他违反《药品管理法》的违法犯罪活动，才能保证药品质量，保证人们用药安全有效。

2. 促进新药研究开发

新药研究开发是投资多、风险大、利润高的高科技活动。新药的质量和数量，对防治疾病和发展医药经济均有重大影响。但若失之管理，导致毒性大的药品、无效药品上市，既危害人们健康和生命，亦会导致企业破产，直接责任人受法律制裁。例如 1938 年美国发生的"磺胺剂"事件，60 年代初德国、英国的"反应停"事件，1964 年日本发生的"斯蒙"事件。实践证明只有确定科学的新药审评标准，规范新药研制活动基本准则，严格审评新药程序、手续，才能保证研究开发的新药更有效、更安全，才能促进药品发展。

3. 提高制药工业的竞争力

药品质量水平是制药企业生存竞争的基础。在药品生产过程中影响质量的因素很多，除技术因素、环境因素等以外，社会因素也很重要。社会因素主要反映在经济效益和社会效益发生矛盾时，领导和员工以何者为第一位，往往更加重视经济效益，忽略药品质量和保证体系的质量，导致生产出劣药，甚至假药，产生严重后果。只有政府加强药品监督管理，才能控制经济效益和社会效益这对矛盾，坚持质量第一，确保产品质量，提高制药企业的竞争力。

4．规范药品市场，保证药品供应

药品市场较复杂，药品流通过程影响药品质量、药学服务质量的因素多而且较难控制。如何防止假、劣药和违标药混入药市，在流通过程中如何保持药品质量不变、合理定价、公平交易、和药品信息真实。只有加强药品监督管理，规范药品市场，反对不正当竞争，打击扰乱药品市场秩序的违法犯罪活动，才能保证及时地给人们供应合格药品。

5．为合理用药提供保证 20 世纪化学药物治疗发展起来后，带给人们很大好处的同时也产生危害人类的药害，合理用药问题已引起社会广泛重视。合理用药不仅要求医生科学、合理、正确处方，而且大量涉及药品质量和药师服务质量。为此，政府和药学行业协会不断强化对药学实践的监督管理，除药事法规中有关规定外，药学行业协会对保证合理用药制定了各种规范、规定，药品监督管理对防止药害及不合理用药引起的不良反应，起到积极作用，有效地保证人们用药安全、有效、经济、合理。

二、药品监督管理的行政主体和行政法律关系

（一）药品监督管理的行政主体

在法学中，主体是指法律关系中主动的要素，它的对立面是法律关系中相对被动要素——客体。法律关系中的主体是指在法律上具有人格者，是指在行政法律关系中享有权利、承担义务的组织和个人。

行政主体和行政法律关系中的主体是两个有本质差别的概念。行政主体是指依法享有国家的行政权力，以自己的名义实施行政管理活动，并独立承担由此产生的法律责任的组织。行政主体是具备行政法上的人格的主体，行政法律关系主体是行政主体的基础。

1．行政主体的资格条件

在我国，行政主体的资格条件主要有以下三个方面：

（1）拥有行政权：在我国，行政权主要通过以下方式配置给行政主体及其他组织、公民：①宪法、法律直接规定；②地方性法规的规定；③行政法

规、规章的规定；④政机构的其他规定行为；⑤行政授权决定；⑥委托行为。

（2）能以自己的名义开展行政活动：能否以自己的名义开展活动，是确定行为人是否具有独立的法律人格的重要标志，也就是说是行政主体必不可少的资格条件之一。

（3）能独立承担法律后果或责任。

2. 药品监督管理的行政主体

各国药品监督管理的主体由法律明确规定，均为国家卫生行政部门。我国《药品管理法》规定"国务院药品监督管理部门主管全国药品监督管理工作。""药品监督管理部门设置或者确定的药品检验机构，承担依法实施药品审批和药品质量监督检查所需的药品检验工作。"

根据《药品管理法》的规定，国务院药品监督管理部门是药品监督管理工作的行政主体，拥有药品监督管理行政职权的所有权。目前它的全称是"国家食品药品监督管理局（简称 SFDA）"。SFDA 设置的药品检验机构的名称是中国药品生物制品检定所（简称中检所）；省级药检机构的名称是 ××省药品检验所（简称药检所）。

（二）药品监督管理的法律关系

药品监督管理的法律关系就是受药品管理法调整的行政关系。

1. 行政法律关系构成要素　行政法律关系是由行政法律关系主体、客体和内容三大要素构成，缺一不可。

（1）行政法律关系主体：行政法律关系主体就是行政法律关系当事人，它是参加法律关系、享有权利、承担义务的当事人。没有当事人或只有一方当事人，都不可能产生法律关系。

行政法律关系的主体内行政主体和行政相对方构成，以及行政法制监督主体与行政主体及其工作人员。行政相对方可以是国家组织、企、事业单位、社会团体、公民和在我国境内的外国组织和无国籍人等。

（2）行政法律关系客体：是指行政法律关系当事人权利、义务所指向的对象物、行为和精神财富。

（3）行政法律关系的内容：就是指行政法律关系主体间的权利义务。

2. 行政法律关系的产生、变更和消灭

行政法律关系的产生必须有相应的行政法律规范存在，同时要有相应的法律事实发生，两者缺一不可。

3. 行政法律关系的特点

行政法律关系具有以下特点：①在行政法律关系双方当事人中，必有一方是行政主体；②行政法律关系当事人的权利和义务由行政法律规范预先规定，例如企业申请药品批准文号时，只能接受"药品管理法"事先规定的条件和程序，并向药品监督管理部门申请，其他任何机关都无权发放药品生产许可证。同时，只要申请者提交的资料、样品符合药品注册要求，并符合程序，药品监督管理部门必须依法发给药品批准文号。否则，构成行政不作为，要承担不作为的法律责任。③行政法律关系具有不对等性；④法律关系中的行政主体的权利与义务具有统一性；⑤行政法律关系引起的争议，在解决方式及程序上有其特殊性。

4. 药品监督管理的行政法律关系

药品监督管理的法律关系当事人，包括行政主体——国务院药品监督管理主管部门，以及行政相对方——在中华人民共和国境内从事药品的研制、生产、经营和使用的单位或者个人。药品监督管理法律关系的客体，是药品、药事行为、药事信息、药事智力活动所取得的成果。药品监督管理法律关系的内容，主要包括药品监督管理部门的行政职权、职责，以及相对方药事单位及个人的权利（如了解行政管理权、隐私保密权、行政救济权等）和义务（如遵守药事法律、法规和规章，服从行政命令、协助行政管理等）。以上要素构成药品监督管理的行政法律关系。药品监督管理行政法律关系的产生，是因《药品管理法》的实施，同时有相应的药品研制、生产、经营、使用和监督管理的法律事实发生。

三、药品监督管理的行政职权和行政行为

（一）药品监督管理的行政职权

行政职权是行政组织的核心，是行政行为的基础，是行政救济的标尺。

1．什么是行政职权

行政职权是具体配置于不同的行政主体的行政权，是行政主体所拥有的具体的行政权。首先行政权具有与行政主体形影不离的关联性。第二具有两面性，即对相对方有强制力和约束力；而对国家而言，则是行政主体的职责，如果构成行政失职，国家就要追究有关机构及人员的违法失职责任。第三具有优益性，即拥有行政优先权，包括社会协助权、优先通过权和优先使用权，以及行政优益权，如工资福利、社会保障、办公场所及用具、行政经费等均由国家或地方财政供给。

2．行政职权的内容

行政职能是具体配置各个行政主体上的行政权，其具体内容因行政主体的不同而有所不同，但从总体上可以概括为几个主要方面。①行政规范权（或称"立法"权）；②行政许可权；③行政禁止权；④行政形成权；⑤行政处罚权；⑥行政强制权；⑦行政确认权；⑧行政裁决权；指行政主体以"中间人"身份断决民事纠纷的权力。⑨行政监督权；它是行政主体为保证行政管理目标的实现，而对行政相对人遵守法律法规、履行义务情况进行检查监督的权力，其形式多种多样，主要有检查、检验、鉴定、查验、审查、审计、统计等。

3．国务院药品监督管理部门的行政职权　根据《药品管理法》的规定，目前药品监督管理部门，主要拥有以下职权：

（1）行政规范/立法权：有权制定和公布行政规章、规范性文件等。

（2）行政许可权：有权发放药品生产许可证、药品经营许可证，有权发放《执业药师注册证》，有权批准药品广告发布和互联网提供药品信息服务等。

（3）行政形成权：有权接收相对方依法申请药品注册、药品生产、经营许可证等，使药品监督管理的法律关系产生，并有权规定变更和撤销。

（4）行政监督权：有权对相对人的药品质量、药事活动、药事单位质量管理、药品广告、药品信息提供等进行监督检查，检查其遵守药品管理法律、法规、药品标准和履行义务的情况。并有权对药品进行监督抽查检验和生产工艺等验证。

(5) 行政处罚权：详见本书第五章。

(6) 行政强制权：药监部门有权对行政相对人实施强制手段的权力，如危害人体健康的药品及其有关材料采取查封、扣押的行政强制措施。

(7) 行政禁止权：有权不允许行政相对人进行一定的作为与不作为。如决定2005年起禁止所有药品采用普通天然胶塞包装。

（二）药品监督管理的行政行为

行政行为是行政机关及其他行政主体在职权行使过程中所作的能够引起行政法律效果的行为。它是行政权的行为或职权行为，是行政主体意思表达行为。合法的行政行为一经作出，将形成行政法律关系，足以导致当事人之间权利义务的获得、变更与丧失。

行政行为的合法要件，一般包括：符合法定管辖权的规定；符合法定内容；正当程序；法定形式。法制国家对行政行为规定的正当程序，主要有以下基本原则：①公平；②公开听证；③获取信息；④法律代理；⑤说明理由；⑥教示救济途径。

药品监督管理的行政行为，主要是：

1. 组织贯彻实施药品管理法及有关行政法规

依法制定发布有关药品监督管理规章及规范性文件，组织制定、发布国家药品标准。

2. 审批确认药品，实行药品注册制度

根据申请依法进行新药审批注册、进口药品注册，确认该物质为药品，发给《新药证书》及生产批准文号，或发给《进口药品注册证》，在本国生产、销售、使用。审批仿制已有国家药品标准的药品，发给生产批准文号。这是药品质量监督管理的基点、关键环节。

3. 准予生产、经营药品和配制医疗机构制剂，实行许可证制度

根据相对人申请，审批药品生产、药品经营和医疗机构制剂，认证GMP、GSP、GIP，发给《药品生产许可证》《药品经营许可证》《医疗机构制剂许可证》《药品GMP证书》《药品经营质量管理规范》认证证书等。控制生产、经营药品和配制医院制剂的基本条件、质量体系，确保药品生产、经营质量、

医疗机构制剂质量。

4. 监督管理药品信息,实行审批制度

审批药品说明书、包装标签;审批药品广告,审批提供药品信息服务互联网站,根据相对人申请,发给药品广告批准文号;发给《互联网药品信息服务资格证书》。

5. 严格控制特殊管理的药品,确保人们用药安全

确认特殊管理的药品(许多国家称控制物质)。根据有关的国际公约和本国的法律法规,制定管制药品名单,确定生产、供应、使用单位和管理办法,规定特殊标志,进行严格管制、管理。

6. 对上市药品实行再审查、再评价、再注册,实行药品不良反应报告制度

对疗效不确、不良反应人或者其他原因危害人民健康的药品,采取修改药品说明书、撤销批准文号或进口药品注册证。

7. 行使监督权,实施法律制裁

药品监督管理部门有针对性的、有计划的对上市药品质量及药品生产、经营企业和医院制剂的质量体系及管理进行监督检查和质量监督抽样检验。对制售假药、劣药、违标药及无"三证"进行生产、经营药品和配制医院制剂的,以及违反《药品管理法》有关规定的,依法进行处罚。

四、药品质量监督检验

药品质量监督检验是药品质量监督的重要组成部分,质量监督必须采用检验手段,检验的目的是为了监督,如果检验技术不可靠,检验数据不真实,必然造成质量监督工作的失误和不公正。因此必须加强药品质量监督检验的管理。

(一)药品质量监督检验的性质

国家为了进行对药品质量的监督管理必须采用监督检验,这种监督检验与药品生产检验、药品验收检验的性质不同。药品监督检验具有第三方检验的公正性,因为它不涉及买卖双方的经济利益,不以盈利为目的,具

有公正立场。

药品监督检验是代表国家对研制、生产、经营、使用的药品质量进行的检验，具有比生产或验收检验更高的权威性。药品监督检验是根据国家的法律规定进行的检验，在法律上具有更强的仲裁性。因此，药品质量监督检验应具有精良的技术，公正的立场，以及不以盈利为目的等三个条件。

（二）药品质量监督检验的类型

药品质量监督检验根据其目的和处理方法不同验、仲裁性检验和国家检定等4种类型。

1. 抽查性检验

是由国家的药品检验机构，根据药品监督管理计划，对生产、经营、使用的药品进行抽查检验。发现药品质量问题和发展趋势，指导并加强国家对药品质量的宏观控制，督促企、事业单位严格按药品标准生产、经营、使用合格药品。抽查检验是一种强制性检验。抽查检验结果由政府药品监督管理部门发布《药品质量检验公报》，并依法处理不合格药品的生产、经营、使用的企、事业单位、个人。这种类型的监督检验是经常使用的一种。

2. 评价性检验

这种监督检验主要运用于药品注册审批、优质药品评价、新工艺鉴定等。药品注册检验同时还需严格审查申报的全部研究资料。评价优质药品时不仅要抽查药品质量，还要审查、评定药品生产企业的质量保证体系。这种类型的检验是根据企、事业的主动申请进行的，对合格单位（或个人）发给《新药证书》《进口药品注册证》、药品生产批准文号等。

3. 仲裁性检验

是公正判定、裁决有质量争议的药品，保护当事人的正当权益。

因此只对有争议药品进行检验，必要时要抽查所涉及的企、事业单位的质量保证体系条件，弄清质量责任。处理办法是由仲裁质量监督部门进行裁决和调解。这是法制监督的重要组成部分。

4. 国家检定

国家检定是指由国家法律或药品监督管理部门规定，某些药品在销售前或进口时，必须经过指定的政府药品检验机构检验，合格的才准予销售或进口。这是一种强制性检验。欧美许多国家的药事法规中都有国家检定的规定，我国于 2001 年开始实施，简称为"批检"。国家检定不同于抽查性检验，是对未出厂的药品进行监督检验，而抽查性检验是对已出厂上市销售的药品进行监督检验。

五、药品标准

由政府或权威性机构组织编纂、发布药品质量标准，统一全国药品标准，鉴别药品的真伪优劣，用以监督管理生产、贸易、使用中的药品质量，仲裁药品质量方面的纠纷，这一办法已有悠久的历史。公元 659 年，我国唐代政府组织编写的《新修本草》，是我国第一部具有药典性质的国家药品标准。自 1772 年丹麦药典出版后，瑞典、西班牙等国陆续出版了国家药典。至 20 世纪，又有多个国家的国家药典出版，我国于 1930 年颁布了《中华药典》。WHO 于 1951 年出版了《国际药典》；瑞典、丹麦、挪威合编的《北欧药典》于 1964 年出版；欧共体各国编写的《欧洲药典》于 1969 年出版。这些国家或地区的药典，对提高药品质量，发展制药工业，保证人们用药安全起了极其重要的作用。

（一）药品标准的含义及类型

1. 药品标准的含义　药品标准是国家对药品质量规格及检验方法所作的技术规定，是药品生产、供应、使用、检验和管理部门共同遵循的法定依据。

凡正式批准生产的药品、辅料和基质以及商品经营的中药材，都要制定标准。

2. 国家药品标准　《药品注册管理办法》明确"国家药品标准是指国家为保证药品质量所制定的质量指标、检验方法以及生产工艺等的技术要求，包括国家食品药品监督管理局颁布的《中华人民共和国药典》、药品注册标准和其他药品标准。

药品注册标准是指国家药品监督管理局批准给申请人特定药品的标准，

生产该药品的药品生产企业必须执行该注册标准。"国家药品标准是法定的、强制性标准。

（二）制定药品标准的原则

制定药品标准要尽可能地反映药品的质量、生产技术水平和管理水平。

1．必须坚持质量第一，充分体现"安全有效、技术先进、经济合理"的原则可能采用国外先进药典标准，使其能起到促进提高质量、择优发展的作用。

2．要从生产、流通、使用各个环节了解影响药品质量的因素，有针对性的规定检测项目，切实加强对药品内在质量的控制。

3．检验方法的选择应根据"准确、灵敏、简便、快速"的原则，既要考虑实际条件，又要反映新技术的应用和发展。

4．标准中各种限度的规定应密切结合实际，要能保证药品在生产、贮存、销售和使用过程中的质量。

（三）《中华人民共和国药典》

《中华人民共和国药典》简称《中国药典》由国家药典委员会编纂，国家食品药品监督管理局发布。《中国药典》是国家为保证药品质量、保护人民用药安全有效而制定的法典；是执行《药品管理法》，监督检验药品质量的技术法规；是我国药品生产、经营、使用和监督管理所必须遵循的法定依据。《中国药典》收载品种的标准为国家对该药品品种的最基本要求。新中国成立以来，先后共编纂颁布《中国药典》8 版，计有 1953 年版、1963 年版、1977 年版、1985 年版、1990 年版、1995 年版、2000 年版、2005 年版。从 1980 年起，每 5 年修订颁布新版药典。现行版为《中国药典》2005 年版。

《中国药典》2005 年版分为一部、二部和三部。一部收载药材及饮片、植物油脂和提取物、成方制剂和单味制剂等，共列入品种 1146 种。二部收载化学药品、抗生素、生化药品、放射性药品以及药用辅料等，共收载 1967 个品种。三部收载生物制品，首次将《中国生物制品规程》并入药典，共收载品种101个。

《中国药典》编写的体例，主要包括凡例、品名目次、正文、附录、索引等部分。

1. 中药标准的格式与内容　中药材和中成药略有不同。

每一正文品种项下根据品种和剂型不同，按顺序可分别列有：（1）品名（中文名、汉语拼音与拉丁文名）；（2）来源；（3）处方；（4）制法；（5）性状；（6）鉴别；（7）检查；（8）浸出物；（9）含量测定；（10）炮制；（11）性味与归经；（12）功能与主治；（13）用法与用量；（14）注意等。

2. 化学药品标准的格式与内容　每一正文品种项下根据品种和剂型不同，按顺序可分别有：（1）品名（中文名、汉语拼音与英文名）；（2）有机药物的结构式；（3）分子式与分子量；（4）来源或有机药物的化学名称；（5）含量或效价规定；（6）处方；（7）制法；（8）性状；（9）鉴别；（10）检查等。

3. 生物制品标准的格式与内容各论的内容根据制品和剂型不同，一般按顺序可分别有：（1）品名（中文通用名、英文名称、汉语拼音）；（2）定义、组成及用途；（3）基本要求；（4）制造；（5）检定（原液、半成品、成品）；（6）保存运输及有效期；（7）使用说明（仅预防类含此项）。

第十三章 药学、药师和药学职业道德

第一节 药学职业

一、药学及药学职业的含义

1. 药学的含义

药学这个术语来源于希腊文 pharmkeia，其原意是"药""毒"或"魔力"。随着药学事业的发展，这个术语的含义有了很大的发展变化。

目前 pharmacy 的含义包括有：药学科学，药学职业，药房、药店，制药、配药等。再加上翻译用语不同就更易混淆。

药学科学是指研究防治病害所用药物的科学，是研究药物的来源、制造、加工、形状、作用、用途、分析鉴定、调配分发及其管理的科学。药学科学已形成由多个分支学科、多层次构成的学科体系。药学的分支学科包括药剂学（制剂药学、生物药剂学、物理药学、药物动力学、工业药剂学等）；药物化学（药学化学、天然产物化学、生物药化、无机药化、物理药物化学、药物分析等）；药理学（药理学、毒理学等）；药事管理学（药事法、药事组织、药学经济、社会与行为药学、药房管理、药物市场学等）；生药学和中药学，临床药学（药物治疗学、临床药理学、临床药动学、药品信息、药学的社会实践等）。

2. 药学职业

药学职业（或职业群体）是指经过系统学习药学科学的基础和专业理论知识，掌握药学技术，具有药学工作能力，并经国家考核合格；运用所掌握的药学理论知识、技术和能力，遵循药学伦理原则，为人类健康事业服务；

依靠这种服务的收入为生的工作和地位。从事这种工作性质的群体已构成一种社会体系，统称为药学职业。

二、药学职业化发展

药学与其他职业和科学一样有一个形成发展过程，称为药学职业化。药学职业和药学科学是不同范畴的概念，但二者相辅相成，密切相关，有共同的形成过程。其形成的时间和影响形成的力量（政治、经济、文化等）各国各地区有所不同。总的来说大概可以分为四个时期：原始社会的医药，古代社会的医药业和医药学，医药分业和现代药业。

1. 原始社会的医药

原始社会人们为了保护自己的生命，竭尽全力与大自然、疾病、伤残和死亡抗争。人们抵御疾病和伤残的可能性，相当程度上取决于他们对其原因的确定。当今世界上还有许多人把生病和死亡视为神对他过失的惩罚，或妖魔鬼怪作祟。因此可以想象在历史早期的原始人对疾病和死亡是何等恐惧和感到神秘，他们盲目求援于大自然。在这一过程中产生了超自然和自然的对策。一方面，他们把自己的生死存亡寄托于保护者——生物（特别是动物）、神、祖先等身上，用祈祷、咒符来治病。另一方面，他们在寻找食物的过程中，在与疾病、伤残的斗争中，逐渐积累了什么物质可以医治疾病、伤残的知识，即药物知识。原始社会里最先出现的治病者是智者巫医，他们懂得利用精神力量，也懂得利用一些物质来为人治病。宗教和经验主义之间的关系变化是从远古时期到中世纪治疗学发展历史中的一个重要线索。随着社会分工的发展，智者成为解决纠纷问题的代表，也可以说是律师的先驱，巫师成为解决人们寻求精神寄托的人，以后演变为宗教职业，治病者成为医生。这三种职业的分化经历了漫长的历史时期，有的国家、地区很长时期里巫医合一。现代社会早已严禁巫医，但在边远落后地区仍有巫医。

2. 古代社会的医药业和医药学

随着语言文字的发展，人们把疾病、伤残和治疗它们的物质记载下来，传授给他人和后代，逐渐形成书籍。如中国的《黄帝内经》《神农本草经》；古埃及的《伊伯氏纸草本》；古希腊的《医典》；古印度的《阿达婆吠陀经》《生命经》。古罗马的格林写了数百本书，其中有 131 本为医药书籍。在数千年里医药业和医药理论紧密结合，一般统称为医学，从事医药职业的人被称为医师、医生。9～13 世纪贡献卓著的阿拉伯医学，在原理和技术方面实际上是药学多于医学。我国的中医药在世界上影响相当大，中药学的贡献至今备受医药学界的重视，但从职业来看中医中药长期以来是一体的。

3.医药分业

医药分业又称为药学职业化，它泛指药学从医药职业中分离出来，成为卫生事业中的独立分支，社会中的独立职业。

（1）腓特烈二世卫生立法的影响：从世界历史来看，医药分业首先发生在欧洲。1240 年意大利西西里皇帝腓特烈二世的一系列卫生立法，法定地将药学从医药职业中分离出来，其中有 3 条法规使药学成为卫生事业中独立一支。这 3 条法规如下：

1）将药学职业与医学职业完全分开，禁止公开或私下合作的医师和药师有任何生意往来。

2）官方直接监督药学实践，药师对消费者有不负责任的违法行为将受到严厉惩罚。

3）用誓言保证是按照规定的工艺制备药品的，药品的质量可靠，均匀一致。

腓特烈二世的法令限制了获得药师许可的人数，导致药品由官方定价，促进了官方颁布药品标准，颁布药典。该法令十分强调药师的职责，对违法的药师可以没收其货物，对销售假药的可处以死刑。这些法令对欧洲国家的医药分业和药业独立产生了不同程度影响。在西方药学史界有人称此为"药学大宪章"。

（2）伦敦药师协会成立的影响：中世纪在英国的药品和香料生意为同一职业，伦敦的行业协会垄断了这种生意。1428 年英国皇帝发给作药品和香料的杂货商许可证。这阶段药学的技术发展很快，药师要求成立独立的药师协会，与其他杂货商分开。经多年的努力，1606 年，斯特亚国王朝国王詹姆一世发给伦敦药师协会许可证,但仍在杂货商协会管辖范围。直至 1617 年英皇才同意把药师和杂货商的许可证分开。该药师协会是盎格鲁撒克逊世界第一个由官方正式承认的独立药师的行业组织。它对欧洲的药学职业化起了积极地促进作用。药学职业从医学职业中分化出来,药师与杂货商分化过程逐渐形成药学职业和药学行业组织。见图。

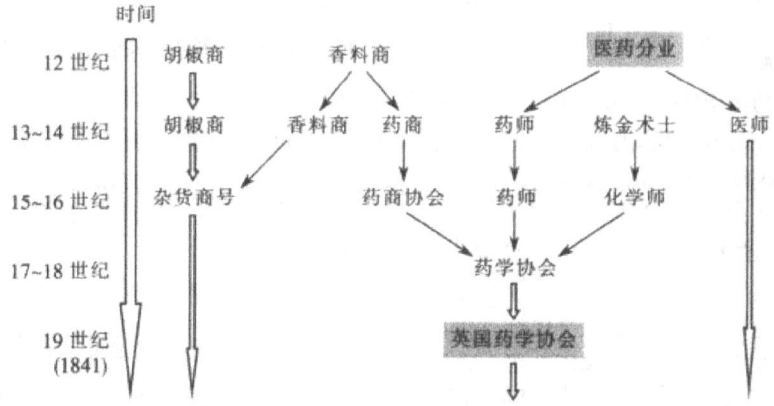

(3)欧洲第一本官方药典的影响:中世纪的意大利经济发达,贸易繁荣,与欧洲的许多国家做药品和香料生意。因为药品的组分、含量、剂型、包装不断增多,药品交易中的纠纷也很多,药品标准化需求迫切。1498 年,意大利佛洛伦斯医科大学编辑出版了 "Nuovo Receptario" 该书原名为 "名城佛洛伦斯的著名医生们编辑的新处方集",又称为佛洛伦斯药典。它被认为是欧洲第一本官方的药典,包括了当时希腊、阿拉伯药物治疗的全部。佛洛伦斯药典是用本地语写的,1518 年被翻译成拉丁文后,在西方国家广泛使用。医师根据佛洛伦斯药典处方,药师根据它调配处方,它保证了药品的一致性,促进了医师、药师工作的协调合作,促进了药师职业的发展。

4. 药学职业的形成　从各国的历史来看,药学从医学分离出来成为独立的社会职业,其背景、过程、方式和时间均不相同。绝大多数国家已实现医药分业的基本目标,一些国家的医药分业尚在继续深化。从七百多年医药分业的历史来看,有以下特点。

(1)发生分业的原因:该国(地区)的政治、经济、文化教育较发达。例如腓特烈二世的卫生立法,发生在意大利的药品贸易发达的中心城市西西里，该城市的药商多，并组织了行业协会。

（2）分业的模式：人体可以概括为3种模式：第一种是药学行业组织发动，政府颁布医药分业法规，政府和历学行业组织共同努力形成药业，例如意大利、英国；第二种是药学行业组织努力，得到政府支持，药学行业组织领导形成药业，例如美国；第三种是政府制定医药分业法律法规，药商、药学人员组成药学行业组织，形成药业，例如日本。

（3）医药分业的类型：国外医药分业有两种：一种是"separation pharmacy from medicine"翻译为把药学从医学中分离出来；另一种是"separation of dispensing from medical pratice"翻译为将调配从医学实践中分离出来。

（4）医药分业的衡量标准：日本政府多年来一直推行"separation of dispensing from medical practice"在法规和官方文件中提出医药分业的标准是："在医疗服务中，医师负责病人的诊断和治疗，医师的处方只能由药师调配，在国民医疗服务系统中医师和药师保持职业上的独立以促进提高质量。"其具体做法是，要求开业医师不得自己调配处方，要求医院门诊不得调配处方，诊所和医院门诊医师的处方，由病人持处方签到社会药房配方。

把药学从医学分离出来没有明确的定义和衡量标准。西方国家药学史的记载，医药分业主要表现为：颁布药师法（或药房法），明确药师与医师有平等的法律地位；药师必须受过高等药学教育，并通过资格考试和注册，才能执业；有一定数量高等药学院校，有医师、药学的行业组织，如药师协会、药学会等；门诊病人的医师处方，主要在社会药房由执业药师调配。

医药分业历经艰难曲折过程，20世纪药学作为一种独立的职业已被世界公认，人们对它的期望行为已成社会规范，它的社会功能日益被人们认识，其社会任务得到充分发挥和发展。但药学不像医学那么成熟，有些具体执业范围和医学还未划分清楚，有些国家的医药分业还在深入开展中。

三、药学的社会功能和任务

（一）社会任务

对社会任务一词有多种定义和解释："社会任务是与社会地位、身份相连的被期望的行为。""社会任务是一种权利和义务,是人们将在不同程度上遵守的行为的抽象。""任务是一个笼统的、很有用的概念,它能帮助心理学家、社会学家和人类学家分析任务类型的有意识行为。"

社会行为经常与社会结构中的社会地位有关,人们真实行为与他们自己对行为的理解(对任务的认识)有关,或与其他人认为他们将做什么(期望)有关。为此,可以解释社会任务是与特定的社会地位相符合的规范、期望和权利。早期社会任务的原理强调社会的稳定基于个人、群体要承担社会赋予他们的任务,要将此作为行为的准则。现代的研究发展了社会任务中各因素的分析,各因素之间的关系和作用,环境的影响,以及完成社会任务中有关"人"方面的各种问题,强调协调互利。

任务和功能是不相同但有关联的概念。功能一般是指一种社会现象对于一个它所属的、更大的体系来说,具有被确定的客观结果。社会组成的各种群体,在生存方式上空生物体非常类似,通过发现现象的原因、功能,来确定群体的功能。群体具有某些功能才可能构成人们对它的某些行为的期望。因此,可以说功能是任务的基础,任务是功能所反映出的行为。

(二)药学的社会任务

药学的社会功能和任务,可以从药学现在所起的作用和药学能起的作用来分析。概括起来药学的作用主要有:为人类的健康研制新药,生产供应药品,保证合理用药,培养药师、药学科学家和企业家,组织发挥药学整体力量。另一方面,因为构成药学的社会目标的物质基础是药品,药品是社会里一种商品,它具有与其他商品一样的功能。因此,从总体上来说,药学具有专业方面和商业方面的社会功能和任务,同时存在于每项具体任务之中。

1. 研制新药　为防治疾病、健康长寿不断研制新药,为发展制药工作,不断提供更新换代的产品,这是社会寄予药学的期望,也是药学对卫生事业、经济事业的重要贡献之一。新药研究的发展促进了药学科学的发展,同时新药、新产品将产生巨大经济效益。研制新药具有专业性强和商业性强的特点。

2. 生产供应药品　这是药学的基本功能和任务。药品生产具有品种规格多,更新技术快,质量要求严格,技术密集并很复杂等特点。医药商业在购销、运输、仓储、分装、广告各环节都有特殊的要求，以确保安全有效的药品及时正确地供应给医疗部门和病人。另一方面，制药工业和医药商业在国民经济中占有特殊地位，多年来持续增长，其增长率一直高于其他部门。

3. 保证合理用药　20世纪30年代以来，药品品种急剧增加，药害事件不断发生，合理用药受到社会关注，成为人们对药学的期望。药学发展了新的领域——临床药学，药学职业中增加了一支新生队伍，即临床药师，相应地在药学教育中新增设了临床药学专业和 Pharm.D 学位。这些反映了药学发展的任务。

4. 培养药师、药学科学家和企业家　现代药学教育始于19世纪初，20世纪以来有了很大发展，80年代全世界已有92个国家和地区举办高等药学院校600多所，还有许多国家设立了中药药学技术学校。高等药学教育设有学士学位（B.S）、硕士学位（M.S）和博士学位（Ph.D），还设有 Pharm.D 学位。高、中等药学教育设置有药学、中药、药物制药工程等专业，已培养了大批药师、药学科学家、药物企业家和药学技术员。除了把普通人培养成药师、药学技术员的作用外，药学还担负着药师、药学技术员继续教育的任务。各国均将药师必须接受继续教育列入药师法/药房法。药学教育保证了药学的科学地位，提高了药学职业的专业水平、素质。

5. 组织药学力量　在药学发展过程中，药学工作者按照任务的性质和有关交往结构的类型，逐渐形成若干社会群体，如医院药师、社会药房药师、制药工程师、药商、药学教师等。他们组成学术或行业协会及社团，遵循制定的规范秩序，共同为药学的社会目标奋斗。药学的进一步发展，逐渐形成各种社会组织机构、药政管理机构、药厂和制药公司、医药商业公司、各种类型的药房。这些组织机构和社团构成药学的子系统，各子系统相互依存，药学成为持久存在的集合体。从事药学工作的人员被组织起来，更好地发挥了整体作用。

第二节 药师

尽管不知道全世界有多少药师，但人们生病使用药物治疗时，经常接触到药师。药师是把毕生精力献给健康事业的人。本节将介绍什么是药师，他（她）们的社会功能。

一、药师的定义和类别

（一）药师的定义

什么是药师？字典和法律的定义有所不同。我国《辞海》中药师的定义是指"受过高等药学教育或在医疗预防机构、药事机构和制药企业从事药品调剂、制备、检定和生产等工作并经卫生部门审查合格的高级药学人员。"在我国《执业药师资格制度暂行规定》中明确指出："执业药师是指经全国统一考试合格，取得《执业药师资格证书》，并经注册登记，在药品生产、经营、使用单位执业的药学技术人员。"美国韦氏字典对药师的定义是"从事药房工作的个人"。美国《标准州药房法》中药师的定义是"药师系指州药房理事会正式发给执照并准予从事药房工作的个人。"

上述不同定义表明，广义的药师是泛指受过高等药学专业教育，从事药学专业技术工作的个人。而执业药师是指依法经资格认定，难以在药事单位（主要是药房）执业的药师，各国药师法、药房法或有关法规、规章，对执业药师资格认定的条件、程序等均作出规定，其内容大同小异。

（二）药师的类别

药师类别根据划分的依据，可分为：

1. 根据所学专业可分为　西药师、中药师、临床药师。
2. 根据职称职务可分为　药师、主管药师、副主任药师、主任药师。
3. 根据工作单位可分为　药房药师（包括医院药房药师和社会药房药

师)、药品生产企业药师、药品经营企业药师、药物科研单位药师、药检所药师、药品监督管理部门药师。

4. 根据是否拥有药房所有权分为　开业药师、被聘任药师。

5. 根据是否依法注册可分为　执业药师、药师。

二、药师的功能

在任何一种药学工作部门,如药房(医疗机构药房、社会药房)、药品生产企业、药品经营企业、药检部门、药物研究机构、药品监督管理部门等,药师的基本功能都是相同的,但专业任务不相同。药师的功能主要有以下几种类型:

药学专业性功能。各药学工作部门药师的具体专业任务有所不同,例如医院药房药师的专业任务,主要是在医疗中药品使用控制方面具有认识、评价和影响的功能。而药厂和药品生产中药师的主要专业任务是制造、生产计划和库存控制等功能。

药学基本技术功能。例如调配、制造、合成、分离、提取、鉴别等。各种岗位上药师的基本技术的特点常不相同。

行政、监督和管理的功能。其中有些是药学专业性的功能,也有非专业性的般的人事管理。

企业家功能。负责药品生产、经营企业管理的药师,尚有企业家功能。

(一)药房药师的社会功能

1. 药房药师的专业性功能

在各类型药房中工作的药师的主要专业功能是药品使用控制。药品使用控制是知识、了解、评价、过程、技术、控制和伦理的总和,是确保分发和使用药品安全和有效,是长期以来社会对药师功能的期望。美国FDA曾说:"假如我们没有药师,必须创造他。"药房是建立在对药品及其使用深刻了解基础上的知识实体。因此,要求药师必须通过4~5年药学专业教育,临床药师还应通过临床药学专业实践或经临床药学专业培养。药师的认识能力通过数年的专业学习可以获得,判断能力则需通过实习实践来掌握。药师如何把所学专业知识运用于药房服务的实践,这是非常关键的问题。因为只有在为病人服务中运用所学专业知识,才能体现药师的功能作用。

(1)调配处方:配方发药是药房药师日常工作中最常见的。一般来说配方发药可分为6个步骤,其中有的工作必须由药师负责或操作。

1)收方:书面处方不一定由药师收,但医生的口嘱处方必须由药师收;

2)检查处方:必须由药师检查;

3)调配处方:若是已配备配好的药品不一定由药师负责,若是需临时配制又有技术要求的则需药师负责;

4)贴标签:标签内容由药师负责,具体工作则不需药师做;

5)复查处方:应由药师负责;

6)发药:应由药师负责给病人交代清楚,并答复病人询问,特别是如何避免病人不正确使用药品,这是药师重要的专业功能作用。

(2)提供专业的意见:提供专业范围内的信息和意见是药师最重要的功能。当病人、医生、其他卫生工作者、政府或药厂等询问有关药学专业知识和技术方面的问题时,药师应有能力提供内容、水平合乎要求的信息。

特别是医院药房药师,不仅个人应充分发挥这方面的作用,而且应建立药品信息中心,给临床提供有关药品信息,提供用药建议。如药品相互作用的信息,药物成瘾性和毒副反应的信息,上市药品信息,研究中药物的信息等。

在社会药房工作的药师,通常遇到的是没有医生诊断处方而自己治疗的病人,这对药师提供药品及其使用的信息有更高要求。

(3)选择贮存的药品:药师应根据专业知识和评价能力来选择购进合乎临床要求的药品。

2. 药房药师的基本技术功能

由于药房工作机械化程度不同,人员配备不同,药师所承担的技术操作工作有所不同。但从药师的功能作用来说,一般的非专业技术的操作和劳动,如药品分装、贴标签和上架,做清洁,搬运药品,配制药品前的准备工作等,应配备其他人员来做,药师只需进行监督检查。

3.管理功能

无论担任药房主任或部门负责人的药师，或没有担任行政职务的药师，都承担了不同程度的管理工作。

4.企业家的功能

企业家应具有承担投资风险的能力，这主要是在经济独立核算，自负盈亏的企业性药房中，担任主任或经理的药师应具有的功能作用。很明显，专业的和企业家的目标、价值观和活动之间存在着矛盾，但是担任企业家的药师，必须十分注意日常工作中出现的细小矛盾并把药学的社会任务放在首位，处理好专业的和企业家的功能之间的矛盾。

各类型药房中工作的药师和药房主任、药店经理（同时也是药师者），他们的功能作用发挥的情况，已有不少调查研究报道，据美国药学协会和美国药学院协会一份有关药房药师实践活动的调查报道，同药房行政管理和经营管理的活动有 27 项，属调剂、制剂活动的有 19 项；属直接与保健有关的活动的有 18 项；属教育专业的有 14 项。调查中还统计了各类型工作中药师工作时间的分布情况。据统计结果显示管理性工作占总工作时间的 33% 左右；宜接与病人保健有关的工作占 12%，90 年代呈上升趋势；药房传统性工作占 47%；其他工作占 8%。

（二）从事药物研究开发工作的药师功能

有部分药学院校本、专科毕业生及药学研究生在生产企业或药物研究机构工作。他们从事新药研究开发或新工艺、新材料、新包装等方面的研究。由于药物研究开发涉及多门学科、多种技能，因此除药师（亦可称药学家）外，还有其他学科的专家，如医学、生化、微生物、药理、化学、计算机等方面的专家。在新药开发能力很强的国家，药物研究开发的专业队伍中药学、药化专业毕业生仅占 10% 左右，而生物科学家占 40%，化学家占 30%，其余为医生、研究管理专家、各类工程师。

药学科学家和其他科学家一样，是一些试图在他的领域里增加新知识、新技术和新理论的人。药学科学家的特点是在应用科学知识中发展药学科学领域和创制新药。因此，从事药物研究开发的药学科学家，不少人具有硕士或博士学位。

在药物开发研究中药师的主要任务是：

1. 确定药品的物理化学性质和剂型，这些将影响药品均匀一致性、稳定性和生理活性。

2. 根据新药管理要求研究处方和生产工艺。

3. 在科学调查研究的基础上，在质量或成本方面，改进现有处方和生产过程。

4. 评价新辅料，如赋形剂、溶剂、防腐剂等在药物剂型中潜在的价值。

5. 进入临床试验新药的制备、包装和质量控制。

6. 所有新药的稳定性研究，并提出贮藏的条件要求。

7. 在常规生产中初次使用的新设备的优缺点方面的科学研究。

8. 对提出的包装材料和容器的稳定性的调查研究。

9. 新药质量标准的研究。

（三）药品生产企业药师的社会功能

有许多药学毕业生在药品生产企业工作。药品生产企业的技术人员中除药师（泛指药学毕业生）外，还有其他专业技术人员，如化学、生化、微生物、化工、机械、电气、自动控制等专业人员。药品生产企业药师的主要功能有：

1. 确保所生产药品的质量

药师和其他人员一起承担药品检验和质量控制工作。在日常检验工作中，药师的主要任务是管理药品质量活动，例如与政府药政、药检机构联系，复审控制过程，审查结果，并与化学专业人员一起改进检验方法。常规的原料、中间品、辅料及包装材料容器的检验工作，可由其他人员承担。新产品的质量标准制定和申报，应由药师负责。

2. 制造控制、计划和库存控制，以及监督防止掺假

由于要保证所生产药品的安全性、有效性，生产过程的技术控制不得有半点疏忽，必须严防污染，严格控制单元、批与批质检均匀一致。必须严格遵循制造程序，并保证可靠性和再现性，这些都需透彻了解涉及的原理，以

及不偏离处方的控制。在药学教育中应按药师标准,培养药学生涉及处理药品时应具备的高度责任心、专注精神和精确性。

3. 药品生产企业销售部门药师的功能是保证产品的销售

许多药师担任了销售部门的负责人,这是因为他们具有药学知识并了解药品市场。许多药学学士学位的药师进入经销部门时担任推销员或新药推销员,因为药师能清楚说明药品,特别是推销生产企业的新药,药师较其他专业人员更能胜任这项工作。

(四)药师在法律方面和行政方面的功能

因为药学是一门综合性科学和技术领域,它的法规必须由懂技术或了解科学背景的人来执行。因此,许多药师在各级药品监督管理部门工作。

在药品监督管理部门工作的药师应熟悉法律和法规,并严格执行。他们在工作中经常与律师和法院的官员接触。一些国家在药政机构工作的药师,具有法律的第二学位。

第三节 药师法

在药学职业化过程中形成了药师管理的法律法规。药师法律法规是国家立法机构按照立法程序制定、颁布的,是调整与药师职业活动相关的行为和社会关系的法律规范。药师的法律法规包括全国性药师法、地方性药师法(或药房法)、政府有关部门发布的药师条例、规定等。为叙述方便,本书统称为药师法,但其法律效力不同。

一、药师法的历史发展

用法律方法管理与人们生命健康密切相关的医药职业已有悠久历史。在公元初,古罗马帝国便颁布了医生许可证的法规,该规范虽然很简单,但它是由国家权力机构颁布的,明确规定了什么人、经什么手续审核批难,才能取得政府发给的医生许可证,才能从事医生职业。该规范反映了现代《医师法》、《药师法》的雏形。

(一)早期的药师法律法规

药师的法律规范是医药分业和药学职业化过程中产生的。1240 意大利腓特烈二世医药分业的法规,要求药学职业要完全从医学职业分离出来,实行药师许可证制度,仅有少数符合条件的人得到政府许可做药师。13 世纪后,欧洲一些国家制定了《药师法》或在有关法律中,对药师的批准、行为规范等作出规定。

13 世纪,法国的 parisian 法规,明确了药师必须通过考试才能开业。1407 年的《热那亚药师法典(修订)》,是目前查到的一份完整的《药师法典》。该法典规定什么人、经谁批准才能获得药师执照;必须有药师执照才能继承、经营、掌管药房。只有执业药师才能零售自己配制的、贴有自己标签的糖浆剂、丸药等药物制剂,才能出售、传递、允许使用毒药。执业药师不得沿街叫卖以上制剂；不得使用别的药师的标签和商标；不得收受任何推销礼品。为了防止暴利的诱惑、犯罪，规定药师不得和医生合伙或协议做生意，所有药师每年都要在行业主席前宣誓遵守这项规定。《热那亚药师法典》既有现代药师法的内容，同时还包括了《药师职业道德规范》的内容。

中世纪晚期欧洲国家在药学职业化进程中强化药师的功能作用，明确药师与医师之间功能作用上的差异，从法律上规定药师的条件和行为规范，而对药师专业水平要求是18世纪后逐渐形成的。1725年，普鲁士最先提出药师考试的学科标准，相继在德国、法国建立了高等药学学校，培养合格药师。以后在《药师法》中规定了药师应具有的学历条件。

（二）近代药师法的发展

近代的药师法有两种名称：一是《药师法》；一是《药房法》。

英国于1852年通过议会立法颁布了《药房法》，授权英国大不列颠药学会负责药师考试和发给许可证。英国的药房法经多次修订，对药师资格条件、考试、注册、职责等规定日益明确。

1865年后，美国许多州都颁布了《药房法》，目前《药房法》仍是州法。20世纪70年代，美国全国药房委员会制定发表了标准州药房法，以后各州基本上根据此法制定州药房法。标准州药房法共6部分；第一部分，法的名称，目的和定义；第二部分，药房委员会；第三部分，发许可证；第四部分，惩罚；第五部分，药事单位注册；第六部分，其他。

日本在19世纪明治22年制定的"药品经营及药品取拿规则"中，提出了药剂师有关规定。但单行的《药剂师法》是1960年颁布的，1961年相继发布了《药剂师法施行令》和《药剂师法施行规则》。以后经多次修订，现行药师法规有：日本国会1999年12月修订、颁布的《药剂师法》，日本内阁2000年6月修订发布的《药剂师法施行令》，以及日本厚生省2000年10月修订发布的《药剂师法施行规则》。《药剂法》共五章，第一章，总则；第二章，许可；第三章，考试；第四章，业务；第五章，罚则。

(三) 我国有关药学技术人员管理的法规

20世纪20年代，我国有了对药师执业管理的单行法规，国民党政府于1929年发布《药师暂行条例》，1944年颁布了《药师法》。1951年中华人民共和国卫生部发布了《药师暂行条例》及《医士、药剂士、助产士、护士、牙科技士暂行条例》。以后我国对卫生技术人员实行技术职称评定制度，卫生部发布了《卫生技术人员职称及晋升条例》，《医院工作制度与工作人员职责》等规章，对药学人员的资格、职称、职责等作了具体规定。1984年，《中华人民共和国药品管理法》颁布，其中规定药品经营企业、医疗机构必须具有依法经过资格认定的药学技术人员。随后开始了药师法立法的酝酿活动。1994年国家人事部和医药管理局发布《执业药师资格制度暂行规定》，于1995年开始实施对药师资格考试和注册。1999年，人事部和国家药品监督管理局发布修订的《执业药师资格制度暂行规定》及《执业药师资格考试实施办法》。同时正进行药师法立法的准备工作。

二、药师法的内容

20世纪以来，随着药品国际贸易的发展，各国药师法的内容越来越相似。现代药师法的主要内容包括：①获得许可，取得执照才能执业；②药师资格条件；③考试；④业务；⑤罚则等方面的内容。有关行为规范方面要求，大多在药师职业道德规范中。

(一) 许可

许可是指经有关主管部门批准并发给执照准予个人从事药房实践的过程。各国药师法/药房法都规定药师必须取得法定部门许可，发给执照才能在药房执业，否则就是非法执业，是违法行为，应按法律规定给予相应惩罚。

1. 批准许可颁发药师执业执照的部门

（1）卫生行政部门：许多国家的药师法药房法规定，由卫生行政部门负责实施执行该法，负责批准药师许可，颁布药师执业执照。例如日本《药剂师法》第二条"药剂师必须取得厚生大臣的许可"。我国香港、台湾地区的药师法均规定由卫生主管机关颁发药师证书和执业执照。

（2）药师行业协会/药学会：英国在1852年的《药房法》便授权药学会负责药师许可和发给执业执照，一直沿袭至今。德国等一些欧洲国家与英国的相似。

（3）专门的委员会：美国负责实施州药房法的机构是"州药房委员会"，这个委员会是经州长任命，州议会通过产生的。州药房委员会有6～8人，或更多一些人组成，其中有1～2名官员代表，5～6名执业药师代表（社会药房、医疗机构药房）。这个委员会是属于卫生系统的。

2．取得许可的条件

（1）必须通过药师考试并合格者。

（2）年龄符合要求者（各国不完全相同）。

（3）身体健康符合要求者（日本药剂法规定盲、聋、哑者属绝对不够资格。美国规定酗酒、吸毒者、身体或脑力障碍不适合或不可能履行药房工作职责的人不得申请）。

（4）良好的道德和职业情操。

（5）从未触犯过特殊管理的药品的法规和药品管理法。

（二）药师考试

1．应试资格

（1）学历条件：①就读于教育主管部门正式批准／承认的大学，学习药学专业，并修完药学专业全部5课程，合格毕业者（美同规定获学士学位或Pharm.D学位）。②日本还规定毕业于国外药科院校并获得药师证书，经厚生大臣承认其同等学力和技能者。

（2）实习要求：美国要求必须具有见习药师经历，并经州药房委员会的药房工作考试合格。

2．组织实施考试的部门

（1）卫生行政部门；日本规定由厚生大臣实施。

（2）药学会或药师协会。

（3）国家的考试机构。

3．应试者必须按规定交纳费用。

4．考试合格者发给药师资格证书。

（三）注册

药师考试合格，并具备许可要求条件的，由本人向批准许可部门交齐所要求资料证件，申请登记，由许可部门发给药师执业执照。这一过程称为注册。

（四）业务

1．药房实践　美国标准州药房法第104条"药房实践"，是对执业药师的最基本要求。药房实践的内容包括：解释和评价处方、医嘱；药品和用品的混合、调配、贴标签（除制药厂已贴签外，以及非处方药批发商和商业性包装的处方药、用品已贴签外）；参加选择药物和药物利用评价；安全地、适合地贮藏药品利用品，并保存记录；根据需要和管理要求，有责任对药物治疗的价值、内容、危害和用药提出建议；在管理、控制、指导药房工作中执行药房法。药房实践的内容不是固定不变的，应根据医药卫生事业发展变化以及各地实情有所调整。

2．对药师业务要求　日本药剂师法对药师业务规定了以下要求：从事调配的药剂师无正当理由不得拒绝调配处方；必须在规定的场所，根据医师处方调配；药剂师不得自行更改处方，有疑问时应询问开方医师，未澄清疑问不得调配；必须在调配好的药品包装或容器上注明病人姓名、用法、用量，才能发给病人；调配完后应按规定在处方笺上记述并署名、盖章；处方保留3年。

（五）罚则

各国药师法/药房法的规定了罚则，主要内容有：哪些情况将受到处分；哪些情况将受行政处罚；程序；哪些情况将受刑事制裁。以日本药剂师法为例，罚则的规定如下。

1．非药剂师出于贩卖、给予的目的调配处方的，处以3年以下徒刑或10万日元罚款，也可同时实施。

2. 药剂师未在规定场所调配处方，或未根据医师处方，自行调配发给病人，或擅自更改处方进行调配者；或发药时未在容器/包装上注明病人姓名、用法、用量者处以一年以下徒刑或 5 万日元罚款，也可并处。

3. 准予学历不合要求者，或故意或由于重大过失考前泄漏试题，以及不正当评分者处 3 万日元罚款。对处方中有疑义未澄清便调配者、或未按规定作处方签记述者、或未按规定作药剂调配记录者处以 3 万日元罚款。

4. 药剂师未按两年必须呈报的规定呈报者，处以 1 万日元罚款。

三、我国《执业药师资格制度暂行规定》

1999 年国家人事部、国家药品监督管理局重新修订了《执业药师资格制度暂行规定》《执业药师资格考试实施办法》《执业药师注册管理暂行办法》。其主要内容介绍如下：

1. 执业药师的定义　执业药师是指经全国统一考试合格，取得《执业药师资格证书》并经注册登记，在药品生产、经营、使用单位中执业的药学技术人员。

2. 执业药师资格制度的性质　执业药师资格制度纳入全国专业技术人员执业资格制度范围，其性质是对药学技术人员实行的职业准入控制。所谓执业资格是指政府对某些责任较大，社会通用性强，关系公共利益的专业（工种）施行准入控制，是依法独立专业或从事某一特定专业（工种）学识、技术和能力的必备标准。执业药师资格制度不同于执业药师法，但将为制定我国的执业药师法奠定基础。

3. 执业药师考试　执业药师资格考试属于职业资格准入考试，实行全国统一大纲、统一命题、统一组织的考试制度。一般每年举行一次。

参加考试必须具备的条件：①中华人民共和国公民和获准在我国境内就业的其他国籍的人员；②学历和从事药学、中药工作的时间应符合以下要求：取得药学、中药或相关专业博士学位者；硕士需从事药学或中药专业工作满 1 年者，学士需从事专业工作满 3 年者；大专毕业需从事专业工作满 5 年者；中专毕业需从事专业工作满 7 年者。

考试科目：药学（或中药学）专业知识（一）、药学（或中药学）专业知识（二）、药事管理与法规、综合知识与技能 4 个科目。

执业药师资格考试合格者发给《执业药师资格证书》，该证书在全国范围内有效。

4. 执业药师注册　执业药师实行注册制度。国务院药品监督管理部门为全国执业药师注册管理机构，省级药品监督管理部门为本辖区执业药师注册机构。

执业药师按照执业类别、执业范围、执业地区注册。执业类别分为药学类、中药类；执业范围分为药品生产、药品经营、药品使用；执业地区为省、自治区、直辖市。执业药师只能在一个执业药师注册机构注册，在一个执业单位按注册的执业类别、执业范围执业。

（1）申请注册的条件申请人必须同时具备以下 4 项条件：①取得《执业药师资格证书》；②遵纪守法，遵守职业道德；③身体健康，能坚持在执业药师岗位工作；④经执业单位同意。

（2）有下列情况之一者不予注册：①不具有完全民事行为之一者；②因受刑事处罚，自处罚执行完毕之日到申请之日不满 2 年的；③受过取消执业药师资格处分不满 2 年的；国家规定不宜从事执业药师业务的其他情形。

（3）注册程序：首次申请人填写《执业药师首次注册申请表》，并按规定提交有关材料；注册机构在收到申请 30 日内，对符合条件者根据专业类别进行注册；在《执业药师资格证书》中的注册情况栏内加盖注册专用印章；发给国家食品药品监督管理部门统一印制的《执业药师注册证》。

（4）再次注册：执业药师注册有效期为 3 年，有效期满前 3 个月，持证者须到原注册机构申请办理再次注册。再次注册必须提交执业药师继续教育学分证明。

（5）变更注册：执业药师在同一执业地区变更执业单位或范围的，以及变更执业地区的，均须依法变更注册。

（6）注销注册：有下列情况之一的，予以注销注册：①死亡或被宣告失踪的；②受刑事处罚的；③被吊销《执业药师资格证书》的；④受开除行政处分的；⑤因健康或其他原因不能从事执业药师业务的。

5．执业药师的职责、权利和义务

（1）执业药师的基本准则：执业药师必须遵守职业道德，忠于职守，以对药品质量负责，保证人民用药安全有效为基本准则。

（2）执业药师必须严格执行《药品管理法》及相关法规、政策，对违法行为或决定，有责任提出劝告制止、拒绝执行或向上级报告。

（3）执业药师在执业范围内负责对药品质量的监督和管理，参与制定、实施药品全面质量管理及对本单位违反规定的处理。

（4）执业药师负责处方的审核及监督调配，提供用药咨询与信息，指导合理用药，开展药物治疗的监测及药品疗效的评价等临床药学工作。

6．执业药师的继续教育　为了使执业药师始终能以较高的专业水平为人们健康服务，《执业药师资格制度暂行规定》明确将执业药师继续教育纳入法制化管理范畴，规定执业药师必须接受继续教育。执业药师继续教育，是以提高业务水平和素质为目的的各种教育和训练活动。继续教育内容要适应各类别、各执业范围执业药师的需要，具有科学性、先进性、实用性和针对性，应以现代药学科学发展中的新理论、新知识、新方法为重点。执业药师继续教育实行学分制、项目制和登记制度。继续教育项目分为必修、选修和自修等 3 类，包括：培训、研修、学术会议、学术讲座、专题研讨会、专题调研或考察、撰写论文和专著等。执业药师继续教育由各省级药品监督管理部门组织实施，由批准的执业药师培训机构承担。执业药师接受继续教育经考核合格后，由培训机构出具学分证明，以此作为再次注册的依据。

7．法律责任

（1）凡以骗取、转让、借用、伪造《执业药师资格证书》、《执业药师注册证》等不正当手段进行注册人员，由执业药师注册机构收缴注册证并注销注册；构成犯罪的，依法追究其刑事责任。

（2）执业药师注册机构工作人员，在注册工作中玩忽职守、滥用职权、徇私舞弊，由所在单位给予行政处分；构成犯罪的，依法追究刑事责任。

第四节　药学职业道德

一、建立药业现代化的道德秩序

（一）道德与法

一般地讲，法与道德都是一定社会调整人们行为和社会关系的行为规范，二者既有区别，又有相互作用。法律是国家强制力保证其实施的行为规范体系，对人们行为的制约具有强制性。而道德是通过各种形式的教育和社会舆论的力量，使人们具有善和恶、荣誉与耻辱、正义与非正义等概念，并逐渐形成一定的习惯和传统，以指导或控制自己的行为。道德主要依靠社会舆论、传统习惯、内心信念和教育的力量，来引导和规范人们的行为。法律侧重于惩治，而道德侧重于防范尚未发生的违法行为。道德与法律在内容上相互渗透、包含。一般来说，法律所禁止的行为也就是道德谴责的不道德行为，可以说"法是道德最小的限度"。道德和法律在功能上相互依托。

回顾世界药学发展史，在药师职业化过程中，立法与建立道德秩序二者缺一不可。欧洲早期的药师"法"用语为"code"，内容同时包括了药师的资格、许可、罚则与行为规范。19世纪药师"法"才使用"Act"，而"code"的内容只保存了行为规范。20世纪，世界许多国家对药师、药品和药事管理的立法活动频繁，同时国际组织、各国政府及药业社团也积极地制定了药业的各种指南、标准，以及职业道德规范。以道德为支撑，以法律为准则，促进了药师队伍的发展壮大，药学事业也成为举世瞩目的、持续发展的行业。

（二）建立药业现代化的道德秩序的必要性

道德虽具有稳定性、继承性、全人类性，但目前却面临危机。自哥伦布发现美洲，数百年来，人类逐步处于地理、科学、经济、生产、政治体制、信息等的全球化进程中。超国界的、全球性的力量在行动，促进了世界的进步发展，全球性的问题也在蔓延，有的还很严重。其中，全球化打破了自古以来许多人已习惯的生活方式，世界性的价值观失落和混乱，道德水准下降。传统的价值观失落了，而维持人心、安定社会的新价值标准还在探索中。市场经济解放了个人的主动性、创造性、促进了财富增加，但不可忽略其消极方面所利用的正是人们的利己心，以及对物质享受似乎永不满足的追求。市场经济发展提高了人们生活水平，同时也拉大了贫富差距，影响经济发展和社会安定。

从我国近百余年来的变革、革命、改革的奋斗中，深刻认识到现代化仅靠市场经济是远远不够的，还必须建立现代化的道德秩序。必须继往开来，建立上承传统下启新运的道德秩序。我国政府提出"要在全国各族人民中树立正确的理想，信念和价值观，加强社会公德的教育。各行各业都要重视职业道德建设，逐步形成适合自身特点的职业道德规范，坚决纠正利用职权牟取私利的行业不正之风"。

全球化促进了我国医药事业的发展进步，医药经济飞速增长，药品、药事管理立法取得了很大成绩，药师队伍日益壮大。但也出现了许多问题，环境污染，药害严重，药品价格和药品广告难控制，医患药患矛盾普遍，行贿受贿和假劣药屡禁不止，以及人的诚信、忠诚和责任心差等，已严重影响药业的发展和卫生事业的发展。诸多问题中，有的是医药经济快速发展时，未加强药业现代化的道德秩序建立；有的是与我国至今没有颁布《药师法》，药师管理体制多头，药师职业道德教育不落实有密切关系。

有关部门在制定颁布我国药师法的同时，正努力建立药业现代化的道德秩序和工作标准，制定药师道德职业规范，加强职业道德意识、道德品质和道德行为教育。

二、药学职业道德原则

道德的范围十分广泛，可概括由社会公德，婚姻家庭道德和职业道德三大领域构成，形成不同的道德规范要求的层次结构。

（一）药学职业道德

1. 职业道德

职业道德是人们在职业活动、履行其职责和处理各种职业关系过程中，其思想和行为应遵循的特定的职业行为规范。职业道德主要由职业理想、职业态度、职业责任、职业技能、职业纪律、职业良心、职业荣誉、职业作风所构成。

2. 药学职业道德

古代医药业合一，医学职业道德中包含了药德，药学职业化过程中逐渐形成药学职业道德。现代药学和医学虽然是不同的专业和职业，但它们都属于卫生保健职业，有共同的使命和目标——保障人们的健康和生命，维护人类的生存繁衍。因此药德与医德的基本精神是一致的，在具体原则和规范方面则各有侧重。

（二）药学职业道德原则

1. 职业道德原则

职业道德原则是指反映某一发展阶段及特定社会背景之中职业道德的基本精神，是调节各种职业道德关系都必须遵循的根本准则和最高要求。最先的职业道德原则是以萌芽形态存在职业习俗和个人主观意识。后来形成同行社会认可，比较具体的职业观念和一系列行为准则，再后来逐渐形成基本精神和一系列职业道德/伦理基本原则。

2. 药学职业道德原则

现代中国的药学职业道德原则，首先是社会主义卫生事业性质和现代药学服务目的集中体现；第二是社会主义社会药学道德关系及其要求的高度概括；第三是药学领域中复杂利益关系所决定的药学行为的多种道德价值的价值导向，与每一位药学人员自己的价值取向的统一；第四是继承祖国传统医药学道德和借鉴世界医药学道德，推陈出新。"药学职业道德原则可以概括表述为：保证药品质量，保障人体用药安全，维护人们用药的合法权益，实行社会主义人道主义，全心全意为人民身心健康服务。"

3. 药学职业道德具体原则

(1) 质量第一的原则：药品质量的真伪优劣，直接关系到人们的身心健康和生命，关系到人类的生存、繁衍，关系到社会安定和进步。为此药学人员在执业中，必须处理好质量和数量、质量和经济利益、质量和品种、质量和速度等关系，保证生产、经营、使用的药品是符合国家药品质量标准的，坚决不生产、经营、使用假劣药。

(2) 不伤害原则：药物治疗中伤害带有一定的必然性，因为药物的毒副作用问题具有普遍性。此原则在于培养药师对病人高度负责相保护病人健康和生命的理念。在实践中，药师应与医师、护师及病人密切配合，合理用药保障人体用药安全。尽量避免不必要的药疗伤害。

(3) 公正原则：公正原则应体现在人际交往公正和资源分配公正。坚持公正的原则主要落实在合理协调日益复杂的医患药患关系，合理解决日趋尖锐的健康权益分配的基本矛盾。

(4) 尊重原则：药患双方交往时应真诚尊重对方的人格。根据我国现行法律法规和价值观念，每一公民都享有以下人格权利．即人的生命权、健康权、身体权、姓名权、肖像权、名誉权、荣誉权、隐私权、遗体权；具有人格象征意义的特定纪念物品的财产权等等。在实践中须强调药师尊重病人及其家属平等的人格权与尊严，强调对病人一视同仁，平等相待，维护病人用药的合法权益。

三、药学职业道德规范

（一）药学职业道德规范及其特点、作用

1. 药学职业道德规范的含义

药学职业道德规范简称药学道德规范，是社会根据其道德原则提出的，要求人们在处理个人和他人、个人和社会关系时必须普遍遵循的具体的行为准则。它对人们的行为产生倡导作用和约束作用。在道德行为完成之前是指导行为选择的指南，在行为完成之后是善恶评价的准绳。药学道德规范主要是调节医药人员与病人（及家属）的关系，与同事之间的关系，与社会的关

系的行为难则；是社会对药师，药学人员道德行为期望的基本概括，也是评价药德水平的标准。药学道德规范是药德的职能得以实现的具有决定性意义的环节。任何社会都十分重视药德规范的制定、宣传和推行。

2. 药学道德规范的形式

药学道德规范以"哪些应该做、哪些不该做"的表述，将医药伦理理论和原则转换成药学人员在药学职业活动中遵循的具体标准。药学道德规范一般以药学人员的义务为主要内容，采用简明摘要，易于记忆、理解的"戒律""宣言""誓言""誓词""准则""守则"等多种形式。制定和发布的机构有药学行业协会、药学会、国家医药卫生行政主管部门。

3. 药学道德规范的特点

（1）现实性与理想性的统一：药学道德规范必须回答对应现实的药学道德问题，要符合药业道德实际状况。而在制定药学道德规范时，总是在其中寄托价值追求和人格目标，期望超越现实，具有一定的超前性、理想性。因此，药学道德规范必然是现实性与理想性的统一。

（2）一般性与特殊性的统一：药学道德规范既要符合社会道德一般要求，又要突出药学职业特点。同时，它既要符合药学职业活动共性要求，又要反映各药事部门的具体要求。这就是药学道德规范一般性与特殊性的统一。

（3）实践性与理论性的统一：药学道德规范是否可行，体现在实践与理论的统一。规范内容集中体现其实践性，形式集中体现其理论性。对药学人员来说，不仅需要知道药学道德规范，更需要去实践。实践性与理论性缺一不可。

（4）普遍性和先进性的统一：作为行为准则的药学道德规范，应对所有药学人员都有明确要求和约束力，但并不是"一刀切"，应体现道德要求的层次性。根据现实状况，分别提出底线的伦理要求和高标准的价值导向要求。

4. 药学道德规范的作用

（1）是进行药学道德评价的直接尺度：药学道德规范是评价药学道德行为的基本准则，用以直接尺度每一位药学人员，在药学职业活动中的应该与不应该、善与恶，正义与非正义，荣誉与耻辱。对符合药学道德规范的行为，人们给予赞赏、表扬、支持，对违背道德规范的行为将予以谴责、批评。

(2) 是进行药德修养的主要内容：提高药学人员的道德修养是建立现代化药业道德秩序的关键。在职业活动中，药学人员以药学道德规范为指导，从知到行，从他律到自律，严格要求自己，从而提高和完善自身药学道德人格。

(3) 是实施依法生产、经营、管理药品的保证：由于药品的特殊性，国家对药品的研制、生产、经营、使用实行严格的法律控制。药事法规所禁止的行为，也都是药学道德谴责的不道德行为。药学道德规范的内容较药事法规更广泛，要求更高。政府有关部门和药事单位以药学道德规范教育和提高药学人员，是实施依法治药的重要环节。

(二) 药学道德规范

1. 药学道德规范概况

由于药学职业实践活动内容多样，包括有药物研究开发、药品生产经营、医疗机构和社会药房实践、药学教育、药品监督管理等等。各类实践的专业性、技术性虽也有不同之处，但在社会性、人际关系方面则有明显区别，行为规范要求也有所不同。因此，药学职业道德规范有广义的共同行为规范要求，也有各类药学实践具体的行为规范要求。目前许多国家成文的药学职业道德规范主要是药学会发布的药房药师道德规范或准则。

2. 药师道德规范的主要内容

概括各国药师道德规范，主要由药师与病人关系、药师与同事的药师及其他医务人员关系、药师与社会的关系构成。

(1) 药师与病人及其家属的关系

1) 药师必须把病人的健康和安全放在首位。

2) 药师要维护用药者的合法权益：药师绝不能调配、推销、分发不符合法定品标准、质量差、疗效差的药品和保健品给病人。药师不应该在专业服务性质、费用和价值方面欺骗病人。药师应尽力向病人提供专业的、真实的、全面的信息。

3) 药师要对病人的利益负责：在病人利益和商业利益之间要做到充分考虑病人利益，要确保病人享有接受安全、有效药物治疗的权利。

4）药师要为病人保密，必须严守病历中的个人秘密：除非法律要求，不得将病人的病情和治疗泄露给第三者。

5）药师要公平对待所有的病人：尊重人们的生命和尊严，对病人一视同仁，依据各个病人的情况保证合理的药物治疗。

6）药师应努力完善和扩大自己的专业知识，并应有效地运用这些知识，确保所提供的药学服务中，专业判断力达到最佳水平。

（2）药师与共事的药师、医师、护士之间的关系

1）药师应与共事的药师及医务人员合作：药师应尊重他人的价值和能力，在防治疾病中与有关人员和机构通力合作。药师在其他同事寻求指点或帮助时，应主动热情地给予帮助，以提供完善的药学服务。药师应与同事保持良好的业务关系，关注他们的观点和成就。

2）药师应加强自信心，在同行中为大家所信赖：药师不应以错误方式与病人或他人讨论处方的治疗作用，以免有损开方者威信。假如剂量有错误或有相互作用时，应在不惊动病人的情况下通知开方者。

3）药师绝不能同意或参与同别的医务人员或他人，利用自己职业进行私下的钱财交易和其他剥削性行为。除非是公众提出请求，药师不应主动推荐医生或医疗服务项目。

（3）药师与社会的关系

1）药师应维护其职业的高尚和荣誉：药师应贯彻药品管理法律法规，遵守药师职业道德规范。药师绝不能从事任何可能败坏职业荣誉的活动，同时应毫无畏惧地不偏袒地揭露本行业中非法的、不道德的行为。

2）药师在任何时候都只能为自己的服务索取公正合理的报酬。药师绝不能同意，在可能妨碍或损害自己正常专业判断力和技能的条件下工作。

3）药师应加入以发展药学事业为目标的组织，并应为这些组织贡献才能和财力。

4）药师有服务于个人、社区和社会的义务，并处理好满足病人个人服务需求与满足社会服务需求之间的关系。

5）药师应采取建立良好职业信誉方法吸引顾客，禁止采用其他手段吸引顾客。药师不应允许他人利用他的姓名、资格、地址或照片用于面向公众

的任何药品广告或表述。

3.我国的药师道德规范

（1）《中国执业药师道德准则》：2006年10月18日，中国执业药师协会在中国执业药师论坛（CLPF）第六届年会上发布了我国首部《中国执业药师道德准则》，内容如下：

1）救死扶伤，不辱使命：执业药师应当将病人及公众的身体健康和生命安全放在首位，以我们的专业知识、技能和良知，尽心尽职为病人及公众提供药品和药学服务。

2）尊重病人，一视同仁：执业药师应当尊重病人或者消费者的价值观、知情权、隐私权，对待病人或者消费者应不分年龄、性别、民族、信仰、职业、地位、贫富，一律平等相待。

3）依法执业，质量第一：执业药师应当遵守药品管理法律、法规，恪守职业道德，依法独立执业，确保药品质量和药学服务质量，科学指导用药，保证公众用药安全、有效、经济、合理。

4）进德修业，珍视声誉：执业药师应当不断学习新知识、新技术，加强道德修养，提高专业水平和执业能力；知荣明耻，正直清廉，自觉抵制不道德行为和违法行为，努力维护职业声誉。

5）尊重同仁，密切协作：执业药师应当与同仁和医护人员相互理解，相互信任，以诚相待，密切配合，建立和谐的工作关系，共同为药学事业的发展和人类的健康奉献力量。

（2）《药师的宗旨、承诺、誓言、职业道德》：中国药师周大会确立的药师的宗旨、承诺、誓言、职业道德。

（3）《中国药学会职业道德公约》：中国药学会是由全国药学会是由全国医药科技工作者自愿组成并依法登记成立的学术团体。全体会员要热爱祖国、拥护中国共产党的领导、坚持走中国特色的社会主义道路，努力促进和发展药学事业。为了加强社会主义精神文明建设，弘扬中国药学会的优良传统，规范会员的职业道德，制定本公约。

1）保证药品质量，提供合格药品，开展药学服务，全力维护公众用药安全有效。

2）自觉遵纪守法，履行岗位职责，维护合法权益。

3）坚持理论联系实际的优良学风，发扬民主，繁荣学术。

4）拓展知识范围，业务精益求精，提高专业素质。

5）坚持真理，崇尚科学，反对伪科学。

6）遵守学术道德，反对弄虚作假，反对剽窃他人成果。

7）尊重劳动，尊重知识，尊重科学，尊重人才。

8）倡导献身、创新、求实、协作精神，做合格的药学科技工作者。

4. 国际药学联合会《药学道德准则》 国际药学联合会于1997年发布职业标准陈述和药师道德准则。

药师的责任是帮助人们维护良好的健康状况，避免患病，在药物恰当的情况下，促进合理用药，帮助病人获得药物的最佳治疗效果。而且，药师的作用还在不断的延伸。

为了使各国药师协会通过制定自己的职业道德准则，指导药师与病人、与其他卫生职业的人员、与社会的关系。国际药学联合会推荐：

（1）在每个国家，药师协会应该制定药师道德准则，规定职业义务，进一步制定措施保证药师遵守准则中的条款。

（2）制定的药师的义务应包括：

1）合理、公平的分配现有的卫生资源；

2）保证服务对象的安全、健康和最大利益，并以诚相待；

3）与其他卫生工作人员合作，确保向病人和社会提供可能的最佳卫生保健质量；

4）鼓励并尊重病人参与决定所用药品的权利；

5）承认和尊重文化差异、病人信仰和价值，因为其可能影响到病人对治疗的态度；

6）尊重和保护在提供专业服务中获得信息的保密性，保证病人的个人资料不外泄，除非有病人的知情同意或在例外的情况下；

7）行为要符合职业标准和科学原则；

8）诚实、正直地与其他卫生工作人员协作，包括同行，不做出任何可能损坏职业名誉或破坏公众对本职业信任的事情；

9）通过继续教育，保证知识和技术的更新；

10）在提供专业服务和药品时，遵守法律、认可的实践条例和标准，仅从知名的来源购买药品。

11）确保经委托的协助人员具备能有效充分的承担该工作的能力

12）保证向病人，其他公众和卫生工作人员提供正确、客观的信息清楚易懂；

13）以礼貌、尊重的态度对待寻求服务的人；

14）在与个人道德信仰发生冲突或药房停业时，保证继续提供专业服务。在发生劳动纠纷时，也要尽力保证人们能继续获得药学相关服务。

第十四章 临床药学概论

第一节 什么是临床药学

一、临床药学的发展背景

临床药学是本世纪60年代随着物理药学、药物动力学、生物药剂学的发展，逐步成长起来的新兴学科。它是一门研究在患者身上合理用药以防病、治病的科学。

早在18世纪，欧洲就已出现了临床药学的萌芽。当时法国、西班牙等一些国家医院中的药师与医师一同巡视病人，讨论药物剂型的组成、配制和剂量等，并同医护人员一道监护病人用药。随着医药科学的发展，一些速效、特效和长效控释制剂的不断涌现以及药物剂型和用药方法的多样化以致临床上不合理用药及滥用药物的现象日趋增多。医药工作者愈来愈认识到：只有采取医、药、护三结合，共同对病人的药物治疗负责的措施，才能保障药物有效、安全、合理地应用。

20世纪60年代后期，"临床药学"和"临床药师"这两个专用名词在国外药学期刊中出现，有关讨论临床药学以及名其有关的教育改革文章逐渐增多。1970年，美国医药协会和英国医院协会曾联合举行学术会议讨论临床药学的有关问题，并要求医院支持和鼓励临床药学工作的开展。

我国对临床药学工作早有倡导，近10余年来，由于国际医药学术活动的开展和医药发展形势的推动，在一些高等院校的带动下临床药学工作在全国逐渐迅速发展开来。实践经验告诉我们：以医、药、护三结合的临床药学工作是保证临床合理用药的根本措施。

二、临床药学的内容和任务

临床药学是医院药学的一个重要组成部分，是研究药物及其剂型与人体相互作用规律的综合性学科。其主要内容与医药科学中的多种学科都有密切联系，如药效动力学、药物动力学、生物药剂学及药物相互作用等。临床药学的主要目的是：保障药物有效、安全、合理地应用，最大限度地减少药物不良反应的发生，发挥药物在治疗过程中的最佳效果，以提高医疗质量和水平。

1. 药效动力学：药效动力学是药理学的一个分支学科，它主要是运用生理、生化、病理等学科的理论和技术，从动态上研究药物作用及其作用的基本规律。要使药物在治疗中就得最大疗效和最大安全，首先必须对病人所患疾病作出正确的诊断，从而针对病因和主要症状选择适当的药物；而且还应考虑到药物的量效关系和毒副作用，以及影响药物作用的各种因素。按照药物个体差异的规律，选择适当的给药剂量、途径、间隔时间、疗程长短等。药物的合理应用不仅依赖于药物的选择，而且取决于给药方案的拟定，同时与护理人员执行给药方案时科学态度也有密切关系。

2. 药物动力学，药物动力学是应用动力学原理。研究药物进入机体后的吸收、分布、代谢和排泄的动态变化规律，并用数学方法描述这些过程及体内因素和其他物质对其影响的科学。或者说，药物动力学是主要研究药物体内过程量变规律的科学。

药物动力学是60年代发展起来的一门学科，它根据药物体内过程的基本知识引出"房室模型"概念和"分布容积"概念；对药物在不同"房室"的转运方式、速率、级数和分布浓度通过运算，从浓度和时间关系中找出适当的数学模型和参数；再用特定的数学方程式定量地描述药物在体内过程的动态变化规律。这些规律有助于科学地说明药物的疗效和毒性，并能指导合理用药、剂型研究、新药设计等。药物动力学已成为研究药物在体内动态变化规律的普通工具。它有助于提高护理人员对给药剂量、剂量间隔时间、输液滴速等与药效的关系的认识，使护理工作更加科学和严格。

3. 生物药剂学：生物药剂学是一门研究生物效应的性质、强度与各种剂型因素之间相互关系的学科。生物效应的强度和性质与体内有效药物的量成正比。所以，药物从剂型中释放的速率和剂型的有效性可由药物在体内的作用效果进行判断。实验证明：同一药物而剂型不同，在同一病人机体内不一定产生相同的疗效；而且同一药物对不同的病患个体也不一定产生相同的效应。

4.药物相互作用：药物相互作用从指同时或相距一定时间先后使用两种或两种以上的药物时，由于药物之间或药物—机体—药物之间的反应，改变了药物原来的体内过程，组织对药物的感受性或药物的理化性质，而产生单种药物所没有的有益作用或不良作用。在临床药物治疗过程中，合并用药的目的是为了提高疗效、减少不良反应或治疗综合性疾病。而另一方面，合并用药的品种越多，药物不良反应的发病率则逐之增高。据报道，并用 1～5 种药物时，不良反应的发生率为 3.3～18.6%；并用 6 种以上药物时，不良反应增至 19.8%～81.4%。显而易见，若合并用药不合理，其结果是弄巧成拙，而达不到所期望的治疗效果。如果护理人员了解一些药物相互作用的知识，就能在执行医嘱的药物治疗过程中，协助医师把握合理用药的最后一关。

以合理用药为核心的临床药学能促使医、药、护专业之间的相互渗透，相互促进，共同提高。临床药学的主要任务包括以下四个方面：

（1）药师同医师、护师（士）密切配合，共同参与病人的治疗、查房、会诊和制订给药方案。医、药、护的结合有利于医师或护师能及时从药师那里得到用药信息和用药方案、便于讨论和解决临床用药过程中出现的实际问题。药师也服从他们那里学到更丰富的临床知识，并能及时得到临床使用药物情况的信息反馈。

（2）应用仪器进行体内药物浓度监测，向临床提供药物在体内吸收、分布、代谢和排泄等过程的各种数据。自本世纪 50 年代以来，人们逐步认识到一些药物的"常用剂量"在一部分病人身上的治疗效果并不显著，而对另一部分病人则产生毒性作用，仅有部分病人能得到完全的治疗效果。造成这种现象的原因主要与病人的个体差异有关。如果能监测药物在个体病人体内的量变规律，那么，就能合理地解释所谓"无效"或中毒的原因，并制订出个体化治疗方案。

（3）监护药物疗效，观察药物的疗效、不良反应、相互作用等；根据临床需要研制新制剂、新剂型。

（4）开展药学情报的收集、整理、咨询和宣传工作，及时推广和评价新药物和新剂型。药学情报工作是临床药学工作的重要组成部分，它关系医院医疗质量的现代化和水平。临床工作者都希望能使病人早日康复，若没有情报资料的帮助，则难以了解某种疾病治疗和护理方法的新进展和新药物。

第二节 护理工作与临床药学

护理工作是整个医疗卫生事业的重要组成部分，它对于预防、诊断和治疗疾病，使病人早日恢复健康有着极为重要的作用。护士日夜工作在病人身旁，她们对病人的主、客观反应和病情的变化了解得最清楚。因此，护理工作在临床药物治疗中占有重要的地位她们能及时准确地向医师提供诊疗依据，并能协助医师和药师搞好合理用药，把握好使药物治疗有效、安全、合理的最后一关。

随着医药事业的迅速发展，学习临床药学知识也是护理工作的迫切需要。作为一名优秀的护理人员除必须具备热爱专业、忠于职守，同情病人，热爱真挚的基本素质外，还应该有丰富的医药知识和精湛的护理技术。只有这样才能完全胜任本职工作。科学技术的日益发展，迫切要求护理人员刻苦学习、再接再厉不断更新知识，以满足工作的需要。

疾病的诊断和治疗与病人用药后的机体反应有密切关系。护理人员日夜工作在病人身旁，若能及时准确地向医师提供病人用药后的各种主观反应和客观变化，对于疾病的诊断和治疗具有重要的临床意义。

药物反应是指药物本身或其代谢物，作用于有机体的任何器官或组织而发生的非治疗性反应。几乎任何药物都可在适当的情况下引起反应、药物反应为药源性疾病，除少数由病人自用药物引起外，主要是由医嘱给药引起的。因此，护理人员除要准确无误地执行医嘱规定的治疗方案外，还应该注意视察药物对病患个体产生的治疗效果和药物引起的不良反应。

药物的治疗作用和不良反应，可随用药目的不同而相互转化。例如手术麻醉前，常用阿托品做术前抑制腺体的作用为治疗作用（期望产生的作用），而其平滑肌松弛作用引起的术后肠胀气，尿潴留就成了副作用（不期望产生的作用）；当利用阿托品松弛平滑肌的作用解除胆道痉挛时，由于加快心率引起的心悸和抑制腺体分泌引起的口干就成了副作用；在利用其对心脏的作用治疗心律失常时，而尿潴留、口干等就成了副作用。

具有毒副作用的药物并不是仅仅针对那些毒药、麻醉药品和精神药物而言的，即使像乙酰水杨酸（阿司匹林）这种一般公认为比较安全的常用药物，若大量、长期使用，亦能引起机体中毒，甚至死亡。久服常用剂量的乙酰水杨酸可引起胃肠道出血、胃溃疡，或使胃溃疡恶化，导致溃疡出血或穿孔。对于特异质病人少量的乙酰水杨酸亦可引起荨麻疹、血管神经性水肿、哮喘等反应。曾有服用乙酰水杨酸 30～40g 而致死的报道。

老年人与小儿的药物动力学特性与中、青年病人不同，对药物的反应有很大差异。例如婴儿对吗啡、烟碱极为敏感，对催眠药、强心、磺胺类、抗疟药等则比青年人耐受性大。老年人对升压药、麻醉药、胰岛素等耐受性较差，这是因为老年人体质和内脏功能趋向衰退，代谢及排泄功能较大所致。因此，老年人、小儿和肝、肾功能不全者用药时，有必要对他们实行特殊护理。

护理人员不仅是医嘱药物治疗方案的执行而且也是病人对药物治疗效应的反馈者。在观察病人对药物的反应时，应该注意以下几个方面的问题。

（1）精神紊乱是老年人药物中毒的早期症状。例如老年人对洋地黄中毒的早期症状不一定与青年人一样表现为：恶心、呕吐等。而往往是由于脑供血不足引起的精神状态改变以及继发性心律失常所致的心输出量减少。

（2）在过多超过药物常用剂量时，病人产生昏迷，精神错乱；而情绪变化大多属于药物的副作用。

（3）药物中毒有时表现以神经症状，如肢体麻木、刺痛、视觉与听觉障碍、惊厥、多动、震颤等。能引起听神经障碍的常用药物有：抗生素（氨糖类、万古霉素等）、奎宁、水杨酸类、利尿酸、呋哺苯胺酸等。氯丙嗪及其衍生物（奋乃静、三氟拉嗪等）和利血平、甲基多巴、氟哌啶醇等能引起锥体外系反应。异烟肼、巴比妥类等可诱发惊厥。

（4）药物引起胃肠道反应的常见症状有：食欲减退、恶心、呕吐、腹泻、便溏等。胃肠道反应是最常见的药物不良反应，一些对胃肠黏膜或迷走神经感受器有刺激作用的药物均可引起恶心、呕吐。如硫酸亚铁、制酸药等。乙酰水杨酸、水杨酸钠、保泰松、氯灭酸、乙醇、咖啡因、利血平、维生素 D 等可诱发胃及十二指肠溃疡。然而，有必要提出注意的是，病人的神经——

精神症状有时亦可引起胃肠道反应症状的发生。

（5）药物对造血系统影响的常见症状有：皮肤苍白、干燥或萎缩、食欲减退、消化不良、四肢酸病、头痛、紫斑等。引起这些症状的常见药物：抗肿瘤药、氯霉素、地巴唑、吲哚美辛、磺胺类、三甲双酮、呋喃类等。

（6）药物引起肝脏和肾脏功能病变的常见症状为：黄疸、发热、血清碱性磷酸酶升高及血尿、尿闭、浮肿、蛋白尿、管型尿等。

在护理工作中，护理人员应该主动与病人多接触，了解他们的生活习惯及爱好等。一旦发现病人有异常现象，查明原因并记录交班，积极同其经治医师取得联系，及时进行必要的处理，力求减轻由药物反应给病人带来的痛苦。

促进临床合理用药，在临床实践过程中，为了提高药物的疗效减少毒副作用的发生，联合用药日趋增多。但值得注意的是医师在根据病情和诊断给病人选择药物时，往往仅注重了药物的治疗作用，即对症和对因治疗。而对药物之间可能发生的相互作用常常忽略或以往，以致某些药物配伍后，不仅得不到所期望的疗效，有时疗效反会减弱，甚至无效。更可怕的是：某些药物的不合理配伍可以引起精神失常、二重感染等严重不良反加。例如某女性病人同时患了了过敏性肠道综合征、慢性支气管炎、肥胖、高血压和精神忧郁等多种疾病，在五年期间她服过 62 种药物，主要有：抗胆成药、镇痛剂、弱安定药和抗高血压药物等。在服用阿密替林（三环类抗忧郁药）后，患者出现了类似嗜铬细胞瘤的严重高血压反应。这是由于治疗高血压时，服用的氯压定与阿密替林相互作用的结果。分析这种相互作用的机理，可能是由于溶解在细胞膜中的三环类抗抑郁药阿密替林干扰了突触前膜。

三环类抗抑郁药原则上应避免与单胺氧化酶抑制剂配伍使用，两药合并应用时也可出现、冒汗、站立不稳、异常高热、昏迷等症状。此外，三环类抗忧郁药也不宜与抗胆碱药物联合应用，后者可严重增强忧郁的作用。像这样能直接影响机体病变的药物相互作用的例子有许多，而潜在的药物的互作用更是不计其数。

然而，医师对病人的药物治疗都是通过护理人员去执行的，如果护师（士）能掌握一定的药物相互作用的知识对于促进临床合理用药具有极其重要的意义。药物相互作用一般可以分为药理的相互作用和药物动力学的相互作用，它在广义上还包括药物配伍的物理化学变化。引起药物相互作用的原因与药物的理化性质、药理作用、处方组合、调配技术、环境条件和医疗要求等因素有关。建议护理人员在执行医嘱的药物治疗前应该注意如下几个方面的问题：

（1）注射液之间混合后有气体、沉淀、变色等现象产生，则属于药物配伍禁忌。药物混合后一旦产生气体、沉淀或变色，说明药物之间发生了化学变化液体中已不再是原来的药物，可能是一种无效或毒性更强的物质。

（2）药物配伍后，对机体是产生协同作用还是拮抗作用，遇到到这种情况时，应首先了解患者的病情和经治医师的给药意图意图，方能最终判断联合用药是否合理。

（3）在药物动力学的相互作用中，主要表现为一种药物对另一种药物的体内过程（吸收、分布、代谢和排泄）的影响。甲氧氯普胺（胃复安）与溴化丙胺太林（普鲁苯辛）及其他抗胆碱药对胃排空的影响是相反的，前者能加快胃排空的速度，而后者则是减慢胃排空。它们对药物吸收的影响取决于胃中药物的溶解速率，甲氧氯普胺能增加对乙酰氨基酚（扑热息痛）和普萘洛尔（心得安）的总吸收量，并加速血药峰浓度的出现，像地高辛样溶解较慢的药物则与之相反，甲氧氯普胺可减少它们的总吸收量，而溴化丙胺太林因减慢了胃排速率，能使它们的吸收量增加。丙磺舒与青霉素合并使用后，由于前者抑制了后者的肾脏消除，导致青青霉素的半衰期延长，从而延长了其作用时间。

实际上，最明显影响药物相互作用的是那些抗凝血药、抗高血压药、抗忧郁药、冷冻治疗和局部血管收缩剂、催眠药、抗惊厥药以及乙醇等。护理人员在执行医嘱对病人的药物治疗时，如果发现合并用药的剂量过大或药物合并后可能产生配伍禁忌等，应该积极主动地同其经治医师协商，更换药品或调整给药方案，以求合理用药。

正确的给药途径也是合理用药的一个重要方面，口服给药途径能达到期望疗效的应尽量口服，在用药过程中要防止"三素"（抗生素、维生素、皮质激素）和"三多"（针剂、大输液和麻醉药品应用多）的倾向。

药物对化验室检验结果的干扰也应该引起护理人员的关心和注意。有许多药物能不同程度地影响血液、生化等检测值，并可能使医师得出错误的诊断。例如磺胺类、青霉素、维生素。等可使还原法尿糖定性试验产生假阳性；能引起肝细胞损伤的药物（抗癌剂、氯霉素等）可以干扰血清转氨酶的检测结果；维生素A、口服避孕药等可使胆固醇的测定值升高；而烟酸、肝素、卡那毒素等则可使胆固醇的测定值下降。实际上，最常见的能影响检验结果的药物有：抗凝血药、抗惊厥药、抗高血压药、抗感染药、口服降压药、激素类，以及中枢神经系统药物等。因此，护理人员在抽血或取检送检前，应查对患者是否在使用能影响该项检验结果的药物。遇到问题及时同医师或药师联系，确保疾病的诊断和治疗的准确性。

第十五章 给药互利的基本原理

第一节 药物的体内过程

为了使药物在体内能产生治疗作用，首先药物必须进入系统循环，而且需要有足够的药物分子在其作用部位（靶细胞、组织或器官）与特殊受体相结合。药物在血液及作用部位的浓度往往取决于药物的体内过程和给药方案。

药物的体内过程包括药物从给药部位的吸收，由血液向组织的分布，在肝脏的代谢以及经肾脏的排泄。给药途径不同，则体内过程也不相同。

血管外给药途径，如口服、肌肉注射等，必须经过给药部位的吸收；口服后被吸收进入门静脉循环中的药物，很快被代谢，即药物在机体发生分布前就由胆汁排泄。血管内给药，如静脉注射练，药物不经过吸收，而直接进入血液向组织分布。以未代谢方式（即药物原型）排泄的药物可绕过代谢，在肠内的排泄产物可以被重吸收。

一、生物膜与药物转运

生物膜是细胞膜及细胞超微结构，如内质网、线粒体、细胞核膜等的总称。生物膜不仅是包围细胞质的口袋或区分细胞器的隔板，而且它参与细胞的运动、物质转运、分泌，排泄等。它对于完成药物防体内过程具有极为重要的意义，药物只有通过生物膜后才能发挥其药理作用。

细胞膜主要脂质和蛋白质组成，并含有少量的糖、核酸和胆固醇等。一般认为，细胞股的结构是在液态的脂质双分子层中，镶嵌着具有各种生理功能的可移动的球形蛋白。在脂质双分子层中，每一个脂质分子的一端为亲水端，朝向膜的表面；另一端为流水端，朝向膜的内面。脂质双分子层的功能是造成一种低水性的局部环境。磷脂还可以固定或推动蛋白质的旋转和移动，激活蛋白质的活性，提高酶的催化效率。

药物通过细胞膜的方式被分为被动转动和特殊转运两大类。

（一）被动转运

药物分子由高浓度区域经过细胞膜向低浓度区域转运的过程称为被动转运。该过程细胞本身不需要消耗能量，其转运速率与膜两侧的浓度相关，两侧的浓度差越大则转运速率越快。被动转运包括滤过和简单扩散。

（1）滤过 滤过是指分子直径小于膜孔的水溶性的极性或非极性药物，借助生物膜两侧存在的流体静压和渗透压之差，被水携带到低压侧的过程。例如水携带溶于其中的物质（大分子物质除外）通过较大膜孔道的肾小球膜。

（2）简单扩散 大多数药物在体内的转运方式为简单扩散，其扩散速率取决于生物膜两侧的药物浓度梯度，当生物膜两侧的药物浓度之差等于零时，扩散作用就会终止。简单扩散对脂溶性药物的转运起着非常重要的作用，由于细胞膜具有类脂质特性，因此，脂溶性药物（油／水分配系数大或极性低）可以直接溶解于脂质而透过细胞膜。

大多数药物为弱酸或弱碱，在体体液中以解离型或非解离解型两种形式存在。由于药物的非解离型为脂溶性，而解离型的极性大，难溶于脂类。所以，非解离型较解离型易于通过细胞膜。药物的解离与介质 pH 密切相关，例如周围介质偏酸时，弱酸性药物大部分且非解离型存在，而弱碱性药物则大部分呈解离型存在。当周围介质偏碱时，则反之。所以，当巴比妥类弱酸性药服用过量时，可以给予碳酸氢钠碱化血液和尿液可促进巴比妥类的排泄。

（二）特殊转运

并不是所有药物都能用被动转运来说明其通过细胞膜的转运。除被动转运外还存在一种特殊转运方式，它包括主动转运、易化扩散和胞饮作用。

（1）主动转运 主动转运又称逆流转运，其特点是：逆浓度差或逆电化学梯度进行，细胞自身需要消耗能量，细胞膜为转运提供载体，该转运系统具有的和现象，即转运速率有最高限度，以同一载体转运的两种物质可以出现竞争性抑制。

（2）易化扩散　易化扩散亦称易化转运，药物以这种形式转运时，与主动转运相似，需要细胞膜的蛋白质作为载体的药物形成可逆性结合，将药物由膜外转入膜内，其转运过程也有饱和现象。它与主动转运不同的是不能逆浓度梯度进行，而且细胞自身不消耗能量。如葡萄糖、中兴氨基酸等透过红细胞的转运就是易化扩散的方式。

（3）胞饮作用　为主动转运的另一种方式，其转运过程与细胞对颗粒的吞噬作用相类似。某些物质与细胞膜上的一些蛋白质有特殊亲和力，当这种物质与蛋白质接触时，随细胞膜陷入细胞内形成小泡，然后，被细胞消化、吸收。肾脏近曲小管细胞、白细胞和培养基中的瘤细胞等均有这种胞饮作用。

二、药物的吸收

吸收通常是药物进入体内的第一节。药物吸收的速度和总量取决于药物的理化性质、药物剂型、给药剂量、给药途径以及生理病理等多种因素，其中给药途径是较重要的因素。

除血管内给药外，一切血管外给药途径都必须经过吸收后药物才能到达血液及作用部位。药物吸收的多少和难易直接影响药物的疗效、毒性、作用时间等。影响药物吸收的因素有许多，如消化道中的 pH 值、胃肠运动、内脏血流水平、首过效办等。现分述如下：

（1）消化道中的 pH 值　一般情况下，胃内容物的 pH 为 1~3，小肠内容物的 pH 为 5~7，大肠内容物的 pH 值为 8.3~8.4。由于大多数药物在体内主要是以被动扩散的形式吸收，因此，只有在胃肠道内呈分子状态（即非解离型）存在的药物，才易于从胃肠道内以被动扩散的形式吸收。凡是弱酸性药物，如乙酰水杨酸（阿司匹林）、磺胺类等在胃内酸性环境中，大部分以分子状态存在（脂溶性），则吸收良好。若这些药物与抗酸药（如碳酸氢钠等）合用，由于抗酸药中和了胃酸，使胃中 pH 值升高，从而导致弱酸性药物解离增加，呈水溶化，它们在胃中的吸收也相应减少。相反的，那些弱碱性药物，如氨茶碱等在肠道内弱碱性环境中，因大部分不解离而易于吸收。那些以主动转运方式吸收的药物如维生素 B 等几乎不受胃肠道 pH 值的影响，这主要是因为主动转运在特定部位具有载体和酶促系统存在。

（2）胃肠道的运动　小肠的表面积远大于胃，因此小肠吸收药物的能力要比胃大得多。对于口服给药途径来说，肠道较胃更为重要，由于大多数药物在小肠段有最大的吸收效率，故胃排空时间的快慢，即药物由胃到达小肠的速度与药物在机体内显效的时间、作用强度和持续时间均有密切关系。一般说来，胃肠道运动加强，可促使药物片剂的崩解和溶解，增加药物与胃肠黏膜表面接触的机率而促进吸收。但对于溶解度小和以主动转运方式吸收的药物，如果胃排空与肠蠕动过快，使药物没有足够的时间与胃肠黏膜表面接触，药物可迅速通过肠道排出体外，这时药物的吸收可能相对减少。所以，那些能延长胃排空时间的药物（如溴化丙胺太林等抗胆碱类药物）能增加这类药物的吸收。

（3）内脏血流水平　血流水平可影响药物从给药部位吸收的速率，由于药物通过血浆蛋白转运制剂可将其从吸收部分转运至全身，所以，在外周循环衰竭时，皮下吸收速度极为缓慢。肌肉的血流较皮下组织丰富，因而肌注给药的吸收速度快于皮下注射。在胃中，血流量亦可以影响药物的吸收速度。例如饮酒的同时服苯巴比妥等催眠药物时，由于酒精可增加胃部的血流量，结果导致后者的吸收量增加。小肠黏膜的血流量比较充足，所以血流量稍有增加或减少，即对主动转运的药物的吸收影响较大。

（4）药物的溶解度和溶出速率　固体药物制剂（如片剂、胶囊剂、丸剂等）必须经过崩解、释放、溶解后才可能被机体吸收。对于水溶性较小的药物，由于其分子从固体制剂中溶出速率缓慢，这时溶出速率能直接影响到药物的起效时间、作用强度和持续时间。同一药物可能因剂型、赋形剂和制剂工艺的不同，而导致其溶出速率不同。溶出速率大的药物的起效时间和作用强度可能提前和增加，其毒性亦会增强；而导致其速率小的，则反之。所以，药典对某些药物的溶出速率作了特殊规定在国内外对溶出速率有规定的常见药物有：地高辛、双氢氯尿噻、氢化泼尼松、保泰松、苯巴比妥等。

（5）药物相互作用　药物可与胃肠道中的可溶性成分，制剂中的赋形剂或同时合并应用的药物之间发生相互作用，而影响药物的吸收。例如四环素等电点的 pH 值为 5.5（此时溶解度最低），故与抗酸药同服时，因胃内 pH 升高而降低了四环素的吸收率。据报道，碳酸氢钠可使四环素的吸收率下降 50%。

（6）首过效应　经胃肠道吸收的药物，都要首先通过门静脉而进入肝脏。因此，在肝脏消除速率较快的药物，大部分在首次经过肝脏时被代谢，此现象称为"首过效应"。由于药物受到代谢，进入体内循环的有效药量，即血药浓度就会降低，其药效也会受到明显的影响。经鼻腔黏膜、直肠粘胶、口腔黏膜和透皮吸收等途径吸收的药物因不经过肝脏门静脉，故不具有首过效应作用。

除以上因素外，还有许多因素亦能影响药物的吸收。如：饮食、胃肠淤血、水肿、药物的脂溶性和解离度等。

三、药物的分布

药物经血管内或血管外途径给入，通过给药部位的吸收而进入血循环后，由血液循环系统向各个脏器和组织（如血浆、淋巴液、肌肉组织、肝脏、肾脏等）的转运称为分布。药物分布到作用部位便会对机体产生效应，药物在体内的分布与药物作用的强度、起效时间、作用持续时间、副作用、毒性，以及在组织内的贮存等都具有密切关系。

药物与血浆蛋白的结合能力是决定体内药物分布的重要因素之一。药物吸收进入血液后，其其中一部分与血浆蛋白呈疏松的和可逆的结合，而另一部分则呈游离状态存在。由于药物与血浆蛋白结合后，分子变大，不易透过细胞膜，故一般不能分布到组织中去；只有游离型药物易透过毛细血管孔进入组织液，而发挥药理作用。所以，药物作用强度直接与其血中游离浓度密切相关。结合型和游离型的药物浓度之间可保持动态平衡。

药物同血浆蛋白结合的程度常常用血浆中的结合型药物浓度与总药物浓度之比表示。比值大于 0.9 时，表明药物与血浆蛋白亲和性大，结合广泛，比值小于 0.2（即结合率小 20%）时，则反之。

然而，必须指出的是，假定一药物与血浆蛋白结合率为 50%，并不能因此而认为体内游离药量将减少 50%，因为这一结合率可被血管外分布容积所缓冲，也就是药物达到分布平衡是呈血浆蛋白结合型、游离型和血管外的药物三者之间相互平衡。在未达到这一平衡时，血浆中的游离型药物就不断地向组织中转运，结合型药物也不断地解离转变成游离型，以补充游离型药物向组织分布所引起的减少，这一过程直到三者间达到新的平衡状态。故 50%蛋白结合率的药物仅使体内游离型药物减少约 7%～20%。要使体内游离型药量减少 50%，血浆蛋白结合率必须超过 80%。因此，血浆蛋白结合率少于 50%时的意义不大，大于 80%时才有较大的意义。

影响药物与血浆蛋白结合率的因素很多，实验证明：阴离子价数越高。同蛋白的结合力越强，小儿的药物血浆蛋白结合率远小于成人，新生儿血中的游离药物浓度可为成人的 1.2 至 2.4 做这是小儿对药物较成人敏感的原因之一。肾、肝功能不全者的血浆蛋白含量减少，可致同血浆蛋白结合率高的药物在血中的游离浓度增加，作用增强，甚至可能出现毒性反应。据报道：伴有尿毒症的癫痫患者，血中游离型苯妥英钠比肾功能正常者高 4 倍；当血浆蛋白水平低于 2.5g 的病人应用泼尼松时，其副作用发生率可提高一倍，也可导致安定、利眠宁等药物发生严重不良反应。当两种药物竞争血浆蛋白的同一结合部位时，与蛋白亲和力大的药物可使亲和力小的药物在血浆蛋白游离浓度增加，疗效增强或产生意外的毒性。

四、药物的转化

药物在体内吸收、分布的同时，经常伴随着药物化学结构上的转化，这就是通常所说的药物的生物转化或称药物代谢。

某些水溶性药物在体内可不发生化学结构的改变以原型从肾脏排出，但大多数脂溶性药物都要经历不同程度的化学结构改变，使其形成水溶性的解离的代谢物从肾脏或胆道排出。

过去通常把药物代谢机制称之为"解毒"机制，原因在于认为药物代谢必然导致药理活性减期，因此如果将药物看成是一毒物的话，其毒性就减弱而被解毒了。现已证明,这一观点是错误的。因为大量的药物经代谢后成为具有药理活性的物质实际上,有许多重要的药物是从其他药物的代谢物中发现的,例如羟保泰松(保泰松的代谢物),以及百浪多息提供了一系列具有活性的重要药物——磺胺类。药物经代谢后其生物活性有下列四种变化。

(1) 出活性药物变成无活性的代谢物,这是药物灭活最普通的方式,例如哌替啶经代谢(水解)为哌替啶酸而排泄。

(2) 由无活性药物转化成活性代谢物,加环磷酰胺转此后变成具有抗油作用的醛磷酰胺。

(3) 由活性药物转化成活性的代谢物,如非那西丁变成对乙酰氨基酚,两者均有镇痛的药理活性。

(4) 由无毒或毒性小的药物转化成毒性代谢物,如异烟转化成对肝脏具有较大毒性的代谢物(乙酰化异烟肼)。

近年来研究资料证实,一系列因素包括机体内在的或外在的因素可以影响药物的转化。导致药物代谢差异的直接原因是机体内微粒体和非粒体的差异。遗传对药物代谢的影响极大,在正常情况下,每一个机体在药物代谢方面似乎都有其特殊的类型。只有当遗传基因相同,例如在单卵双生情况下,代谢形式才会相同。生理因素亦可影响到药物的代谢,如新生儿没有微粒体药物代谢酶系,所以新生儿(特别是早产儿)在前八周对于主要依据微粒体药酶灭活的药物特别敏感。此外,病理因素(肝炎、肝硬化等)、环境因素、营养状态和给药方法(合并用药、用量、给药途径、次数)等对药物的生物转化都有不同程度的影响。

五、药物的排泄

药物排泄是其作用彻底消除的过程,肾脏是大多数药物排泄的重要器官。少数气体和挥发性药物(如麻醉乙醚等)可经肺排泄;药物也可自乳汁排泄,有些药物部分从胆汁分泌到肠中,然后一部分经大便排出;另一部分由肠道重吸收,形成肠——肝循环;还有一些药物可以经唾液腺或汗腺排泄。

（一）肾脏排泄

药物经肾脏的排泄主要取决于三个过程，即肾小球滤过、近曲小管主动分泌和近曲小管的重吸收。

水溶性药物可由肾小球膜的膜孔（直径约 0.007～0.01um）滤过进入肾小管中，滤过速度受肾小球滤过率和药物血浆蛋白结合率的影响。如果与血浆蛋白结合率高，则滤过过少，排泄慢。分子量在葡萄糖与白蛋白之间的各种有机物，随分子量的增加，在滤液中的浓度逐渐降低。分子量超过 6000 的物质不能经肾小球滤过进入肾小管，其中包括血浆蛋白、药物—蛋白复合物等。由于婴儿、老年人或患有低血容量性休克或内源性肾病者的肾小球滤过减少，因此，使用毒性大和主要经肾小球滤过而排泄的药物（如地高辛、氨糖类等）时，应适当减小续药剂量或延长剂量间隔时间。药物在肾脏的消除率与肾小球滤过率之间呈直线关系，可根据此关系进行给药剂量的调整。

肾小管分泌药物是一主动转运的过程，其速度较快，需有载体参与，一般不受血浆蛋白结合率的影响。例如青霉素尽管在血浆中有 65% 与蛋白结合，但仍能经近曲小管大量分泌。在肾小管分泌的药物可分为弱酸性和弱碱性两大类。若两种药物的分泌是分别由两种载体主动转运的，则可能互不影响。如果两种药物同时由肾小管分泌并需一载体时，则可通过载体竞争而影响排泄。例如丙磺舒从肾小管分泌的机制和青青霉素相同，两药合并使用可通过竞争性抑制而减少青霉素的分泌，从而提高了青霉素在血浆内的浓度。应用这一原理可通过合并用药来增强或减弱某一药物的药效强度或毒性。

经肾小球滤过或肾小管分泌的药物在肾小管中被浓缩，并通过简单扩散或特殊转运的方式不同程度地被肾小管再吸收。脂溶性药物容易被肾小管再吸收，而不易从尿中排出。水溶性药物再吸收少，易从尿中排出。大多数药物为弱电解质，它们在肾小管再吸收的多少高度依赖于尿中的 pH 值。尿液的 pH 值决定了药物的解离度，一般来说，如果尿液为酸性，则碱性药物在肾小管中大部分被解离（极性增加），再吸收少，排泄增加。尿液为碱性时，则酸性药物排泄会增加，而碱性药物在肾小管中大部分以非解离型存在（脂溶性），再吸收增加，排泄减少。依据上述理论，临床上可采用调节尿液 pH 值的方法以治方药物中毒。例如碱化尿液可治疗弱酸性药物苯巴比妥中毒。另一影响肾小管再吸收的因素是尿量，增加尿量（如采用利尿剂）可降低肾小管细胞两侧的药物浓度梯度，减少其再吸收，因而增加了某些药物的排泄。

（二）胆汁排泄

药物经静脉途径给入后，由肝动脉到达肝脏，原型药物及其代谢产物可能经胆汁排泄。若使药物在体循环灌注的器官中起作用，药物分子必须经过门静脉由肝脏进入体循环。实验表明：对于能从胆汁排泄的药物，除应具备一定的极性基团外，其分子量有一定阈值和范围，对人体而言，药物分子量需超过500～600才易于从胆汁排泄。

药物经胆汁排泄的机制为主动转运过程，肝脏至少有三个主动转运系统，它们分别转运有机酸类（如青霉素等）、有机碱类（如红霉素、奎宁等）和中性化合物（如强心苷类等）。具有同类转运机制的药物之间有竞争性抑制作用，例如丙磺舒能抑制噻嗪类从胆汁的排泄。某些抗生素（如四环素、红霉素、利福平等）在胆汁中的浓度很高，适用于胆道感染疾病的治疗。

（三）其他排泄途径

除肾脏及胆汁排泄途径外，药物尚可经乳腺、唾液腺、性腺、汗腺和泪腺排泄，但这些都不是药物排泄的重要途径。然而，值得注意的是，向乳汁中排泄的药物可能用哺乳婴儿存在着存在的危险。哺乳母亲服用过量药物，如氯霉素、阿托品、抗凝血药、溴化物、麦角生物碱、咖啡因、吗啡、乙酰水杨酸、乙醇等，都可能引起婴儿中毒。

唾液中的药物浓度与血液浓度之间具有一定的相关性，故可以根据唾液中的药物浓度变化，间接地了解体内药物的动态变化规律。

第二节 剂量——效应关系

现代分子生物学和生物化学的研究表明：药物效应的产生可能是由于药物与靶细胞中的特殊化合物或受受体相结合后，形成药物——受体复合物，再通过复合物激活细胞其他成分所致。因此，细胞上存在着能与某种药物相结合的受体时，这种药物就能对该细胞产生效应，否则就不能对该细胞发生作用。例如将乙酰胆碱施于骨骼肌的运动终板部位时，则可引起动作电位和骨骼肌的收缩。若将乙酰胆碱用在稍离开终板的肌肉上就不会引起任何效应。由此可以假设，终板一定有与乙酰胆碱相结合的特殊部位——受体。药物——受体复合物的形成依次取决于与受体结合的药物浓度和药物与受体的亲和力。受体周围的药物浓度依赖于给予的剂量以及能影响药物由给药部位释放的因素。

一、药物的基本作用

药物的作用是在原有生理生化机能的基础上产生的。由于生命机体的基本生理生化特征具有兴奋性、新陈代谢和适应性，所以药物的基本作用亦表现在这三个方面。药物对机体兴奋性的影响表现为两种形式：一是机能活动的加强，如肌肉开始收缩成收缩加强，称为兴奋；一是机能活动的减弱，如肌肉收缩变弱或停止收缩称为抑制；药物的兴奋和抑制作用常常并不是单一出现的，在同一机体内药物对不同的器官可以产生不同的作用。如肾上腺素使心肌收缩加强呈兴奋作用；而使支气管平滑肌松弛呈抑制作用。兴奋和抑制也不是恒定不变的，过度的兴奋最终也可转入抑制。

药物所引起的兴奋和抑制作用很可能会伴有新陈代谢的变化。例如肾上腺素加强心肌收缩的作用是和它对某些酶的激活作用以及物质的分解和能量的释放分不开的。机体对药物亦能产生适应性，如果反复应用某一药物（如巴比妥类、哌替啶、亚硝酸类）后机体对它们的反应就会减弱而表现为耐受性。又如抗生素大多是通过干扰病原微生物的代谢、抑制其生长或杀灭它们。某些微生物长期接触一种抗生素也能产生耐受性，使药物作用减弱或失效，这种现象称为抗药性或配药性。

从药物作用的临床结果来看，药物对机体的影响可以分为治疗效应和不良反应。治疗效应是指用以改变机体生理生化机能或病变的自然过程有利于患病个体的作用；不良反应是指能引起生理生化紊乱或结构的改变等危害机体的作用。

同一机体对药物的治疗效应或不良反应可以随着用药目的不同而相互转化。例如阿托品具有抑制腺体分泌和松弛平滑肌的药理作用，若做术前给药其抑制腺体分泌的作用是用药目的，而平滑肌松弛作用所致的术后肠胀气、尿潴留就成了副作用；如果利用其松弛平滑肌作用解除胆道痉挛时，则抑制腺体分泌引起的口干就成了副作用。

药物的治疗作用可以根据病情的需要分为对因治疗（如抗感染治疗等）和对症治疗（如镇痛药解除疼痛等）。药物不良反应通常包括：副作用、毒性反应、变态反应、继发性反应和特异质反应等。

然而，应该强调指出的是病患个体与个体之间，甚至同一个体在不同的时间内对同一药物作用的反应是不同的。这种不同主要表现在不同个体需要不同的剂量才能产生同等的效应，这种差异称之为药物治疗的个体差异。

一般来说，大多数病人的常用剂量对大多数病人可以收到满意的效果，但也有少数个体可能由于这种剂量过大而产生毒性作用，或者由于剂量不足而导致药物无效。造成个体重差异原因很多，其中遗传是影响个体差异的重要因素。倘若血药浓度与治疗效应具有较好的相关性，那么，根据病人情况监测血药浓度，特有助于选择理想的剂量，使药物治疗个体化。

二、剂量范围

药物所用分量称为剂量，药物剂量不同，机体反应亦不相同。由于给入一定药物剂量后，就会在机体内产生相应的血药浓度，而大多数药物的治疗效应与其血药浓度有较好的相关性。所以，我们可以根据机体产生的效应将血药浓度分为若干部分。由图中可知：当血药浓度上升至药物效应开始出现，这一浓度则称为最小有效浓度；药物在体内低于此浓度则无效。能引起毒性反应的最小浓度称为最小中毒浓度；药物在体内高于此浓度则会引起中毒，甚至死亡。同样，我们可以把产生对应的血药浓度所需剂量类似地分为：最小有效量和最小中毒量。

在 MEC 与 MTC 之间为药物的治疗血药浓度范围。大多数病人对于常用剂量能产生满意的治疗效果，而不会出现严重的不良反应。然而，少数人对常用剂量可能无效（尤其是接近 MEC 时）或产生毒性反应（尤其是接近 MTC 时）。在通常情况下，如果病人对药物的效应较弱，可以通过增加剂量的方法来提高体内的血药浓度水平；相反的，若病人对药物产生副作用，则可以减小剂量使血药浓度水平下降，了解一些药物的治疗血药浓度范围和毒性阈值有助于临床合理用药。

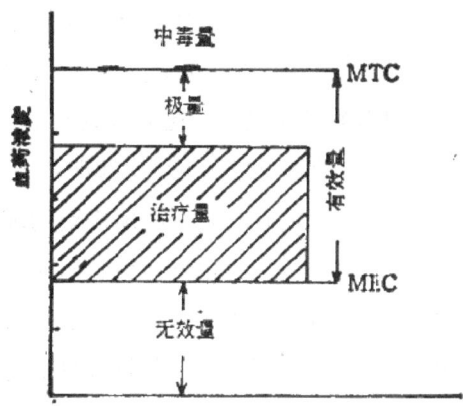

随着血药浓度的升高，药物发生不良反应的程度亦随之加强。例如地高辛的血浆药物浓度在 0.5～1.5ng／ml 时，大部分患者具有治疗作用，而很少产生毒性作用；当血浆药物浓度上升到 1.5～2.5ng／ml，大约有 1／3 的患者出现毒性作用；超过 2.5ng／ml 时，有 3／4 的患者会出现毒性作用。

几乎对于任何药物只要剂量超过治疗量时，大部分患者就会产生毒性作用。由这种情况引起的毒性反应通常称为绝对过量。导致绝对过量的原因常见的有：

（1）病人自己滥用药物。人们自备的一些治疗药物，但又不谨慎使用，而是一知半解地随便服用，以致发生毒性反应。

（2）医师对病人用药剂量过大。

（3）护士发错药。

（4）服药自杀或误服等。

然而，大多数药物毒性性反应是由药物的常用量引起的。能导致这种"相对过量"的原因有如下几个方面：

（1）由于病人的肝肾功能不全致使药物从机体的排泄减少，引起药物的蓄积程度增加。例如正常成人肌注庆大霉素的量为每8小时用80mg（8万u），对肾功能低下者（肌酐清除率为40ml/min/1.73m^2）则应将给药剂量调整到每8小时肌注35mg或每24小时肌注86mg，否则会使该患者产生庆大霉素蓄积中毒。

（2）由于药物相互作用使药物吸收进入体内的数量和速率增加或消除减少，而引起血药浓度增加。例如抗凝血药华法林的常用剂量不会产生出血倾向，当与水杨酸类药物（如乙酰水杨酸等）合并使用时，结果导致出血。

（3）某些病人对某种药物的耐受性要比大多数人差。例如一些病人使用常用剂量甚至比常用量小得多的氯丙嗪就可以引起严重的低血压反应。

由于药物过量引起的不良反应有时是一种所需要的理想药理作用的"亢进"现象。例如只要使用抗凝血药物过量就会引起出血。因为抗凝血是所需要的药理作用，而发生出血则说明这种药理作用过强；又如只要使用抗高血压药过量就会导致低血压反应。然而，由于药物过量引起的不良反应更常见的并不是如上所说的与理想药理作用相联系。例如乙酰水杨酸为解热镇痛药，过量可以引起胃出血；氨基糖苷（链霉素、卡那霉素等）抗生素用药过量可以导致耳聋和肾功能损害，这些不良反应都不是所期望的药理作用。有些药物的不良反应与药物的剂量、血浆药物浓度或已知的药理作用无关。如药物变态反应和药物特异质反应。变态反应是机体受药物刺激后所发生的不正常的免疫反应。大多数药物不具有抗原性，但有些药物具有半抗原性，能与高分子载体蛋白结合成完全抗原，从而引起免疫反应。这种反应仅见于少数个体可能是由于易感个体代谢机能不同，或对免疫反应的遗传控制不同所致。

特异质反应大半是由于个体生化机制异常所致，一般与遗传有关。例如红细胞葡萄糖-6-磷酸脱氢酶（G-6-PD）缺乏是一种遗传性生化缺陷。这样的病人在服用具有氧化作用的药物如 8-氨喹啉类和磺胺类时，就有可能引起溶血。

在临床实践中，药物的治疗剂量或常用剂量主要是经过动物实验和临床观察制定出来的，这在药典收载的药物都有规定的常用量尽管超过了最小有效量，但一般要比最小中毒量小得多。药典还规定了毒药的极量。极量虽比治疗量大，但比最小中毒量小。因此，极量对于大多数人并不引起毒性反应。但由于药物治疗作用的个体差异，对个别病人有引起毒性反应的可能。因此，除非在必要情况下，一般不采用药物的极量，更不该超过极量。

三、剂量——反应曲线

我们知道：任何一个药物都有自己的安全剂量范围，随着剂量的增加，药物在体内产生毒性浓度的可能性亦随之增加。不同药物的安全剂量范围差异较大，所以它们的安全性亦不一样。而且具有相同药理作用的不同药物，使它们达到相同药理效应所需要的剂量则不同。例如：泼尼松 5mg 与地塞米松 0.75mg 能产生相同的抗炎作用。这就是说，地塞米松的效应强度约为泼尼松的 6.6 倍。在药理学中，一般是利用药物的剂量——反应曲线来确定和比较不同药物的安全性、效应强度和效能。

药物治疗剂量存在较大的个体差异，因此，在一些药物手册中推荐的常用剂量是所谓的平均剂量，这种剂量对大多数个体能够产生理想的治疗作用，而对少数个体平均剂量可能无效或引起毒性反应。这种剂量与效应的关系可以类似地以正态分布曲线表述。

正态分布曲线（如图所示）的高峰位于中央，两边完全对称，形状似"钟"。曲线的纵轴表示有利效应（产生期望治疗作用，而不出现毒性反应）率，横轴表示剂量。从图中可以看出：当给予的药物剂量很小时，能产生有利效应的个体极少，在中等剂量时，大部分个体能产生期望的治疗作用，大剂量时，仅有少数个体能产生有利效应，而大部分个体则出现不利效应（毒性反应）。

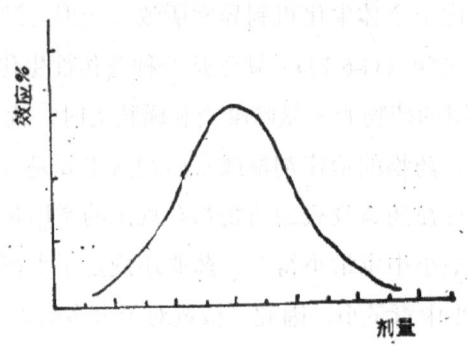

图表示可以转变为有利效应累积数量曲线。然而,通过认识剂量与效应之间的关系也有一定困难(尤其是剂量范围较宽时)。若剂量取对数值,就可以得到如图所示的"S"形曲线,它对于剂量——效应关系更是一目了然。在图中,50%个体能产生有利效应所对应的剂量称作半数有效量,以 ED_{50} 表示。以同样的方法在曲线上可以找到 ED_{30}、ED_{70} 等。

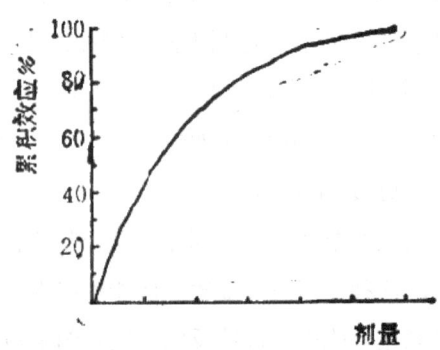

四、生物利用度

药物经血管内给药时,整个剂量都会进入血液中。然而,血管外给药(口服、肌注、直肠途径等)并非如此,例如口服给药后,药物在胃中可能被胃酸破坏或被肠壁代谢等,这样就使得进入血液中的药物分子只占给药总剂量的一部分。那么,如何衡量药物被机体吸收入血的程度呢?人们引入了"生物利用度"这一概念。所谓生物利用度是指药物剂量进入系统循环的分数。

生物利用度是生物药剂学的重要参数。据研究，同一药物的不同剂型，其生物利用度可能不同，有时甚至同一药物剂型的不同厂号的商品，生物利用度亦可能不同。例如尽管各厂商生产的地高辛片的规格都相同，经分析：不同厂号高辛血药浓度约相差59%，AUC约相差55%。能影响生物利用度的因素有许多，如：

（1）物理特性：药物的晶型、溶媒化和粉末的细度、oka值的大小等。这些因素能影响药物从剂型中的释放，结果导致药物生物利用度的改变。

（2）赋形剂：制剂的处方组成和生产工艺的不同均会影响到药物的吸收，例如1968年澳大利亚某厂商把苯妥英钠中的硫酸钙（赋形剂）改为乳糖后，很多病人服用过去的同等剂量出现了毒性反应。这是因为乳糖非常容易吸湿，致使药物在胃中的溶出速度更快，从而在血液中达到较高的浓度。

（3）生理因素：肠蠕动的强度、药物在胃肠道滞留的时间、与黏膜的接触面积、胃肠道的pH值，以及胃肠道的酶系统等，都可能影响药物吸收入血的速率和数量。

（4）首过效应：它是影响口服制剂生物利用度的最重要因素，若药物在肝脏和肠壁的代谢程度极高，该药物就不宜制成口服剂型。例如吗啡、利多卡因等药物口服时不能产生全身作用。某些药物首过代谢率为50～80%，为了克服首过效应减少的吸收量，必须给予较大的药物剂量后，才能使机体产生期望的血药浓度。

了解生物利用度的概念有助于正确解释为什么有些不同厂商生产的药物对于同一病人会出现疗效差异。历年来人们把用于防治疾病的药物疗效认为是由主药的化学结构决定的。因此，一种药物加工成制剂后，只要符合质量标准、含量相同，其疗效认为是一致的。大量事实已经证明，化学等值的同一制剂，常常不一定出现临床等效。由此必须了解下列一些名词的定义：

（1）化学等值：指用含量和疗效均相同的活性药物，制成相同剂型的制剂并符合法定标准。

（2）生物等效：指同一个体，对化学等值的制剂使用同一给药方案后，特有相同的生物利用度。

(3)治疗等效:指同一个体对化学等值的制剂使用同一给药方案后,将有同样的疗效和毒性。

(4)临床等效:指给予剂量相同的化学等值制剂后,根据症状或病情的控制将测得相同的治疗效果。

(6)药剂替换剂:指含有相同的治疗分子或前体,但不需要有相同的含量、剂型或同一种盐或酯,每一种药物应各自符合其相应的规定或法定标准。

第三节 给药与血药浓度

药物进入机体到达作用部位而要经过一系列的过程（Process），如被吸收入血、向不同的体液或组织分布，以及与受体的反应和消除等。这些过程发生的速率（Rate）决定了药物作用的开始、强度和持续时间。因此，了解药物在体内量变过程和影响血药浓度的各种因素能正确指导护理人员做好给药护理工作，促进临床合理用药。

一、基本概念

为了从数学上比较方便地推导出药物在体内经时过程的量变规律就需要将研究对象作抽象化处理。也就是说：将生物系统简单地模型化。这种换型（Model）可以用数学函数式进行表达而且能方便地使用这些函数式估算出药物在体内某一时刻的血药浓度。

（一）房室模型

应用线性药物动力学理论分析药物的体内过程是以几种假设为基础的，如：假设人体可以分成一个或若干个房室，药物存在于房室中的短暂期间用于动力学状态。房室是一个假设的空间，空间的大小用分布容积表示，它是理论上虚构的容积，并不代表解剖学上或生理学上的一个器官或一组器官那样的系统。

根据房室模型理论，可以分为单室模型、双室模型或多室模型。单室模型自简单的模型，它将机体描述为单一均匀的单位。符合单室模型的药物进入机体后立即分布到全身各个组织和器官。图为单室模型示意图，血管内给药时，药物立即分布到整个房室，其表现分布容积（因不代表机体的真实容积故冠以"表现"）以 Vd 表示，体内药物浓度以 C 表示；血管外给药时，药物必须经给药部位逐步吸收进入房室，吸收的快慢以吸收速率常数 Ka 表示，Ke 表示药物从房室消除的速率常数，D 为给药剂量。

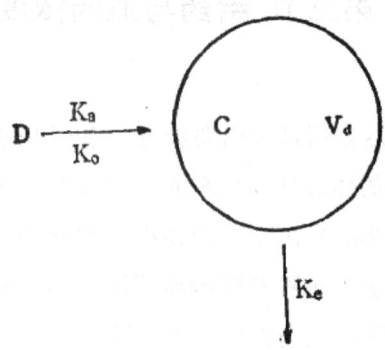

Riegelman 等人认为机体至少由两个房室组成,其中一个房室称为中央室,此室包括血液以及血液供应丰富的一些组织（如肝、肾、心、肺等），药物在血液与这些组织中能迅速达到分布上的平衡；另一个房室为周边室，该室中的组织（如脂肪、脑组织、皮肤）血液供应不足，血液中的药物向这些组织分布较慢，需要较长时间才能达到分布上的动态平衡。图为双室模型示意图，血管外给药时，符合双室模型的药物首先从 Ka 速率吸收进入中央室，再以 K_{12} 速率由中央室向周边室分布，并以 K_{10} 速率由中央室消除，同时以 K_{21} 速率从周边室向中央室分布，以保持体内药量的动态平衡。

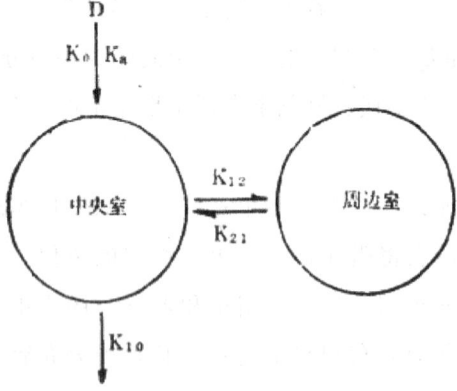

药物进入机体后，主要依赖与血流作用将其带至各组织、器官和体液之中。由于体内各部位的血流速度不同，因此，药物在各器官中的分布亦不同。

事实上，绝对符合单室模型的药物是不存在的，人和动物对于任何药物都属于多室模型。

由于多室模型的数学处理十分复杂，为了使血药浓度的估算及给药方案的拟定变得既简单而又有实际意义，所以，本书仅讨论单室模型在临床上的应用。

（二）速率过程

如前所述，药物通过生物膜或房室之间的转运需涉及到药物在体内的量变过程。与化学反应动力学相似，在药物动力学研究中，根据药物的转运速率和体内药量或浓度）之间的关系，将转运速率分为零速率过程和一级速率过程。

二、单剂量给药

所谓单剂量给药是指仅给一次药物剂量既能达到治疗目的给药方法，它多见于临时医嘱如镇痛剂、解痉剂等的应用。

（一）单剂量静注给药

静注给药是一种将药物直接快速注入静脉的给药方法，通常适用于不宜口服或其他途径给药或期望能立即产生药效时。

（二）单剂量血管外给药

血管外给药是除血管内直接给药之外的各种给药途径的总称，例如口服、肌注、皮下注射、直肠给药等。它与静脉给药模型的区别是药物必须通过给药部位的吸收才能进入血液循环。

（三）影响单剂量血药浓度的因素

通过前面的讨论，我们不难理解能影响血药浓度——时间曲线的因素就是影响血药浓度的因素。

不同给药途径对血药浓度的影响可以认为是药物剂型不同所产生的影

响。静脉注射药物时,数分钟内药物直接进入血液循环,其峰浓度几乎是立即到达,而且血药浓度水平较高,但是药物在体内维持这一浓度水平的时间较短。肌肉或皮下注射时,出于存在药物经给药部位吸收进入系统循环的过程,所以,峰浓度出现的时间延迟,而且峰浓度水平亦低,但是药物维持这一浓度水平的时间则较长。口服给药与肌注给药所产生的 c-t 曲线基本相似,由于存在药物吸收程度等问题,其曲线的峰浓度较低,而且下降支较平坦。

药物的吸收速率能影响血药浓度峰值出现的时间。一般来说,吸收速率越快,曲线上升支越陡,峰浓度出现的问题早,而且越高。另外,吸收速率越快,药物治疗作用开始越早。

第十六章 给药方案的执行和拟定

第一节 给药途径

一、剂型

药物是指由人工合成或半合成或生物器官(霉、植物,动物脏器)得到的,具有药理作用的纯化学物质。为了充分发挥药物的有效性、安全性和使用方便,药物在使用前必须制成适合于给予机体一定剂量的物质形式,即所谓的剂型。严格说来,药物与剂型在概念上是有区别的,而我们通常所说的药物是指剂型中的活性物质和剂型本身。

剂型是由药理活性成分加无活性物质(如赋形剂)经药厂制造、加工而成。根据其应用目的,可以将药物制成不同的剂型。

例如当药物应用于全身作用时,必须应有相应的口服或注射等剂型;当使用于局部作用时,应制备成适合于局部使用的剂型(如栓剂、滴眼剂、硬膏剂等)。如果一种药物既可以用于全身作用,又能给予局部治疗时,该药就应有各种不同用途的剂型。如地塞米松有片剂、地眼剂、起雾剂、软膏剂和注射剂等。但是,并不是所有的药物都具有各种不同的剂型。这主要是受药理特性、药物的理化性质及药物动力学特性所限制。

例如尽管糖尿病患者每天注射胰岛素会给其带来痛苦和不便,但胰岛素却不能够制成给药方使的口服制剂,这是因为受胰岛素的理化性质和药物动力学特性所限制。然而,随着医药科学技术发展,各科使用方便的剂型,如胰岛素经直肠或鼻腔黏膜给药的新制剂亦一定会随之产生。

二、给药途径

剂型与给药途径密切相关，前面已提到：药物必须在作用的靶器官或组织中达到足够的浓度，并需维持此浓度一定时间，才能对机体产生治疗作用。显然，对于一些靶器官来说，药物是很容易到达的，如皮肤、耳、鼻、胃等。然而，大部分靶器官或组织（如肝、肾、脑、心脏等），只有通过给药部位直接（血管内给药）或间接（血管外给药）进入血液循环后，再由血流将药物转运到作用部位。

由此看来，不同的给药途径直接影响到药物作用的时间过程和使用安全性。因此，在临床用药中，应根据病患个体的具体情况和药物的各种特征，正确选择给药途径。在选择给药途径时，最好考虑如下几个方面的因素：

（1）病情的缓急情况当急症时，例如休克就需要静脉或动脉内给药。如果病人是普通情况，如昏迷或吞咽困难者，则需要肠道外给药（肌注、静滴等）。

（2）药物作用的靶器官：例如皮肤病通常选用局部给药，而严重感染则需选择作用于全身的给药途径。

（3）药物不良反应：若药物产生严重胃肠功能紊乱时，则应该选择非肠道给药或直肠给药，而不应该选择则口服给药途径。

（4）药物的性质：并不是所有的药物都能用于各种给药途径，剂型的种类除受使用目的限制外，还受药物性质的限制。例如胰岛素必须经非肠道途径给入，因为它是一种多肽的化学结构，极易被胃肠道分解破坏。

三、药物控制释制剂简介

我们目前所使用的常规制剂，除大输液外，其他的共同特点是：药物在给药部位的释放大都按一组动力学进行，即药物从给药部位的释放速率与给药部位的药物剂量成正比。所以，常规制剂存在两大限制。首先是血药浓度上下波动，若要使血药浓度维持在较小的波幅水平，并产生理想的治疗浓度，必须采取缩短给药间隔时间（即增加用药次数）的方法才能实现，而这样做又会造成用药量过大,药物不良反应发生率增加或导致药源性疾病的危险。另一方面,由于大多数常规制剂的药物(尤其是半衰期较短的药物)每天要用药 2~4 次。所以,随着治疗时间的延长,病人很难密切配合,如出现漏服、剂量用错、用药时间及次数不对等,从而影响了药物的治疗效果。在慢性病人中(主要指非住院病人),这一问题更加严重,而且给药次数的增加无疑会加重护理负担。

第二节 肠道给药

肠道给药包括口服、舌下含化和直肠给药。这些给药途径具有安全、无疼痛、使用方便、病人易接受等优点。但肠道内给药也存在易发生肠胃反应及肝脏首过效应等缺点。

一、口服给药

(一) 口服给药的特点

口服是最常见的给药途径，大部分药物都能经口服而吸收，只有少数药物因受胃酸、消化酶的破坏或首过效应的影响而不宜口服给药（如链霉素、胰岛素、利多卡因等）。但口服给药的生物利用度较低，因为受到消化管道及器官的生理状态、药物的物理性质，以及食物等因素的复杂影响，以致对任何药物都难以指望短时间内在消化道有定量的吸收。除了一些小分子物质（如水和某些水溶物）可直接透过胃肠细胞膜而迅速吸收外，大多数药物均属大分子而以被动扩散的方式吸收，吸收快慢取决于药物自身的脂溶性。

(二) 口服给药的护理

护理人员在给病人用药时，不应该盲目地执行医嘱。药物治疗护理是否恰当，将直接影响到药物的疗效。所以，在口服给药时，必须注意以下因素：

（1）在配药时，注意力应高度集中，坚持查对制度；注意药瓶标签上的药名、规格，最好养成每取一次药物查对标签 3 次的良好习惯（即从药品柜上取下药瓶时；从药瓶中取药时；药瓶放回原处时）；不得使用失效或变色的药物；病人使用可能发生相互作用的药物时，首先应了解医师的用药意图，再判断其是否合理。

（2）配发口服液体制剂时，左手持量杯，右手握药瓶，并使瓶签朝上方；药物一旦倒出，不得再倒回药瓶中，以防混淆或污染药液；混悬剂在倾倒前必须充分摇匀。

（3）病人所使用的服药杯要求每用一次后进行清洗消毒，尤其是装液体的药杯；保持服药杯干燥，避免药片潮解、变质；不合格药片或胶囊剂倒入手中，应用药匙取药；配药约束后，及时整理药柜，药瓶摆放应有规律，而且要相对固定各种药物的摆放位置，防止拿错或便于取用。

（4）遵守给药时间，按服药时间不应超过半小时；嘱咐病人用温开水吞服，牛奶和乳制品与四环素类抗生素同服时，由于两者之间容易形成难以被机体吸收的络合物，40~90%的四环素不能吸收，从而影响了抗菌效果。液体内服剂均能用水稀释服用，因酊剂是微溶于水的药物溶解于乙醇中的澄明内服剂，当用水稀释时，药物可析出沉淀，而影响了药物疗效。

（5）没有合适规格片剂可供使用时，如病人只需服1/5或1/4片，应及时间医师协商，调整剂型或更换药物，确保剂量准确；如果必须使用，又无禁忌时，可将药片研碎溶在少量的水中，按剂量准确量取，但一般不宜选用本法。环节（长效）制剂或肠溶制剂切不可切碎，否则会增加药物毒性，减少作用时间或降低药物疗效，有时亦会增加胃出血等胃肠道不良反应。

二、舌下给药

口腔黏膜分布有许多血管，它们在黏膜内层形成大血管网。药物被唾液溶解后，通过黏膜吸收，由颈内静脉运入心脏，然后随血液循环向全身分布。口腔每天分泌唾液约1~2升，平均pH为6左右。

口腔黏膜由脂质构成，药物主要通过扩散吸收，尽管吸收表面积很小，但吸收迅速，药效发生快。口腔吸收同胃肠吸收一样，也符合pH分配学说，例如水杨酸的吸收率随口腔pH值增大而降低；而麻黄碱随pH升高吸收率增加。

舌下给药法的一个最大特点是不存在胃肠道吸收的遇到的首过效应，亦不存在药物被胃酸或消化破坏的危险。所以，对于因胃酸中灭活或首过效应明显，以致不宜口服的药物，应考虑从口腔吸收。例如心绞痛发作时使用的硝酸甘油、亚硝酸酯类冠状血管扩张药（硝酸异山梨醇等）和控制支气管哮喘的异丙肾上腺素等药物均可采用舌下片形式给药。因为硝酸甘油的化学结构中具有酯键，口服后极易被水解，以致药物在进入血循环前即失效。另一方面则要求硝酸甘油迅速奏效，故以舌下给药最为合适。而异丙肾上腺素容易在消化道中灭活，但其脂溶性较差，故吸入给药比舌下给药效果会更好。

三、直肠给药

（一）直肠给药的特点

直肠位于肠的末段，从骨盆内向下延伸至肛门，人的直肠全长约 12～15cm，最大直径为 5～6c m，直肠黏膜褶皱少、无绒毛、故吸收面积有限。药物经直肠吸收的途径，一是经直肠上静脉经肠系膜下静脉进门静脉到达肝脏；二是由直肠中、下静脉和肛管静脉经下腔静脉进入大静脉而到心脏。显然，第一条吸收途径同样具有与胃肠吸收遇到的首过效应作用。因此，栓剂插入直肠的深度越浅（距肛门约 2cm 处），药物经首过效应的则越少。

直肠给药既可以用于局部作用，也可用于全身作用。起局部作用的常用于通便、直通、缓和刺激、止痒、痔疮等。用于全身治疗的直肠给药与口服给药相比较有以下特点：

（1）药物不受胃肠 pH 和酶的破坏。

（2）对胃无刺激，不存在胃肠不良反应。

（3）能避免受肝脏首过效应的破坏，同时也减少了药物对肝脏的毒性和副作用。

（4）干扰直肠吸收的因素比口服少。

（5）药物作用时间一般比口服单剂量要长。

（6）对伴有呕吐或吞咽困难的患者和儿童，用直肠给药是较理想的途径。

经直肠给药的剂型有灌肠液和栓剂。肛门栓有圆锥形和鱼雷形等形状，每枚重约 0.8～2g 长约 3～4c m，其中以鱼雷形较好。主要用于全身作用的药物栓剂有：乙酰水杨酸、吲哚美辛、红霉素、麦迪霉素、颠茄、盐酸氧吗啡酮等。

（二）直肠给药的护理

（1）作保留灌肠时，应提前15～30分钟因病人排便或用清水灌肠一次，以便药物能最大限度地吸收。用液量不宜超过120ml，以防直肠周围充血。溶液温度控制在37～39℃、用小肛管缓缓插入，灌入速度以每分钟50～60滴为宜。

（2）灌肠时要求病人取左侧卧位，张口呼吸，以便肛门括约肌松弛。灌肠后保持30分钟以上，一般保留时间越长越好，有利于肠黏膜对药物的充分吸收。

（3）注意栓剂的保管和储存，免受挤压，储存于阴凉处（30℃以下），夏季应放在冰箱内。

（4）操作时护士必须戴指套，成人用食指，小儿用无名指将栓剂轻轻推入内括约肌上方。插入深度，婴儿距肛门约1cm，成人约2cm。

（5）栓剂插入后，嘱病人按原位保持5～10分钟。如果是通便给药，应该提前作排便准备，以免污染衣服或床单。

（6）如果是病人自己使用栓剂，护士应该告诉病人必须首先用肥皂清洁手指，去掉栓剂的外包装壳，用手指将栓剂轻轻推入肛门内。同时说明其他有关注意事项。

第三节 注射给药

注射给药具有使药物作用发生快而强的特点，尤其适合于危重病人的急救。注射药物可直接近入循环系统（血管内给药），或经注射部位吸收入血（血管外注射）、注射给药不仅可以免受消化道中酸、碱、酶对药效的影响，而且给药剂量准确、吸收较完全。许多不能给予口服的药物多采用注射给药。但是，注射给药要求有特殊的注射用具（注射器）和操作技术，不宜自己给药。而且，给药后药物再也取不回来，这在其他给药途径是可以做到的。因此，在临床上宜口服给药时就不采用注射给药。认为："针剂比片剂治疗效果好，"；"只有'打针'才能治好病"的观点是错误的。

除关节腔内注射或神经阻断以发挥局部作用外，注射给药通常在临床多用于全身治疗。单就给药方法而言，注射给药与其他给药方法的区别之一是：注射时需用注射针刺入组织内部，从而产生损伤，能部分地破坏局部组织。据研究针头刺入组织后，无论是否给药都可以引起局部水肿，而且储注射容量的增加水肿程度变大。因注射部位产生外伤，一般伴有疼痛，其痛觉感受程度与给药局部的神经末梢分布情况有关。由于皮肤的痛觉神经分布较多，所以针刺的部位越接近皮肤，痛觉就越明显。

若认为注射给药后的药物吸收是从注射部位向循环系统转运，则血管内直接给药（静脉、动脉注射）主要是药物的分布问题。可以认为血管内给药的生物利用度为100%（即完全被吸收）。

皮内注射的药物吸收慢、不宜大剂量应用，通常用于皮肤过敏试验、组织胺脱敏和皮内封闭等。

无论是肌注或皮下注射在注射部位附近都有丰富的血管和淋巴管。可想而知，药物在这些部位的吸收是迅速的。药物一般由注射部位向结缔组织内扩散，透过毛细血管壁，进入体循环。由于心脏输出的全血量中仅有30%通过肝脏，因此，肌肉或皮下注射可以避免肝脏的首过效应。这是静脉注射、肌肉注射、皮下注射等的最大优越性之一。

腹腔内注射某些药物亦可以达到治疗之目的，药物进入腹腔后以门静脉为主要吸收途径。所以，药物在向各组织分布前，必须首先经过肝脏后才能转运到全身。首过效应，其生物利用度受到很大影响。据报道：同一药物经腹腔注射要比其他注射途径给药的活性低，如利血平、多巴胺、5-羟色胺等。由于腹腔给药具有一定的危险性，所以，此给药途径多用于动物实验，而很少用于人体。

当需要药物在脑组织或脊神经末梢产生快速效应时，药物可以直接注入蛛网膜下腔。药物经血流向中枢神经系统转运时，可能要通过两个屏障，即血—脑屏障和血—脑脊液屏障。尽管脑内血流速度极快，血流量亦非常丰富，但大多数药物进入脑内的速度却非常使，而有些药物则完全不能进入。脑内。例如青霉素尽管是一个非常有效的全身性抗生素但不能单独用它控制和治疗脑膜炎等中枢性感染。然而，鞘内注射能完全避免这两个屏障阻止药物向脑组织的分布。例如鞘内注射能完全避免异烟肼和激素等治疗结核性脑膜炎。值得注意的是：同一药物有时产生的中枢作用与其周围作用具有很大的区别，有时甚至完全相反。例如青霉素由一般途径给药时，事实上毒性极小，若鞘内注射给药可能会立即引起惊厥。

心内注射当然只用于心搏停止时的急救给药，如肾上腺素心内注射可以治疗心脏骤停。

静脉输液是将大量药业（100—1000ml）直接滴入静脉的给药方法。它是临床药物治疗工作中最常用的给药方法之一。它是临床输液的目的主要是：预防和纠正机体水与电解质紊乱；纠正血容量不足；供给机体必需的营养物质；输入药物延长治疗时间等。

半衰期较短的药物在注射液中静滴时，可以使药物有效治疗血药浓度维持较长的时间，而且能使病人免受频繁注射带来的痛苦。

然而，液体中加入某些药物时，往往存在潜在的危险性，例如：药物与液体或加入的药物与药物之间的相互作用可能会改变药物的稳定性、溶解度和安全性等。

第十七章 护理工作与合理用药

第一节 给药时间对疗效的影响

一、概述

大多数药物需要按某种时间间隔重复给予一定剂量才能使其在病人体内达到期望的治疗效果。不同的药物，对时间间隔的要求亦不相同，例如催眠药需要在睡前给予；而用乙酰水杨酸控制该类类风湿性关节炎引起的疼痛应该每隔3～4小时给药一次。

由于给药时间取决于药物作用的持续时间，而药物作用的持续时间则依赖于药物在体内的消防速率和吸收速率。一些吸收或消除非常迅速的药物，每日必须给予多次剂量才能使病人体内维持一定的治疗血药浓度。所以，某些药物可以通过增加给药剂量来减少给药次数。然而，并不是所有的药物都能如此改变给药次数或增加给药剂量。由于给药剂量的增大，体内血药浓度的蓄积程度亦随之增加，这对于那些安全治疗指数小或维持一定血药浓度对治疗非常重要的药物是极其危险或不允许的。

在临床实践中，最常使用的给药次数是每日3～4次，也可以说这是一种传统的给药时间间隔。尽管这种时间间隔能给医疗及护理工作带来许多方便，如果所有的药物都按每日3～4次给予，显然是不合理的。实际上，这种给药剂量间隔时间仅适用于那些半定期为5～8小时的药物。如果某药的半衰期为8小时，那么每8小时（即6：00、14：00、22：00）给予负荷剂量的一半才能维持期望的血药浓度。

给药时间是影响药物疗效的一个重要因素。盖尔伯格博士指出：按正确的时间给药可使康复的速度加快一倍。如果给药时间不正确不仅会影响药物疗效，而且有可能会引起药物中毒的危险，例如庆大霉素 80mg，每日肌注三次，在临床实践中，为了工作方便常常安排为 8：00，16：00，20：00 各注射一次，这种给药方案的给药次数虽然是合理的，但由于给药时间安排不当，造成低于有效治疗浓度所持续的时间分配不均匀，最后一次注射后低于有效血药浓度的时间长达 8 小时之久，显然是不合理的。如果把此给药方案的给药时间改为每 8 小时肌注一次，那就是一种最佳给药方案。

在临床实践中，口服给药往往与饮食相关。尤其是每日用服用 3 次的药物，为了工作上的方便，护士常常在饮食前后给予病人服药。这种给药方案不仅给药时间间隔分配不均匀，而且食物对药物的吸收有很大的影响例如：解热镇痛药对乙酰氨基酚空腹服用时，在 20 分钟内既能达到最大血药浓度；而早饭后服用则需要在 3 小时后才能到达最大血浓度，且血药浓度的峰值空腹时远高于饮食后给药。

长期以来，医药护人员愈来愈注意到不同的用药时间会引起不同的药效作用。例如抗组胺药物在上午 7 时服药的作用持续时间长达 15～12 小时；而下午 7 时服用同等剂量只能维持 6～8 小时，浮肿病人服用利尿剂双氢克尿噻，下午给药比上午效力强 50%，应用苯巴比妥给小鼠注射实验表明：14：00 时注射全部中毒死亡，而 23：00～1：00 时注射则全部生存。大量的事实证明：人和动物的许多生理功能和病理变化，以及机体对药物的反应均会出现生物节律性。

基于以上讨论，护士在安排给药时间时应考虑以下几个方面的问题。

（1）按医嘱要求助每日给药次数合理分配给药间隔时间。如果医师要求每日给药 3 次。建议分别在 6：00，14：00，22：00 各给药一次；如果要求每日 4 次，则分别安排在 6：00，12：00，18：00，24：00。

（2）注意食物对药物吸收的影响。要求在饭前或饭后服用的药物通常在食前或食后 1～2 小时给药要求空腹用药时常在清晨服用。

（3）了解药物体内过程的节律变化，并掌握病人个体，以确定合适的时间治疗。

（4）科学地规划出病人的用药时间，在正确给药的前提下而又不增加用药麻烦。准确执行用药时间，一般要求不将提前或超过规定用药时间30分钟。

（5）当遇到不合理的用药时间问题，应及时同医师取得联系，护士（师）不得随意更改病人的用药时间。

二、剂量间隔对药效的影响

在临床药物治疗工作中，往往根据作息时间上的方便安排剂量间隔时间，如每日给药3次，常常分别在8：00、14：00、20：00给予，而不是按8小时给药一次。这种给药时间上的差异对某些药物（如抗生素类、治疗指数小的药物等）的疗效能产生较大的影响。间隔不当，可能会降低药物的疗效；有时会增加药物不良反应，甚至使药物对机体产生毒性作用。

三、饮食对药效的影响

饮食前后给予口服药物主要是影响药物在胃肠的吸收，所以，在用药时有必要考虑食物与药物的相互作用及食物对消化管生理状态的影响等。

在临床药物治疗中，一些药物常常被要求在饭前或饭后口服；而另一些药物则被要求在清晨或睡前给予。之所以这样要求，除考虑到药物不良反应（胃肠道反应等）外，还有一个非常重要的因素就是食物对药效的影响。据研究：食物不但可使某些药物降效甚至无效；而且也可使某些药物的疗效和毒性增加。食物对药效的影响具多样化，归纳起来主要表现如下：

对胃排空速率的影响：药物从胃经幽门到达小肠上部的速度称做胃排空速率。胃排空速率能影响药物的吸收是由于胃与肠之间的pH值不同。例如弱碱性药物苯丙胺等的吸收主要在小肠而不是胃，因此延迟胃排空就会延迟吸收亦延迟了药物疗效的发生。缓慢的胃排空也能影响那些在胃液中不稳定的药物的生物利用度，胃排空开始前有一个滞后时间；容量大，则有一个较快排空的起始相。

不同食物的胃排空速率也不相同，排空速率与食物的物理状态和化学组成密切相为稀的软体食物较稠的或固体食物胃排空速率快,也就是说固体食物的胃排空速率显著下降。脂肪、蛋白质和淡水化合物的胃排空速率的快慢为:碳水化合物较蛋白质快,而蛋白质较脂肪快。对混合食物,由胃全部排空常常要4~6小时。

(2)影响药物向消化道壁的扩散:食物能引起胃肠道内容物的粘度增高,妨碍了药物向胃肠道壁的扩能从而使药物的吸收减慢。

(3)影响药物的溶解:由于食物的存在,食物要消耗胃肠道内的水分,使胃肠道内的体液减少,因而使制剂的崩解和药物的溶解变慢,结果会导致药物的吸收减慢。显而易见,口服给药时,进入水分的量也能影响药物的溶解和吸收。通说服药时饮用较多的水,可使药物的吸收更有效和可靠。

第二节 合并用药对疗效的影响

一、概述

在临床实践中，为了提高药物的疗效、减轻毒副作用，合并用药的现象日趋增加，而且已逐步成为一种常规用药方法。显然，合理的合并用药不仅有利，而且是必要的。然而，不合理的合并用药会导致药物相互作用会导致的副作用和药源性疾病的发生率增加。以致在临床工作的医师及护理人员深感只单纯了解各个药物的作用机制和药理效用仍然无法值临床合理用药及正确拟定合理的给药方案。基于此点，

本节简要介绍有关药物相互作用的机制和常见药物的相互作用，其目的是帮助护师（士）能有效地促使临床合理用药。

二、降低药效的相互作用

（一）化学和物理性拮抗

许多药物在胃肠道中的相互作用可以归结为药物之间的化学反应（形成络合物或复合物等）和物理性从而影响了药物在胃肠道的吸收。

一种药物对另一种药物的吸附作用亦会影响药物的吸收。药用炭（活性炭）是用于腹泻、胃肠气胀和食物中毒等吸附性药物。当它与口服抗生素类、水杨酸类、维生素类、磺胺类、生物碱等药合并使用时，由于药用炭的孔隙多、表面积大，因而能大量吸附药物，被吸附药物在消化道中的吸收率明显下降；如果上述药需要与药用炭联合应用时，至少应相隔2～3小时后再使用药用炭。消胆胺（降胆敏）是一种阴离子交换树脂，口服后能与肠道的胆酸结合，阻碍后者吸收入血，使血中胆酸量减少，结果促使血中胆固醇向胆酸转化，因而降低血中胆固醇而发挥药效。然而，消胆胺与某些药物合并使用时，由于其强烈的吸附交换作用，使药物的吸收明显降低。能被消胆胺吸附

的常见药物地高辛、维生素 A、维生素 E、维生素 D、维生素 K、水杨酸、保泰松、四环素、苯巴比妥、洋地黄类等。

(二) 血浆蛋白结合作用

药物吸收入血后,由血液向组织或器官分布。一些药物在血浆的水分中全部被溶解,而大多数药物均能不同程度地与血浆蛋白,尤其是与白蛋白产生疏松的结合。这种结合型药物暂时无药理作用,而只有未结合的游离型药物分子才具有药理活性。一种药物能从血浆蛋白结合部位置换出另一种药物,使被置换的药物的代谢和排泄相对增加,导致其作用持续时间缩短。例如抗凝血药华法林与保泰松合并应用时,由于后者竞争性地与血浆蛋白结合,使游离型华法林增加,导致血浆中的华法林浓度下降 35~60%;而且其半衰期亦相应缩短 20~60%。然而,因游离型药物的增加,其结果也必定致使药效和毒性的增加,关于这方面的实例将在"增加药效或毒性的相互作用"中介绍。

第三节 药物对检查的干扰

一、干扰原理

临床检验在疾病的预防、诊断及治疗过程中具有重要的辅助作用。然而，由于目前的一些检验设备及技术的专一性较差，导致许多因素都能不同程度地影响检验结果，即检测值。如患者的营养状态、疾病、年龄、性别、取样技术、试剂、种族差异等；此外药物也是干扰检验结果的重要因素。在实际工作中，有时检验结果的变化难以区别是药物还是其他因素所致。药物既可以使检验值出现假阳性，也可以使其产生假阴性，它通常由以下两个途径对检验结果进行干扰。

（一）物理性干扰

某些药物或其代谢产物可以改变体液（如尿液）的颜色，从而掩盖由于胆汁、血或卟啉所致的体液异常。例如当使用维生素 B 2、甲硝唑等药物时，可导致尿液出现黄色或红茶样，这时可能掩盖黄疸所致的尿液异常，或者误诊为黄疸。

（二）生物性干扰

一些药物或其他代谢产物可兴奋或抑制实验室中作为检验基础的某些酶系统。例如在应用苯巴比安控制癫痫发作时，从进行这种疗法的癌痛患者方面证实：与对照组相比血中胆红素值明显下降，这是由于苯巴比妥促使葡萄糖醛酸转移曲的活性增加，结果导致胆红素的排泄增多，苯巴比妥能影响肝功能的检查。另他长期服用苯巴比妥或苯妥英钠的患者，由于这类药物能诱导肝微粒体中药物代谢酶的活性，加速体内维生素 D 的代服可引起维生素 D 缺乏并伴随低钙血症和血清磷酸酯酶上升，发生骨质疏松、软化及佝偻病现象。

二、药物使尿和粪的颜色改变

药物对尿液和粪便的颜色改变,一般是由药物或其代谢产物的颜色引起的。例如服用大黄、酚酞等药物时,在碱性尿液中呈红色,而这并不表明是血尿。当用维生素 B2、呋喃类、甲硝唑等药物后,在酸性尿液中呈深黄色或红茶色则不一定是黄疸引起的。如果服用钡餐造影剂后,粪便呈陶土色,则应该同胆道完全阻塞时相区别。以上这些改变并不是由药物的毒副作用或机体病变所引起的。然而药物使体液颜色的改变,有时也能体现药物的毒副作用或机体病理性变化。例如使用抗凝血药的患者,若粪便呈红色或黑色则表明肠道或上消化道有出血倾向,应该引起医护人员的注意。如果使用磺胺类抗生素后出现血尿,这是由于药物的不良反应引起的,这时护士应及时告诉医师停药,并采取有效措施阻止不良反应继续发生,如服用碳酸氢钠加速磺胺类药物的排泄,以减轻对于肾脏的毒性。下表列举了常见药物可能对尿液及粪便颜色的改变。护士在给药时,应详细告诉病人可能出现的情况及注意事项,确保临床合理用药。

药　　　物	颜　色　变　化
利福平	橙红色
磺胺类、氯噻	锈黄色→棕色
呋喃唑酮、呋喃	
啶、伯氨喹	
奎宁	棕色→黑色
甲硝唑	黑色
对氨基水杨酸	红色(在次氯酸盐中)
安替比林	黄色←红色
氨基比林	红色
含铁制剂	黑色
亚甲蓝	绿色或蓝色
酚酞	粉红→微红色(在碱性尿中)

药　　物	颜色变化
钡餐造影剂	陶土色
含铋制剂	绿黑色
含铁制剂、活性炭	黑色
氢氧化铝、抗酸药	白色或带白色斑点
口服抗菌素	绿灰色
利福平	桔红色
抗凝血药	粉红→红色或黑色
吲哚美辛	绿色
番泻叶	黄色
非甾体消炎药、羟基保泰松、水杨酸盐	粉红→红色或黑色

三、药物分析

药物分析实验是药物分析课程的一个重要组成部分。按教学大纲的规定，实验课教学应做到：通过实验，加深对本学科专业知识的理解；正确掌握实验教材中各类代表性药物的分析方法，熟练掌握各种分析方法和操作技术，培养独立开展药物分析工作的能力；全面了解药物分析工作的性质和任务，培养严肃认真、实事求是的科学态度和工作作风。为确保实验教学质量，每个参加实验者应认真做到如下几点。

1．做好预习，明确每次实验的目的要求，熟悉原理和操作要点，预先安排好实验进程，估计实验中可能发生的问题及处理办法。每次实验课均应有准备地接受教师的提问。

2．严格按实验规程操作，虚心接受教师的指导，认真掌握操作技术，细心观察实验现象。

3．进入实验室要随身带一本预先编好号码的实验记录本。及时做好完整而确切的原始记录。要用钢笔或圆珠笔书写验记录本上，绝不允许记在纸条上、手上或其他本子上再撰写下一个数据一起记录。实验过程中应尊重实验事字体端正。应直接记于实验也不允许暂记在脑子里。

原始记录是实验报告的一部分，尊重原始记录是必要的科学作风。记录

第十七章 护理工作与合理用药

本不准撕页，如记录有误，只能将写错处用双线划去（但要求仍能看清原来写错的数值），再写上正确数据，千万不得涂改，涂改的原始记录无效。

4．为防止试剂、药品污染，取用时应仔细观察标签和取用工具上的标志，杜绝错盖瓶盖或不随手加盖的现象发生。当不慎发生试剂污染时，应及时报告任课教师。公用试剂、药品应在指定位置取用。此外，取出的试剂、药品不能再倒回原瓶。

5．爱护仪器，小心使用，破损仪器应及时登记报损、补发。动用精密仪器，须经教师同意，用毕登记签名。

6．实验时确保安全，时刻注意防火、防爆。发现事故苗头及时报告，不懂时不要擅自动手处理。

7．清洁液一般只限于洗涤滴定管、吸量管、容量瓶等。使用时，应先用水冲洗仪器，沥至无滴水后，用清洁液浸洗；其他玻璃仪器一般用肥皂或去污粉刷洗。注意节约蒸馏水

8．爱护公物，节约用水、药品和试剂。可回收利用的废溶剂应回收至指定的容器中不可随意弃去。腐蚀性残液应倒入废液缸中，切勿倒进水槽。

9．实验完毕应认真清理实验台，仪器洗净后放回原处，擦净台面，晾好抹布、毛刷、放齐凳子、锁好柜子，经教师同意后，方可离开。值日生还应负责整理公用试剂台、打扫地面卫生、清除垃圾及废液缸中污物，并检查水、电、门等安全事宜。

10．认真总结实验结果，按指定格式填写实验报告，并按规定时间交出。